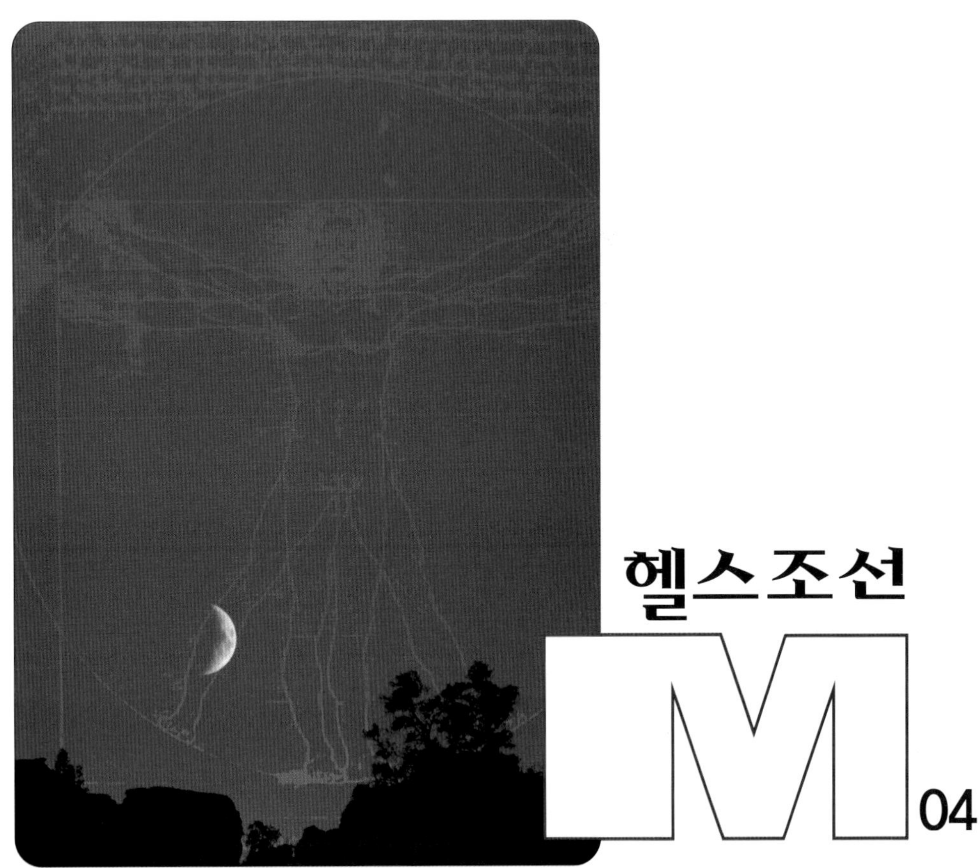

헬스조선 M 04

코골이와 불면증 그밖의 수면질환

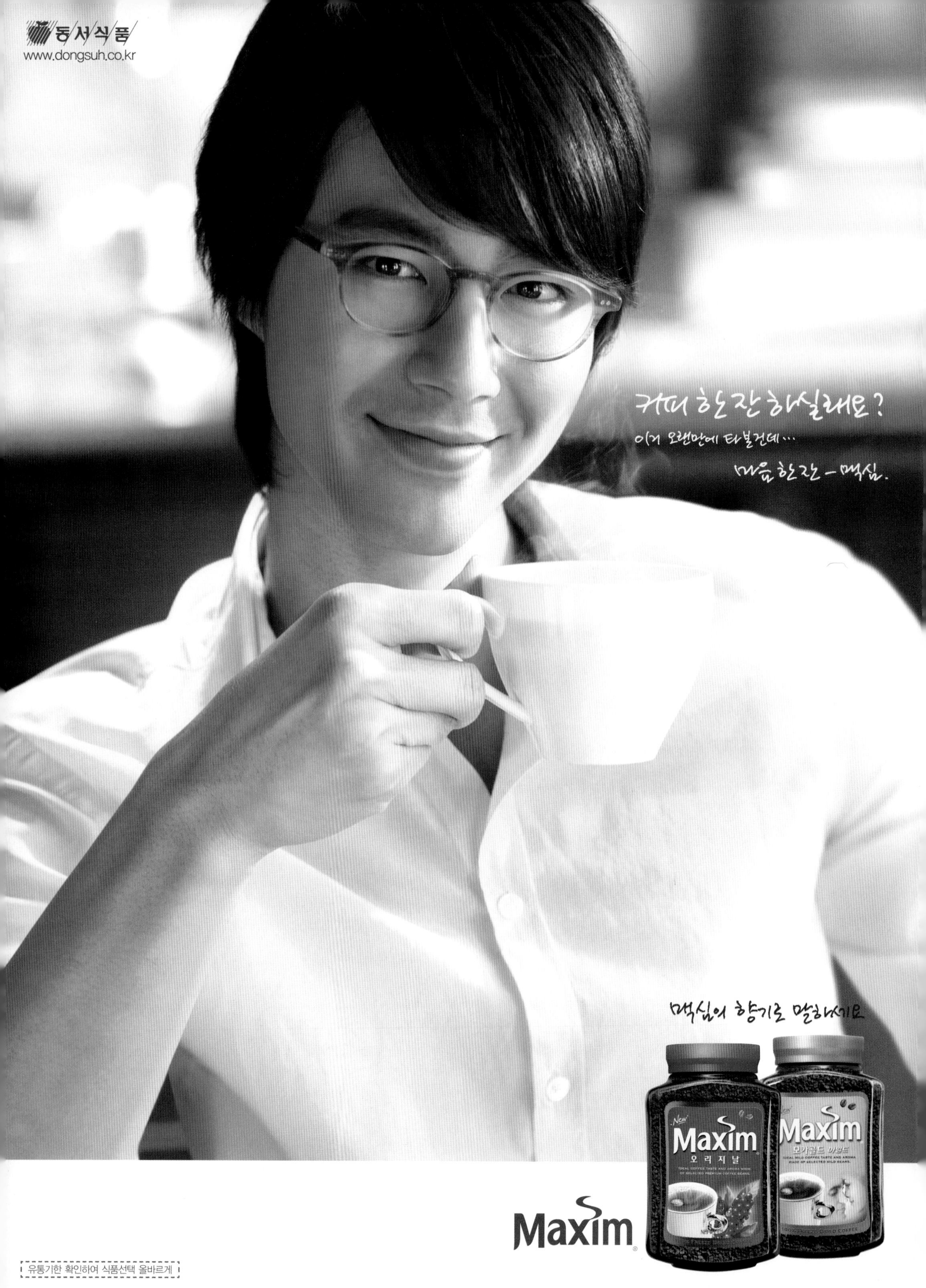
동서식품
www.dongsuh.co.kr
커피 한잔 하실래요?
이거 오랜만에 타볼건데…
마음 한잔 – 맥심.
맥심의 향기로 말하세요
Maxim
오리지날
Maxim
모카골드 마일드
Maxim
유통기한 확인하여 식품선택 올바르게

독자 눈높이에 맞춘 최신 의학정보 바이블

헬스조선M

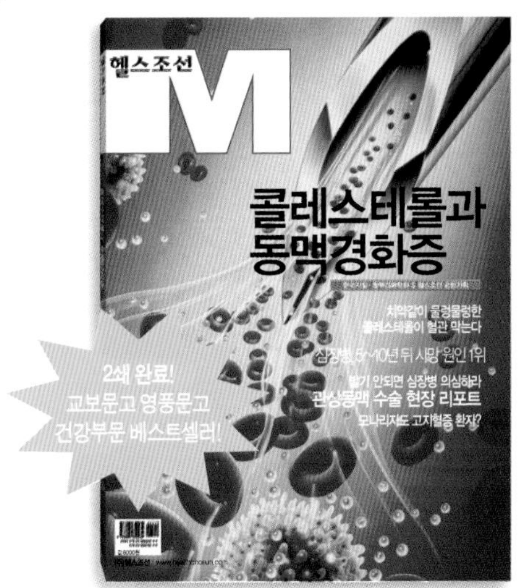

헬스조선M 1편 [콜레스테롤과 동맥경화증]

헬스조선M 제1편은 10년 후 한국인 사망률 1위에 오를 것으로 예상되는 협심증과 심근경색증 등 심혈관 질환에 대해 자세히 소개한다. 과일과 채소 섭취, 규칙적 운동, 적당한 음주 등 3가지를 잘 실천하면 심혈관 질환의 93%를 예방할 수 있다.

1. 한국인의 건강 적신호! - **동맥경화증**
2. 동맥경화증을 일으키는 주된 원인 - **고지혈증**
3. 소리없이 다가오는 저승사자 - **고혈압**
4. 가장 흔한 현대의 국민병 - **당뇨병**
5. 성인병으로 가는 지름길 - **비만**
6. 내 혈관이 위험하다! - **흡연&스트레스**
7. 동맥경화증 예방을 위한 최고의 파트너 - **과일과 채소 · 운동 · 술**

헬스조선M 2편 [당뇨병과 합병증]

헬스조선M 제2편은 심각한 한국인의 당뇨병 발병 실태의 현주소를 살펴본다. '당뇨병 주치의는 환자 자신' 이라고 할 만큼 제대로 알고 실천하는 게 무엇보다 중요하다. 이 책은 당뇨병으로 고생하는 모든 이들의 필독서가 될 것이다.

1. 이대로 가면 당뇨병 대란 온다 - **당뇨병의 현재와 미래**
2. 당뇨병, 알아야 이긴다 - **당뇨병 원인과 진단**
3. 당뇨병은 어떻게 몸을 망가뜨리나 - **공포의 당뇨병 합병증**
4. 똑똑히 알고 제대로 실천한다 - **당뇨병 예방과 치료**
5. 생활 속 실천이 최선 - **일상의 당뇨병 관리**
6. 더 세밀한 관리가 필요하다 - **임산부 · 소아 · 청소년 당뇨병**

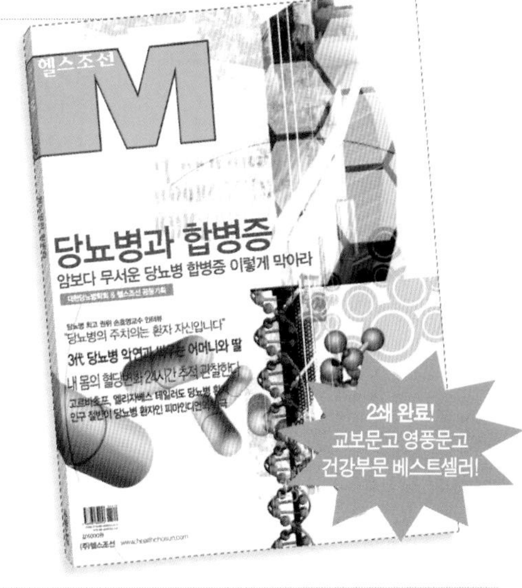

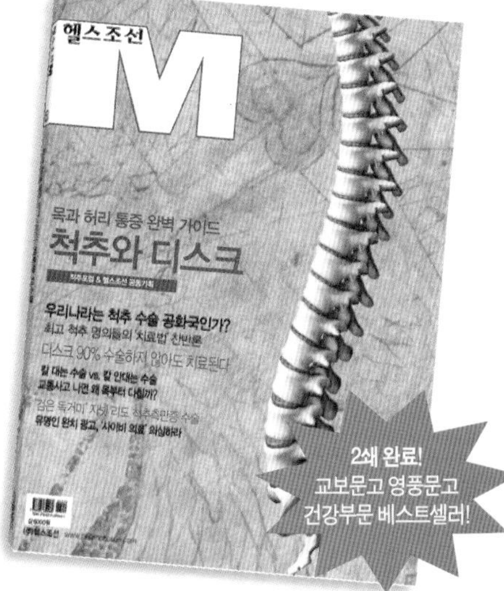

헬스조선M 3편 [척추와 디스크]

헬스조선M 제3편은 척추 전문의들 사이에서 끊임없이 대립하고 있는 척추수술 여부에 대한 입장과 질환에 따라 달라지는 척추 치료법에 대해 소개한다. 가장 흔한 질환 중 하나인 디스크. 디스크의 세계로 들어가보자.

1. 우리나라 척추질환의 현주소는? - **척추질환의 기초**
2. 디스크의 증상과 진단 - **척추와 디스크**
3. 환자 교육, 보존치료, 수술치료가 기본 - **디스크 치료의 원칙**
4. 디스크 수술, 언제 어떻게 하나? - **디스크 집중 치료**
5. 현대인들에게 급증하는 목 질환 - **목 디스크, 진단과 치료**
6. 척추 기형이나 변형, 골다공증성 골절 - **척추의 또 다른 중요 질환들**
7. 어느 쪽이 더 효과적인가 - **척추질환 치료법 논쟁**
8. 디스크 회복을 위한 일상생활 속 기본수칙 - **생활 속 디스크 예방**

전국 서점 및 www.mtree.kr 에서 바로 구매하실 수 있습니다.

www.healthchosun.com tel: 02-724-6539 fax: 02-722-9339 당신의 건강가이드 헬스조선

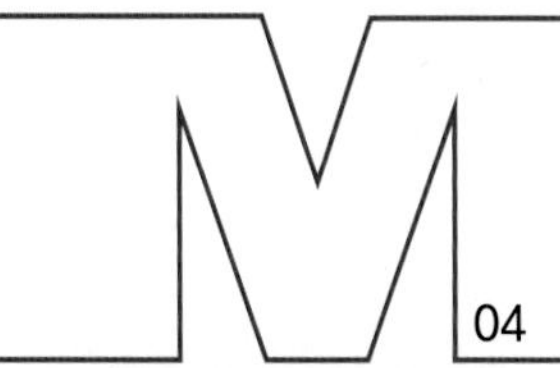

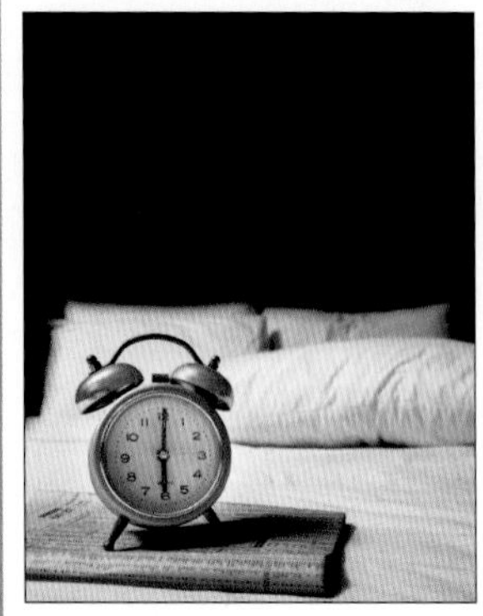

발행인 | 임호준
공동 기획 | 대한수면학회

책임 편집 | 헬스조선 편집팀
디자인 | design eve
사진 | DMX · 헬스조선 DB

출력 | 아이앤지 프로세스
인쇄 | 조광출판인쇄(주)

발행처 | (주)헬스조선
주소 | 서울시 중구 태평로 1가 61번지
조선일보사 업무동 3층
문의전화 | (02)724-6532(편집),
(02)724-6535(마케팅)
홈페이지 | www.healthchosun.com
출판 신고 | 2006년 1월 12일 제 2-4324
발행일 | 2008년 4월 28일

ISBN 978-89-958500-9-1
978-89-958500-4-6(세트)

C o n t e n t s

잠은 재충전을 위한 휴식

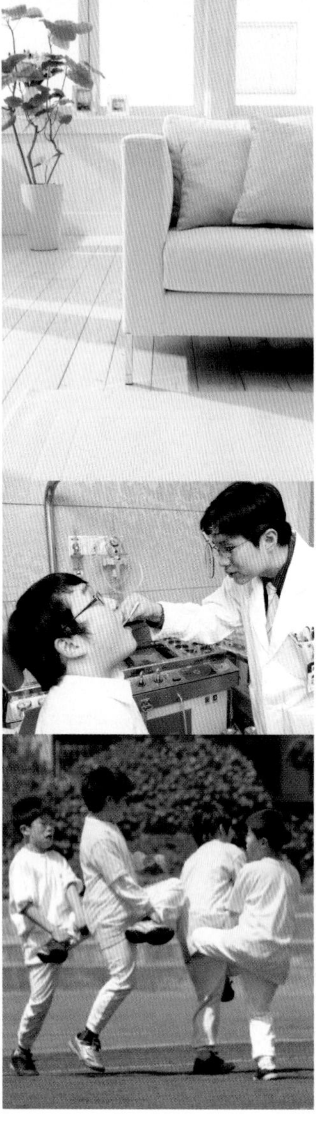

코골이 · 수면 무호흡의 원인과 진단

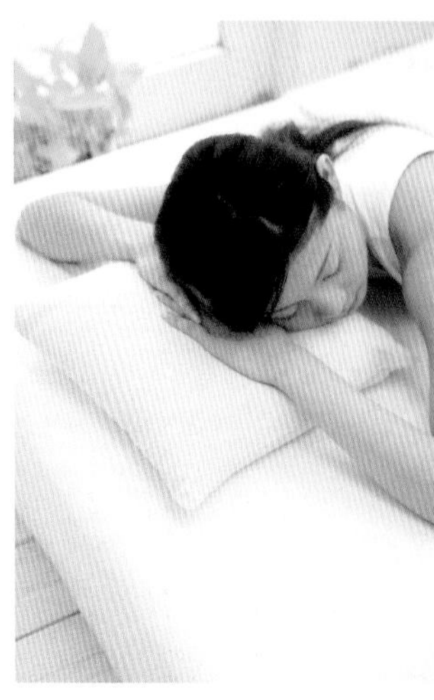

코골이 · 수면 무호흡의 다양한 치료법

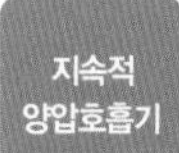

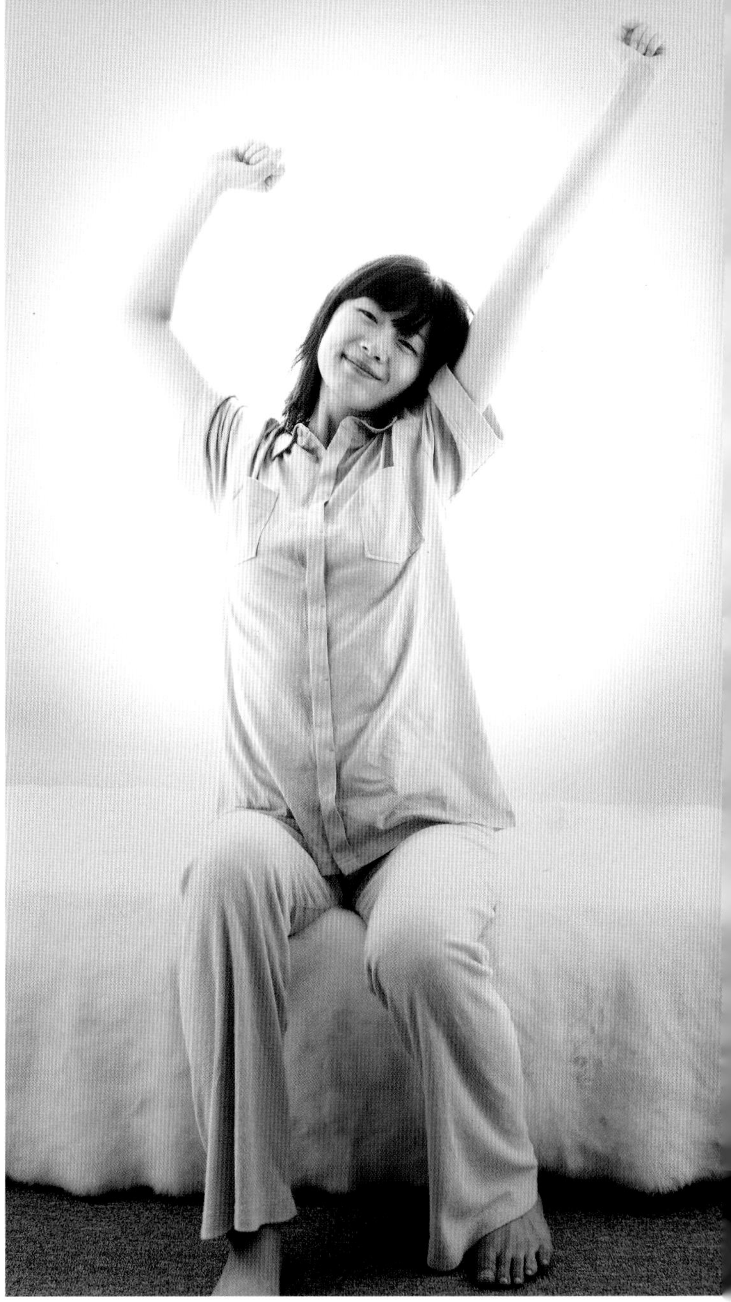

대한수면학회

대한수면학회는 각 분야, 진료과별로 이뤄져왔던 다양한 수면질환을 좀 더 체계적으로 통합할 필요가 있다는 요구가 있어오던 중 2009년 세계수면무호흡학회(World Congress of Sleep Apnea)의 서울 유치를 계기로 2006년 10월 21일 창립했다.

대한수면학회에는 코골이와 수면 무호흡부터 불면증 등 수면에 관한 다양한 질환을 연구하는 내과, 신경과, 이비인후과, 정신과, 치과 등 다양한 수면의학 분야 전문가들이 속해 있다. 이처럼 다양한 분야의 전문가들이 모인 이유는 수면질환이 한 두 가지의 원인이나 증상보다는 복합적인 경우가 많으며, 이에 따라 진단과 치료법도 여러 분야를 망라해야 하는 경우가 많기 때문이다.

대한수면학회 제1대 회장은 김주한 한양대병원 신경과 교수였으며, 현재 제2대 회장은 신철 고려대안산병원 호흡기내과 교수가 맡고 있다. 현 부회장은 이철희 분당서울대병원 이비인후과 교수, 이정희 강원대병원 정신과 교수, 홍승봉 삼성서울병원 신경과 교수이다.

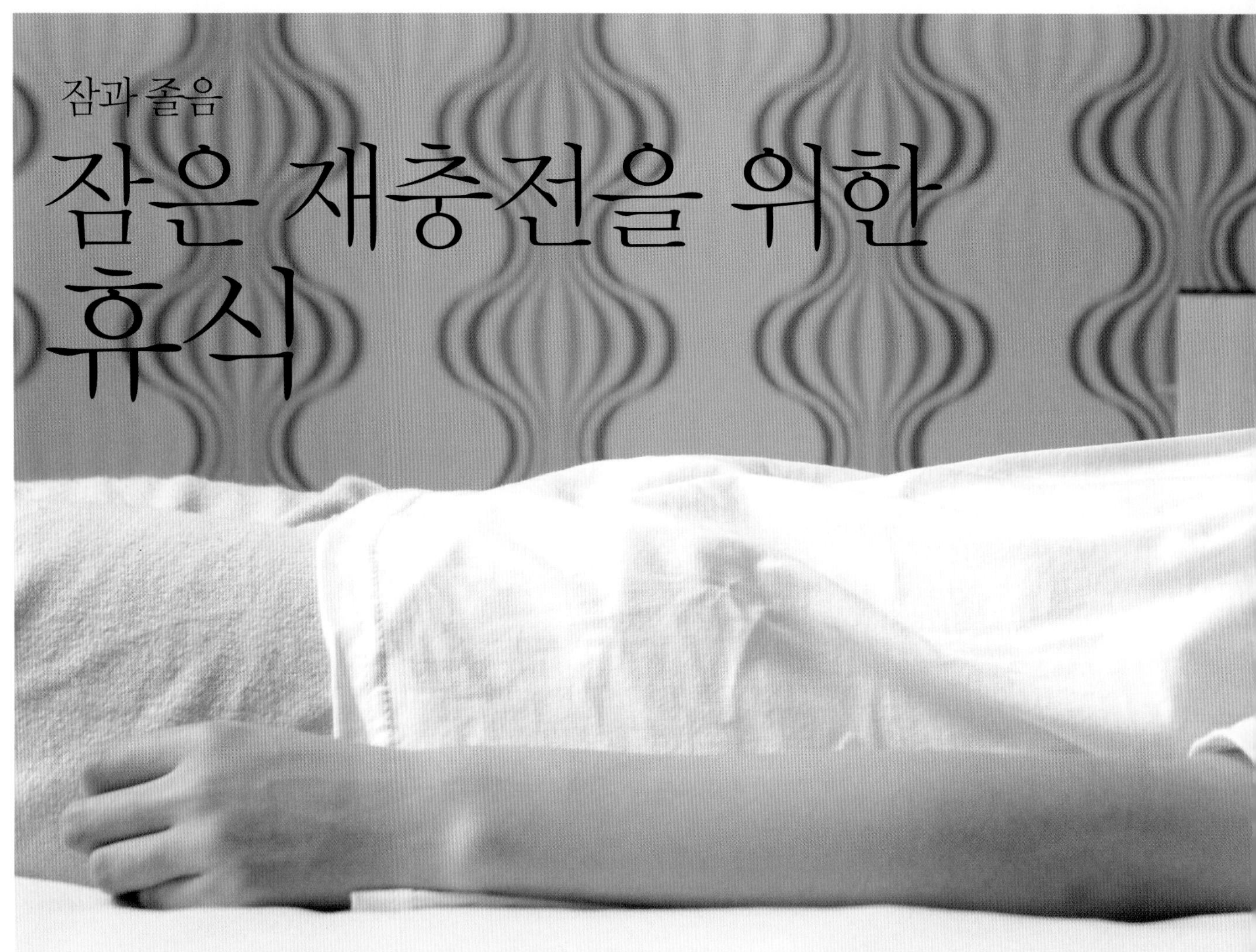

잠과 졸음

잠은 재충전을 위한 휴식

1 잠은 비타민이다
2 체르노빌 방사능 누출 사건, 졸음이 원인이었다
3 '과도한 주간 졸림증' 치료 효과 좋은 편
4 성인 남성 4명 중 1명이 심한 낮 졸림증 겪어
5 자주 악몽에 시달린다면… 수면 치료 받아봐야
6 주간 졸음증은 작업 능률 떨어뜨려
TIP. 하루 15분 토막 낮잠 당당하게 즐겨라

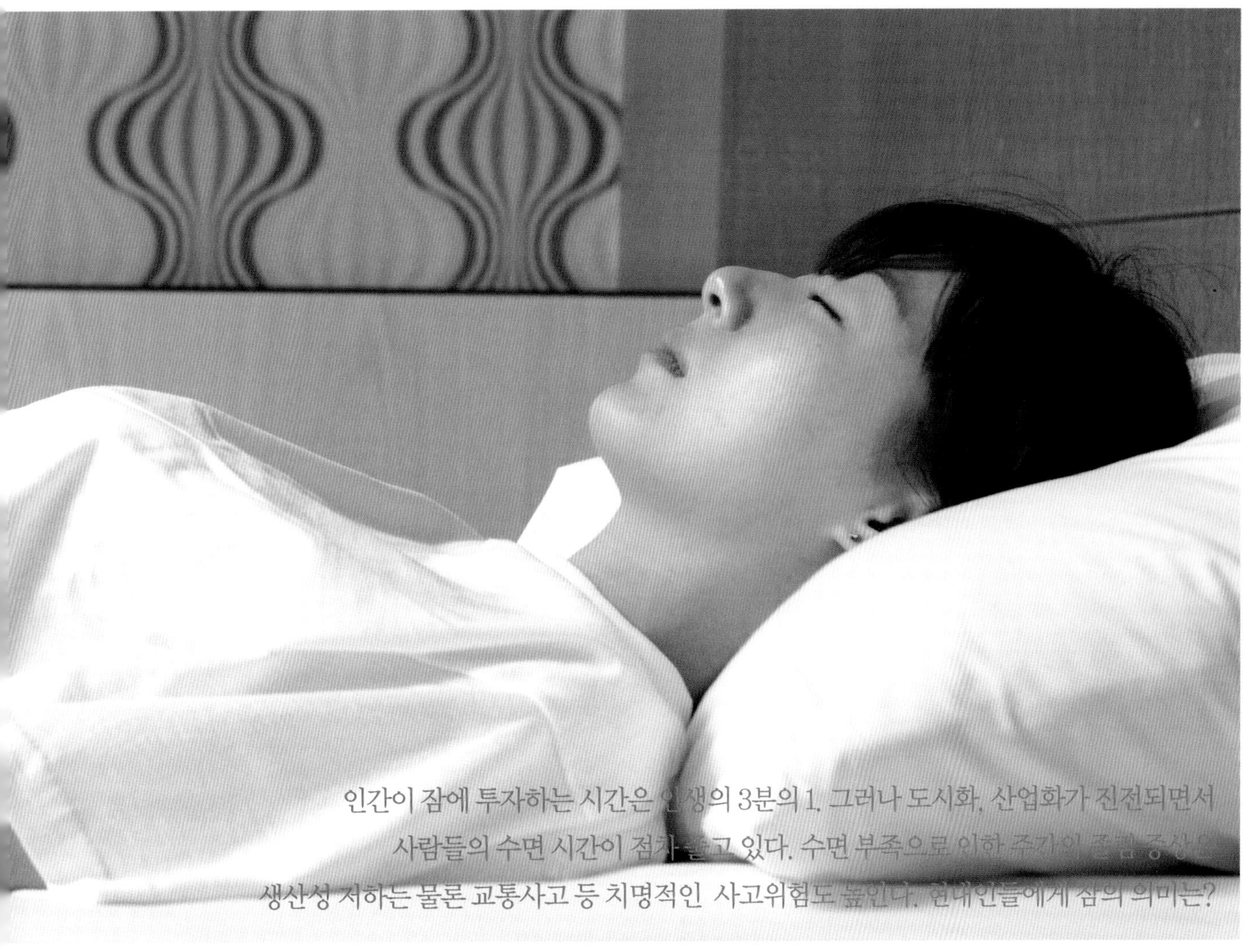

인간이 잠에 투자하는 시간은 인생의 3분의 1. 그러나 도시화, 산업화가 진전되면서 사람들의 수면 시간이 점차 줄고 있다. 수면 부족으로 인한 주간의 졸림 증상은 생산성 저하는 물론 교통사고 등 치명적인 사고위험도 높인다. 현대인들에게 잠의 의미는?

7 성공·장수하고 싶으면 잠 제대로 자라
8 뇌파, 호흡운동 등 측정해 수면질환 진단
9 카페인, 담배, 과도한 알코올은 건강 수면 방해
10 수면질환을 앓았던 유명인사들

집필진 : **김광기** 동국대일산병원 신경과 교수 **김지현** 단국대병원 신경과 교수 **김후원** 조선대병원 신경과 교수 **신윤경** 성빈센트병원 정신과 교수
이정태 의정부성모병원 정신과 교수 **이지헌** 영광기독신하병원 정신과 과장 **이호원** 경북대병원 신경과 교수
정종현 성빈센트병원 정신과 교수 **주민경** 한림대성심병원 신경과 교수 **최수전** 상계백병원 호흡기내과 교수

자는 동안 우리 몸은 에너지 축적

잠은 비타민이다

김수면씨는 어제 저녁 밤 늦게까지 이어진 술자리로 새벽 2시에 집에 왔다. 아내와 아이들은 자고 있었다. 그는 아침에 아내가 깨워서 억지로 일어나서는 아침 밥도 제대로 못 먹고 출근했다.

직장 업무로 인한 스트레스와 잦은 회식으로 수면 시간이 절대 부족한 그는 낮에도 꾸벅꾸벅 졸기 일쑤다. 회의 시간에 졸다가 상사에게 혼난 적도 있고, 시간 내에 일 처리를 못하여 문제를 일으키기도 한다. 주말에는 집에서 하루 종일 잠만 자서 아내와 아이들에게 인기를 잃었다. 얼마 전 7살짜리 아들이 유치원에서 그려 온 그림에도 아버지는 자고 있었다. 그야말로 잠이 문제다. 그의 간절한 소원은 마음 놓고 편히 잠을 자는 것이다. 아니면, 비타민과 같은 약을 먹어서 수면 부족을 보충할 수 없을까 생각하기도 한다.

사람은 평생의 1/3 정도를 잠자리에서 시간을 보낸다. 즉 잠은 우리가 평생 가장 많은 시간을 투자하는 일이다. 수면은 크게 두 가지로 나뉜다. 하나는 '비 렘(Non-REM)수면' 이고, 다른 하나는 '렘(REM)수면' 이다. 비 렘수면은 다시 얕은 수면과 깊은 수면으로 나눌 수 있다.

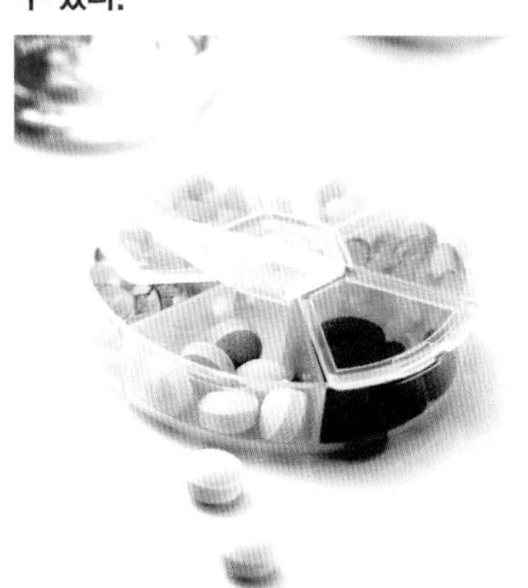

사람에게는 왜 잠이 필요할까?

사람에 따라 다르지만, 사람은 평생의 1/3 정도를 잠자리에서 시간을 보낸다. 즉 잠은 우리가 평생 가장 많은 시간을 투자하는 일이다.

학자들은 인간을 연구하기 전부터 포유류의 수면을 연구해왔다. 이렇게 축적된 정보를 바탕으로 인간의 수면에 관한 연구도 진행돼 왔다.

수면 여부를 확인하고, 수면의 각 단계를 확인하기 위해 많은 기계 장치를 이용한다. 머리의 활동을 감시하는 뇌파, 안구의 움직임을 측정하는 장치, 심장의 활동을 모니터하는 심전도, 입과 코에서 각각 호흡을 감시하는 장치, 팔다리의 움직임을 관찰하는 전극, 전체적인 움직임을 관찰하는 비디오 카메라 등이 동원된다.

이런 장치로 분석해 보면, 수면은 크게 두 가지로 나뉜다. 하나는 '비 렘(Non-REM)수면' 이고, 다른 하나는 '렘(REM)수면' 이다. 비 렘수면은 다시 얕은 수면과 깊은 수면으로 나눌 수 있다. 잠이 들기 시작하면 비 렘의 얕은 수면을 취하다가 깊은 수면으로 넘어가고, 다시 얕은 수면으로 넘어오면서 렘수면을 거치는 등의 주기를 반복한다.

밤에 잠이 든 뒤 초기에는 비 렘수면이 많다가 새벽이 되면 렘수면이 늘어난다. 렘수면일 때 꿈을 많이 꾼다. 새벽에 주로 꿈을 꾸는 이유가 새벽에 렘수면이 늘어나는 것이 한 이유가 된다.

우리가 잠을 자는 동안에 뇌파를 통해 보는 뇌의 활동은 줄어 들고, 심장 박동도 느려지며, 호흡 횟수도 줄어 들고, 규칙적이 된다. 팔, 다리의 근육은 충분히 이완돼 휴식을 취한다. 그리스 신화에 보면 잠의 신은 '힙노스' 라고 하며, 죽음의 신인 '타나토스'와 쌍둥이 형제이다. 실제로 잠이 푹 든 상태를 '죽은 듯이 잔다'고 표현할 정도로 그 모양이 죽은 것과 비슷하게 보일 수도 있다. 하지만 죽음은 끝이고, 잠은 새로운 재충전을 위한 휴식이라는 점에서 하늘과 땅처럼 그 차이가 크다고 할 수 있다.

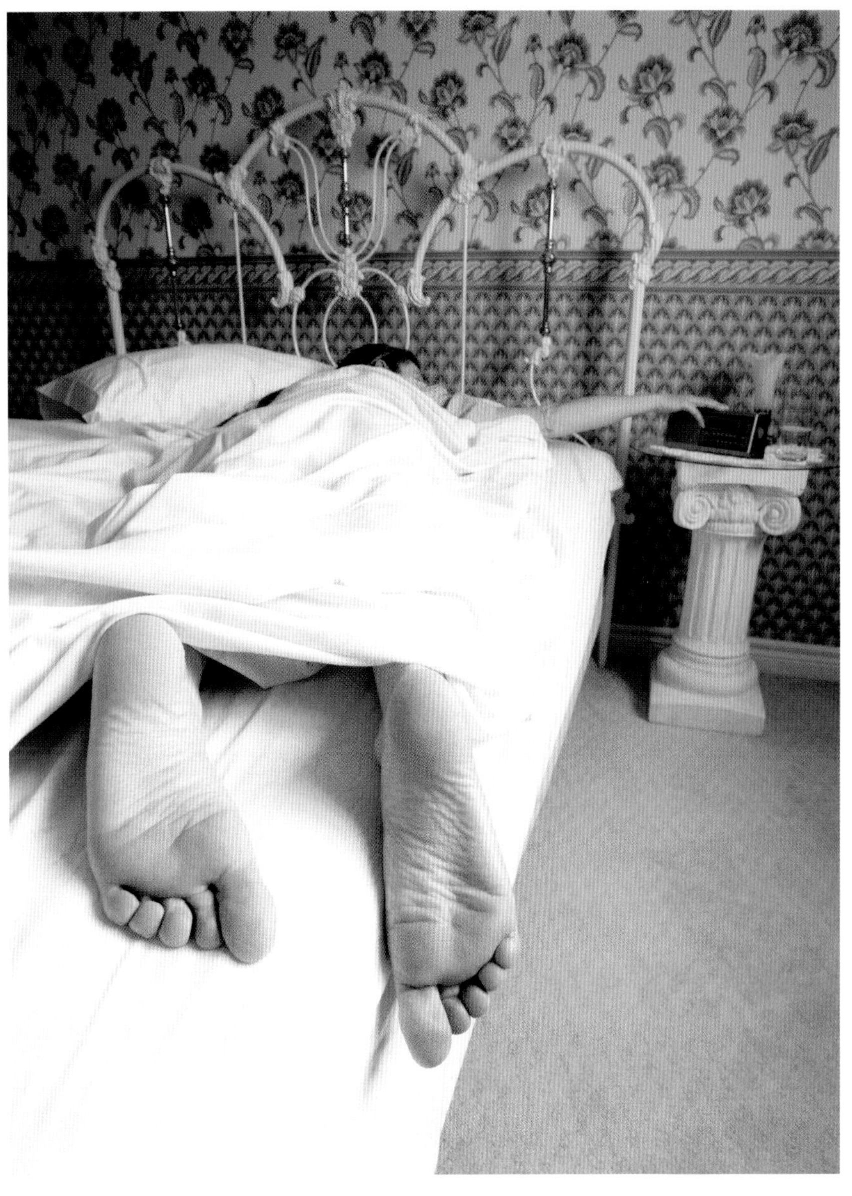

잠은 다음날을 위한 '정비'의 시간

우선 잠을 자는 동안에 뇌, 심장과 기타 몸 속의 많은 장기들이 휴식을 취한다. 또 호르몬을 분비하는 내분비계통과 면역을 담당하는 면역 시스템이 강화돼 우리 몸이 외부의 스트레스나 병균과 싸우는 힘을 키워준다. 성장기의 청소년에게 적절한 수면이 필요한 이유가 바로 이것이다. 잠이 부족하거나, 제대로 된 수면을 취하지 못하면, 성장 발육에 문제가 생길 수 있고 잔병 치레를 많이 할 수 있을 것이다. 잠을 자면서 우리는 에너지를 축적하기도 한다. 수면 중에는 보통의 휴식 때보다 더 낮은 대사량을 유지, 에너지를 축적하게 된다.

한편으로 신경계에 쌓인 노폐물을 없애고, 재생되는 과정도 일어난다. 낮 동안에 우리는 많은 활동을 하고, 사람과 만나며, 운동을 하기도 하고, 골치 아픈 일들을 처리한다. 이러한 과정에서 노폐물이 생긴다. 이들 노폐물이 특히 신경계에 쌓이면 피로감을 많이 느끼게 되고, 정신활동의 능률이 많이 떨어진다. 이럴 때 적절한 수면을 취하면 우리 몸의 노폐물이 제거되고, 능률적인 활동을 할 수 있는 상태로 재생된다. 잠자는 동안에 우리 몸은 휴식만 취하고 있는 것일까? 그렇지 않다. 다음 날을 위한 정비를 한다. 특히 우리의 두뇌가 그렇다. 낮 동안에 보고, 배우고, 기억하고, 느꼈던 많은 정보들이 머리 속의 회로에서 재조정 되고, 새로운 기억으로 남기도 하며, 꿈을 통해 나타나기도 한다. 그렇기 때문에 잠을 잘 자는 것은 발달기의 아동, 청소년들에게 매우 중요하다. 이것은 이미 여러 연구를 통해 밝혀져 있으며, 아무리 공부를 열심히 해도 적절한 수면을 취하지 못하면 낮 동안에 공부했던 내용이 학습되지 못한다.

이처럼 수면은 우리에게 필수적인 비타민과 같다. 하지만, 알약처럼 쉽게 복용할 수는 없으므로 적절하고 충분한 수면을 취하기 위해서는 노력이 필요하다. 활기차고, 즐겁고 성공적인 인생을 위한 필수 비타민인 수면을 충분히 취하도록 노력하는 것은 매일 운동을 하고, 영양제를 챙겨 먹는 것보다 더 중요하다.

현대인의 유행병 졸음

체르노빌 방사능 누출 사건, 졸음이 원인이었다

졸음에 의한 재난은 끊임없이 일어나고 있다. 2007년 우리나라에서는 약 21만3000건의 교통사고가 발생, 이로 인해 34만6000여 명이 사망 또는 부상을 당했다.
교통사고 발생에서도 졸음이 중요한 원인으로 알려져 있다. 그러면 왜 졸리는 것인가?

졸음은 인류의 적

원유를 가득 실은 유조선이 암초에 좌초해 원유 제거 비용만 20억 달러, 손해 배상액은 50억 달러. 유출된 원유로 바다와 해변이 오염돼 물새 3만6000여 마리, 해달은 3000마리 이상 죽는 등 미국 알래스카 일대의 생태계에 엄청난 재난을 유발한 엑손 발데즈호 사건.
원자력발전소에서 방사능이 누출되어 우크라이나, 러시아, 동유럽과 북유럽 일대에 엄청난 재앙을 일으킨 체르노빌 사건.
발사 직후 공중에서 폭발하는 장면이 전 세계에 중계되어 세계를 경악시킨 우주왕복선 챌린저호 사건.
건조 당시 가장 훌륭한 여객선으로 첫 항해에 나섰다가 빙산과 충돌해 승객 및 승무원 1500여명이 사망한 타이타닉호 사건. 지난 100년 동안 인류사에서 너무나도 잘 알려진 큰 재난들이다.
이런 재난 발생 과정에는 하나의 공통점이 있는 데 바로 졸음이 원인으로 작용했다는 것이다. 엑손 발데즈호 사건은 심각한 수면부족으로 졸음에 시달리던 3등 항해사가 잘못된 항로로 유도해 유조선이 암초에 좌초해 생긴 것이다. 또 체르노빌 사건은 새벽 1시에 비상 점검을 위해 자동 안전장치를 끈 채로 있다가 졸린 관리자들이 이상 반응을 보인 원자로의 자동 안전시스템을 켜는 대신, 냉각시스템을 끄는 등 거듭 잘못 대처한 것이 원인으로 밝혀졌다. 챌린저호 사건은 졸린 조작자가 다른 버튼을 눌러 발사 직후 폭발이 일어났으며, 타이타닉호 사건은 졸음에 시달리던 근무자가 뒤늦게 빙산을 발견했으나 고속으로 항해 중이던 배가 피할 시간을 놓쳐 일어났다.
졸음에 의한 재난은 외국뿐만 아니라 우리나라에서도 끊임없이 일어나고 있다.
2007년 우리나라에서는 약 21만3000건의 교통사고가 발생, 이로 인해 34만6000여 명이 사망 또는 부상을 당했다. 교통사고 발생에서도 졸음이 중요한 원인으로 알려져 있다. 졸음은 교통사고 외에 다른 재난도 유발한다. 졸음으로 인한 실수, 업무 능률 저하 등을 고려하면 졸음으로 인한 개인, 사회 그리고 국가의 손실은 엄청날 것으로 생각된다. 그러면 왜 졸린 것이며, 어떻게 하면 덜 졸 수가 있을까? 그리고 나는 얼마나 졸고 있는 것일까?

왜 졸릴까?

간단히 말해 졸리는 이유는 충분하게 수면을 취하지 못해서다. 충분히 잔다는 것은 어떤 절대적인 시간을 생각하기 쉬우나 많이 자도 피곤하고 힘든 사람도 있고 비교적 짧게 자도 활발하고 생기있는 사람이 있다.
성인의 경우 개인차가 매우 크나 평균적으로는 7~8시간 정도가 충분한 수면에 필요한 시간이다. 우리 사회의 사회 · 경제적인 발전과 더불어 점점 더 많은 사람들이 점점 더 늦게 자며, 수면시간도 짧아 지고 있다. 사람은 어느 정도의 수면을 취해야 하는데도, 점점 더 많은 사람들이 필요한 만큼의 잠을 자지 못하고 있는 실정이다.

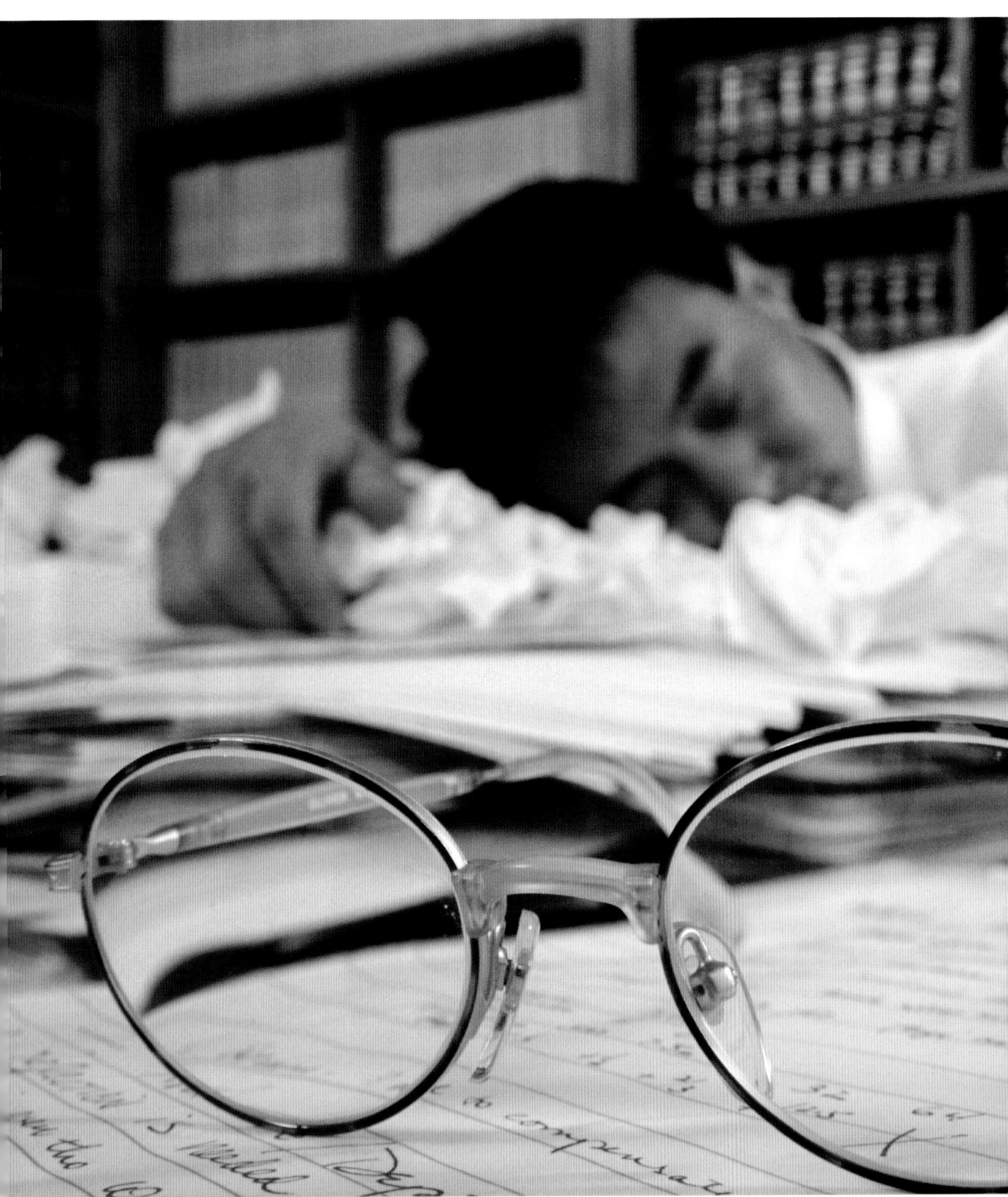

이처럼 상당 기간 동안 필요한 수면을 취하지 못하고 있는 상태를 '만성 수면박탈'이라고 한다. 만성 수면박탈 상태에서는 의욕이 떨어지고, 집중하기 힘들며, 만성적인 피로감과 짜증이 나타난다. 기분전환을 위해 커피 등의 카페인과 알코올을 더 많이 섭취하면 수면 결핍 상황은 더 악화된다. 어린이들이 만성 수면박탈이 되면 부산한 행동, 쉽게 싫증 내고 짜증이 많아지거나 학습능률 저하 등으로 나타난다. 또 이것은 주의력 결핍 과잉행동장애의 원인이 되기도 한다. 충분한 시간을 자도 피곤하고 업무 능률이 떨어진다면 수면의 질이 떨어지는 것에서 원인을 찾을 수 있다.

수면의 질을 떨어뜨리는 흔한 원인은 코골이, 상기도 저항증가증후군, 수면 무호흡과 같은 수면 관련 호흡질환과 하지불안증후군, 주기성 사지운동증과 같은 수면 중의 운동질환이 있다. 또 발작수면이나 특발 과다수면과 같은 질환도 있다. 스트레스와 불안, 우울, 카페인의 과다섭취, 특정한 약물, 수면 전의 식사도 수면의 질을 악화시키는 원인이 될 수 있다.

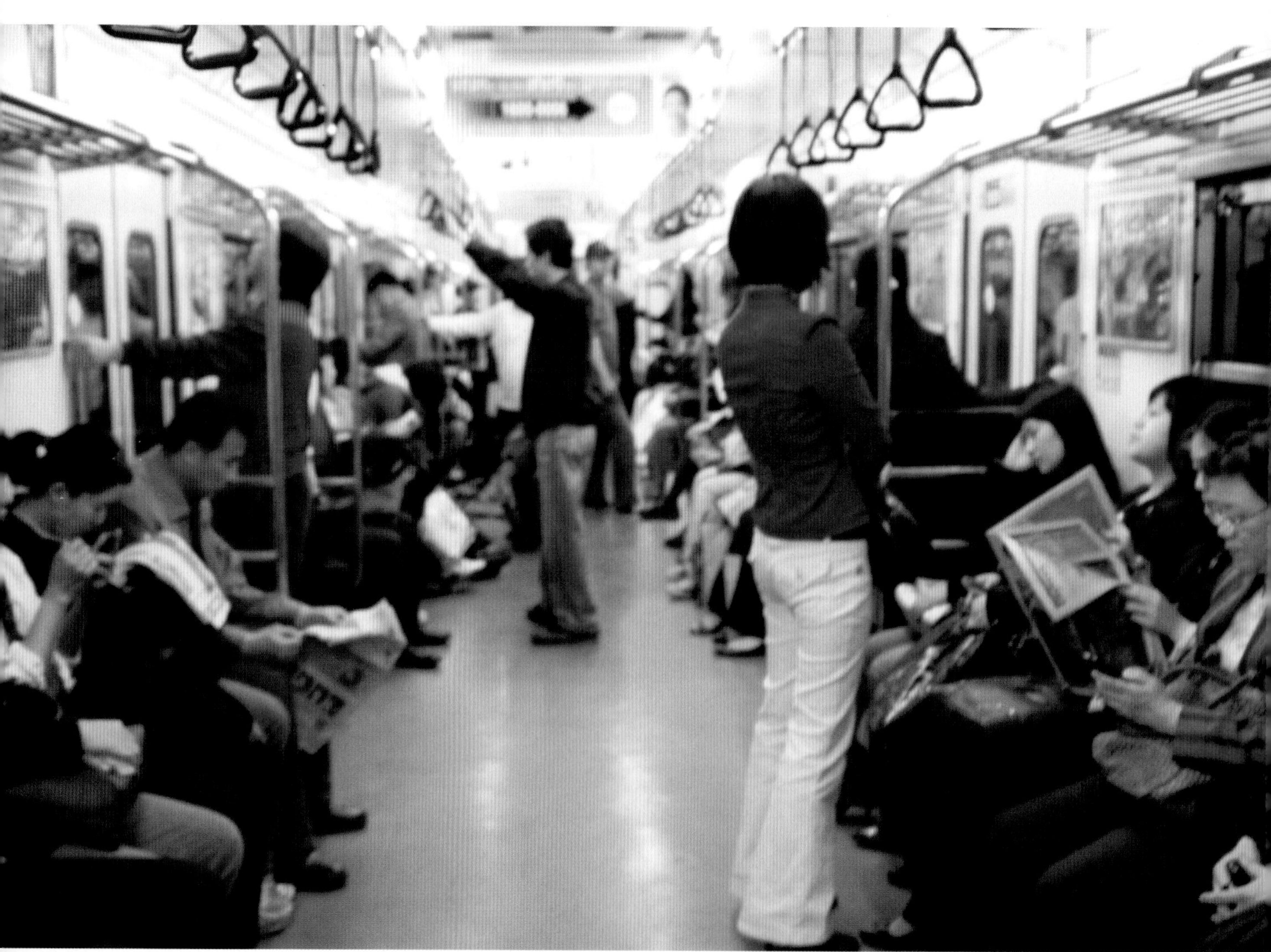

어떻게 하면 덜 졸 수 있을까?

충분한 수면을 취하면 보다 활기차고 덜 졸 수 있다. 수면시간이 부족하다면 수면시간을 늘려야 한다. 자기가 얼마만큼 자야 하는지를 결정하기 위해서는 매일 일정한 시간에 잠자리에 들고 일정 시간에 깨어서, 매일의 피로도와 졸음 정도를 점검해봐야 한다. 졸음 정도가 심하거나 점점 더 심해지면 수면 시간을 늘릴 필요가 있으며, 졸린 정도가 줄어든다면 수면 박탈상태가 호전되고 있는 것이다. 일정 기간 동안 졸음 정도가 심하지 않고 일정하게 유지된다면 적절한 수면이라고 할 수 있다.

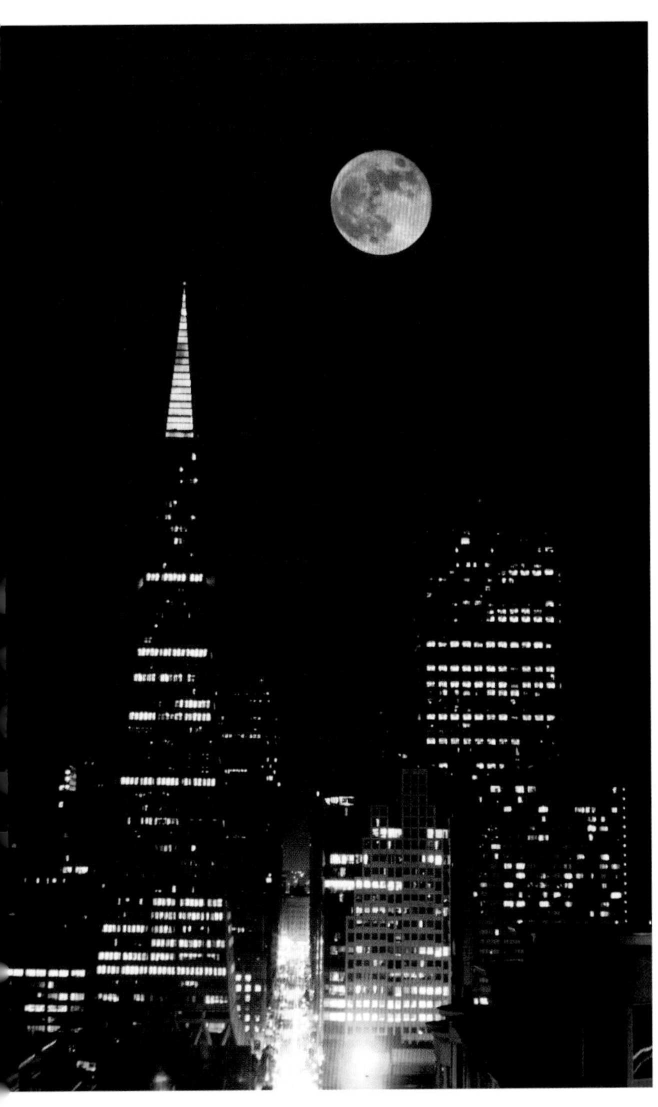

충분한 시간을 자도 피곤하고 졸린 경우에는 수면의 질을 떨어뜨리는 원인을 파악해 치료해야 한다.

수면 관련 호흡질환이 있으면 체중조절, 자세치료, 구강 내 장치, 상기도 양압술, 수술적 치료 등을 시행할 수 있다. 하지불안증후군 또는 주기성 사지운동증이 있으면 원인 질환을 파악하고 약물치료를 시도해볼 수 있다. 발작수면이나 특발 과다수면으로 인한 졸음도 약물치료로 줄일 수 있다. 스트레스와 불안, 우울이 동반된 경우에는 정신과 치료로 불안과 우울을 호전시키면 수면 호전도 나타난다.

나는 얼마나 졸고 있을까?

졸음은 수면에 들기 쉬운 상태 또는 수면을 취하고 싶어하는 상태라고 할 수 있다. 환자 스스로 낮 동안의 졸음 정도는 졸음 척도를 사용하여 측정할 수 있다. 척도로는 '엡워스 주간졸음 자가평가 척도(epworth sleepiness scale)' 와 '스탠포드 주간졸음 자가평가 척도(stanford sleepiness scale)' 가 널리 사용된다.

엡워스 졸림척도는 앉아서 독서할 때, 텔레비전 볼 때, 공공장소에서 하는 일 없이 가만히 있을 때, 운행 중인 자동차에서 승객으로 있을 때, 오후에 쉬면서 혼자 누워있을 때, 앉아서 상대방과 대화할 때, 술을 마시지 않고 점심식사 후 조용히 앉아 있을 때, 차에 타고 신호를 기다릴 때 등 일상생활의 여러 상황에서 졸린 정도를 스스로 평가하는 것이다.

전혀 졸리지 않은 상태를 0점, 조금 졸린 상태를 1점, 상당히 졸린 상태를 2점, 매우 졸린 상태를 3점으로 하여 계산하며 8가지 질문에 대한 점수를 모두 합하여 총점을 계산한다. 엡워스 졸림척도의 총점이 10점 이상이면 병적으로 졸린 상태라고 할 수 있으며 그 원인을 알기 위해 수면장애 전문의에게 진료를 받고 수면다원검사와 수면잠복기 반복검사 등을 시행하여 정확한 진단을 받아야 한다.

낮에 지나치게 졸리는 것은 질병

'과도한 주간 졸림증' 치료 효과 좋은 편

낮 동안에 졸린 주간 졸림증은 매우 흔한 증상이다. 의학적으로는 원하지 않은 시간에 졸리고 이로 인해 낮 동안에 졸림 · 피로 · 집중력 저하 · 기력 저하 · 우울 · 과민 등 부정적인 영향을 받을 때 이를 '과도한 주간 졸림증(EDS:excessive daytime sleepiness)' 이라 한다. 미국수면학회는 과도한 주간 졸림증을 '깨어 있으려고 해도 각성 상태를 유지하기 힘들거나 과도하게 많이 자는 것' 이라고 정의했다.

과도한 주간 졸림증의 가장 흔한 원인은 무엇일까?
특정 수면장애가 아닌 수면부족이다. 과도한 주간 졸림증은 종종 피로감과 혼동되기도 하는데, 과도한 주간 졸림증 환자는 아무리 깨어 있으려고 애를 써도 잠이 드는 반면, 피로감이 주된 환자는 잠에 빠져 드는 경향보다는 기운이 없고 무기력한 것이 두드러진다.

과도한 주간 졸림증을 일으키는 다양한 원인

그렇다면, 이러한 과도한 주간 졸림증의 가장 흔한 원인은 무엇일까?
그것은 특정 수면장애가 아닌 수면부족이다. 즉, 본인에게 필요한 잠보다 적게 자기 때문에 낮에 졸린 경우가 가장 흔하다. 그 밖의 흔한 원인으로는 자고 깨는 것을 조절하는 항상성 기전의 장애, 즉 일주기 리듬의 장애, 수면 중 코를 골고 숨을 잘 쉬지 못하는 수면 무호흡증과 같은 수면 관련 호흡장애, 기면병과 같은 과수면장애 등이 있다. 또 자기 전 다리의 불쾌한 감각과 안절부절 못하는 느낌으로 수면을 방해받는 하지불안증후군, 주기적으로 사지를 움찔거리는 주기적 사지운동증 등의 수면 관련 운동장애, 머리의 외상이나 퇴행성 뇌 질환 등의 중추신경계 장애, 만성적인 내과적 장애, 우울증 등의 정신장애, 약물의 부작용 등도 있다. 과도한 주간 졸림증은 종종 피로감과 혼동되기도 하는데, 과도한 주간 졸림증 환자는 아무리 깨어 있으려고 애를 써도 잠이 드는 반면, 피로감이 주된 환자는 잠에 빠져 드는 경향보다는 기운이 없고 무기력한 것이 두드러진다.

과도한 주간 졸림증은 어떻게 진단하나

병력 조사

과도한 주간 졸림증의 진단은 정확한 병력 조사로부터 시작한다. 즉, 매일의 수면 패턴, 밤에 자다가 깨는 횟수와 시간, 잠드는 데 걸리는 시간, 코골이, 타인에 의한 수면 중 무호흡의 목격, 낮잠 횟수와 시간, 하지불안증후군 증상, 수면 중 주기적 사지운동, 현재 앓고 있거나 과거에 앓았던 질병, 복용 중인 약물 등에 관한 정보가 필요하다.

설문지 평가와 수면 각성 활동기록기

의사가 환자의 졸림 증상을 선별할 수 있도록 도와주는 여러 설문지 척도들이 있다.
졸린 정도를 주관적으로 평가하는 이러한 척도들 중 엡워스 졸림증 척도(epworth sleepiness scale)가 가장 흔히 사용된다. 그러나 이러한 설문지를 통한 평가는 객관적 검사인 입면 잠복기 반복검사(multiple sleep latency test)의 결과와 차이를 보이는 경우가 많아 진단적 유용성은 크지 않다.
수면 일지(sleep log)는 환자의 수면 패턴 조사에 도움이 된다. 만약 수면시간에 대해 믿을 만한 정보를 얻기 어렵거나 보다 객관적인 평가를 원할 경우, 일주일 정도 수면 · 각성 활동기록기(actigraphy)를 차

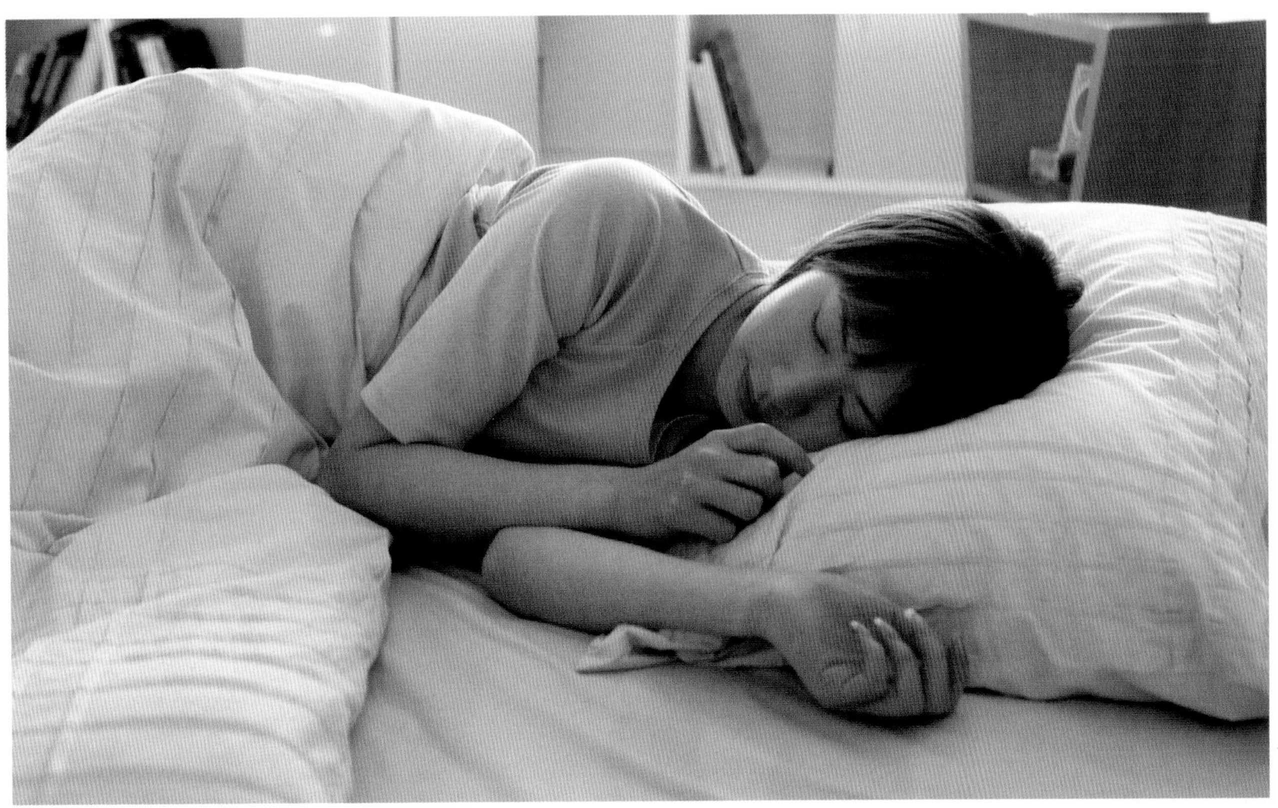

고 생활하도록 할 수도 있다.

수면·각성 활동기록기는 손목에 차고 생활하는 시계 모양의 검사도구로 움직임과 빛의 양을 기록하는 장치인데, 움직임과 빛의 양에 근거해 자고 깬 상태를 판단한다. 그러므로 이를 통해 대략적인 수면양상에 대한 정보를 얻을 수 있다.

수면다원검사

병력 조사와 설문지 평가에서 수면부족과 같은 생활습관에 의한 졸림이 아니라 다른 원인이 있을 것으로 의심된다면, 가장 우선적인 진단적 검사인 수면다원검사를 받아봐야 한다. 수면다원검사를 통해 연속적인 잠을 방해하는 다양한 수면장애들을 진단할 수 있다. 수면다원검사는 수면의 구조와 효율, 수면 중 발생한 사건을 객관적으로 평가하는 검사 방법으로 잠자는 동안 뇌파, 눈의 움직임, 근육의 움직임, 입과 코를 통한 공기의 흐름, 코골이, 혈압, 흉부와 복부의 호흡운동, 동맥혈 내 산소포화도, 심전도 등을 종합적으로 측정하는 동시에 환자의 수면 중 행동도 비디오로 기록한다. 이렇게 해서 얻어진 기록을 표준화된 분석법을 이용해 판독함으로써 다양한 수면장애에 관한 정확한 진단을 돕는다.

입면 잠복기 반복검사

입면잠복기반복검사(MSLT:multiple sleep latency test)는 졸린 정도를 객관적으로 측정하는 데 유용한 검사이다. 이는 주간에 잠이 드는 데 시간이 얼마나 걸리는 지와 20분간의 짧은 주간 수면 중에 렘 수면이 나타나는 지를 알아보기 위해 오전 9시부터 2시간 간격으로 20분씩 낮잠을 자도록 하는 검사이다. 총 4회(오전 9시, 오전 11시, 오후 1시, 오후 3시) 혹은 5회(오전 9시, 오전 11시, 오후 1시, 오후 3시, 오후 5시) 시행된다. 이때 잠이 드는 데 걸리는 시간(sleep latency)은 졸린 정도를 의미한다. 입면 잠복기 반복검사는 수면부족에 의한 졸림을 배제하기 위해 검사 전 최소 2주 동안 밤에 적절한 수면을 취한 후 시행되어야 한다. 또 다양한 수면 장애 여부를 조사하기 위해 전날 밤 수면다원검사를 받도록 한 후 이어서 다음날 주간에 검사한다.

정상 성인에서의 전형적인 수면 잠복기(sleep laten

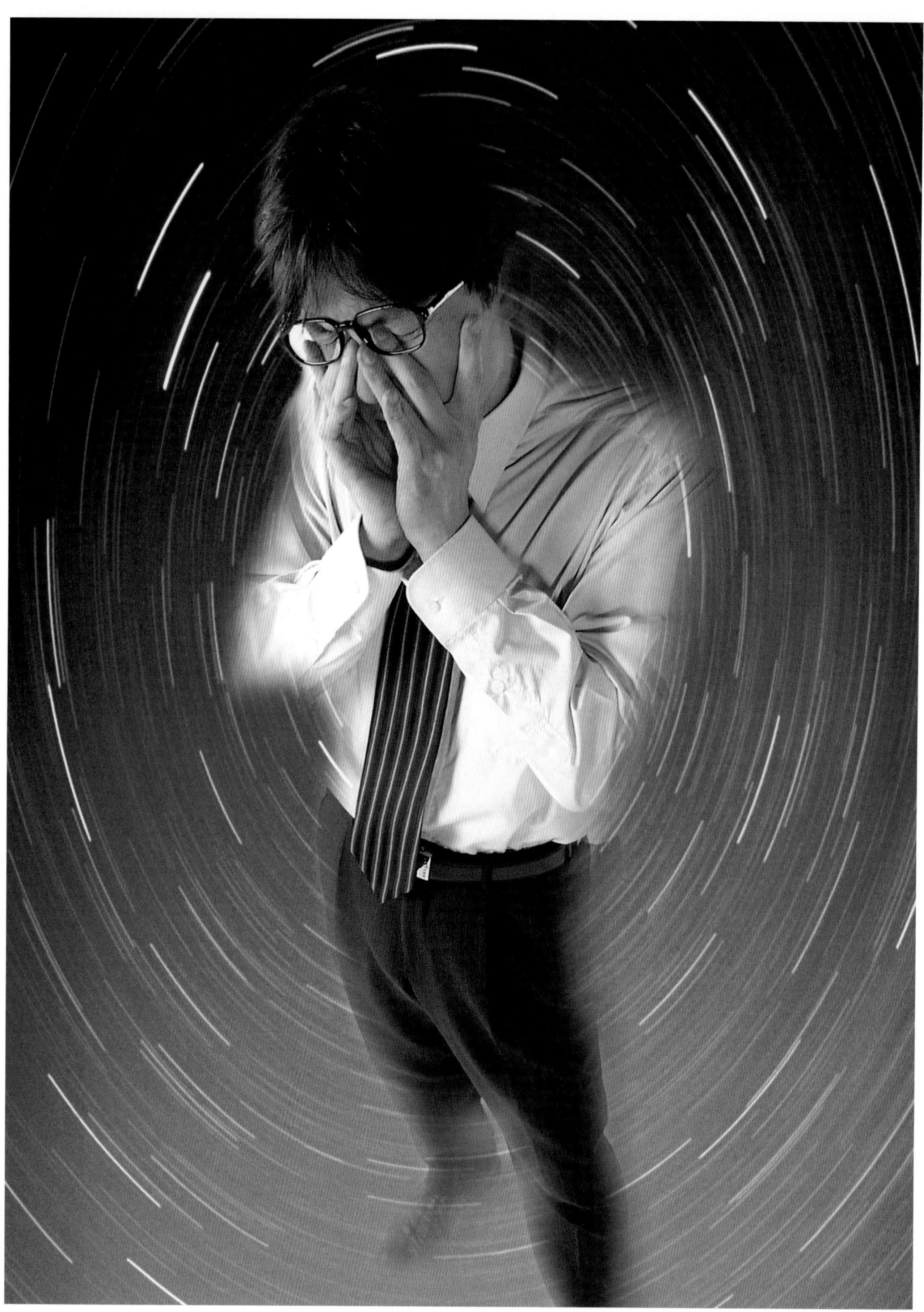

cy)는 10분에서 20분으로, 8분 이내의 수면 잠복기는 병적 졸림을 나타낸다. 또한 잠든 후 15분 이내에 렘 수면이 나타나는 것을 수면·시작 렘수면(SOREM : sleep-onset REM)라 하는데 이는 기면병이나 수면부족과 연관이 있다. 입면 잠복기 반복검사에서 평균 8분 이내로 잠들고, 두 번 이상 수면-시작 렘수면이 나타나면 기면병 진단이 가능하다.

과도한 주간 졸림증의 치료

과도한 주간 졸림증의 치료는 그 원인에 따라 다양하다. 그러나 수면시간을 늘리고, 규칙적인 시간에 취침과 기상을 하며, 적절한 시간에 빛을 쪼이고(특히, 일주기 리듬 장애의 경우), 주간에 계획적인 낮잠을 취하는 것은 원인에 상관 없이 대부분의 과도한 주간 졸림증 환자에게 도움이 된다.

일주기 리듬 장애

지연성 수면 주기장애(야간-올빼미형)나 전진성 수면 주기장애(아침-종달새형)의 경우 전자는 오전에, 후자는 오후에 빛을 쪼이는 것이 일주기를 전진 혹은 후퇴시키는 데 도움이 된다. 비록 광치료(light therapy)만큼 효과적이지는 않으나 멜라토닌 복용도 수면주기를 변화시키는 데 도움이 된다.

수면 관련 호흡장애

지속적 양압호흡기(CPAP) 치료가 수면 관련 호흡장애에서 가장 우선시 되는 치료방법이다. CPAP은 수면 중에 코를 통해 양압의 공기를 주입하여 기도의 협착을 방지하는 기계적 치료법으로 이는 기도가 좁아지지 않도록 일종의 '공기 부목을 대는 것(pneumatic splint)' 과 같이 작용한다. CPAP 치료는 여러 부위의 상기도 협착이나 해부학적 구조의 개별적 차이에 상관 없이 모든 수면 관련 호흡장애의 치료에 도움이 된다. 혀와 턱을 앞으로 잡아당기는 치과적인 구강 내 장치(oral device)는 CPAP 치료에 잘 적응하지 못하는 경도에서 중등도 사이의 폐쇄성 수면 무호흡증에서 도움이 될 수 있다.

수면 관련 운동장애

주기적 사지운동증과 하지불안증후군의 병태생리는 아직 밝혀지지 않았으나 뇌의 철 대사의 이상과 중추성 도파민계 기능 장애와 연관이 있는 것으로 여겨진다. 도파민계 약물은 두 질환 모두에서 효과적이며, 혈중 철 대사물의 농도가 저하되어 있는 하지불안증후군 환자는 철 공급이 증상 완화에 도움이 된다.

기면병

최근 기면병의 치료제로 주목을 받는 약물에는 소디움 옥시베이트(sodium oxybate)가 있다. 이 약물은 과도한 주간 졸림증 뿐 아니라 기면병에서의 탈력 발작과 야간 수면장애에도 효과적인 것으로 알려져 미국에서는 기면병의 일차적인 치료제로 대두되고 있다. 그러나 우리나라에서는 아직 이 약물이 아직 상용화되지 않았다. 기면병에서의 과도한 주간 졸림증 치료제로 각성 촉진제인 프로비질(성분명 : modafinil) 역시 매우 유용하다. 과거에는 도파민계 약물이 사용되었으나 효과 면에서는 유사하고 내성과 의존성의 측면에서는 우수한 프로비질 등장 후 이 약물이 일차적 치료제로 사용되기 시작하였다.

과도한 주간 졸림증은 다양한 질환이나 상태에 의해 야기될 수 있는 매우 흔한 증상으로 사회적, 직업적, 개인적 삶에 부정적인 영향을 미치는 심각한 증상이다. 그러나, 이러한 과도한 주간 졸림증은 정확한 진단과 원인에 따른 적절한 치료를 통해 대부분 호전된다. 그러므로 주간 졸림증이 있다면 수면 전문의를 찾아가 정확한 진단과정을 통해 원인에 따른 적절한 치료를 받는 것이 필요하다.

수면 습관과 건강한 잠

성인 남성 4명 중 1명이 심한 낮 졸림증 겪어

수면과 관련해서 많은 사람들이 일상생활에서 실제로 가장 흔히 느끼는 불편 중의 하나는 낮 동안의 졸린 증상일 것이다.

개인에 따라 졸린 느낌의 정도나 개개인에 미치는 영향은 매우 다르다. 즉, 어떤 사람은 단순한 피로감이나 피곤 정도로 생각해 활동에 약간의 불편함만을 느끼는 데 반해, 어떤 사람은 졸림의 정도가 너무 심해 일상생활 전반에 곤란을 겪을 수도 있다.

미국 스탠포드대 수면역학연구소의 오하이온 교수는 한국인의 수면 시간이 다른 나라들(미국 7시간, 영국 6시간 45분)에 비해 매우 적었으며, 수면부족이나 불면증이 신체적, 정신적 건강과 밀접한 관련을 보이므로 한국인의 수면 부족 현상은 걱정할 만한 수준이라고 우려를 표명했다.

낮 동안의 졸린 증상은 개개인이 느끼는 고통은 둘째로 하더라도, 가정과 사회 전체의 경제적 비용이나 국민건강 측면에서도 손해가 상당하다고 할 수 있다. 즉, 업무 효율의 저하로 인한 생산성의 감소, 업무 중의 안전사고 증가, 운전 중 교통사고 증가 등의 모습으로 나타나기도 한다.

일반적으로 전체 인구의 5~15% 정도가 심각한 낮 동안의 졸림증을 보이는 것으로 보인다. 필자가 수년 전에 실시했던 우리나라의 건강한 18세 남성들을 대상으로 한 조사에서는 놀랍게도 4명 중 1명꼴로 심각한 낮 동안의 졸림 증상을 겪고 있는 것으로 나타났다.

이는 대부분 불규칙한 수면 습관이나 수면 부족과 관련된 것이다. 실제로 불규칙한 수면 습관이나 수면 부족으로 인한 낮 동안의 졸림증은 휴일의 수면 시간이 평상시보다 길어지는 현상을 불러온다. 심한 경우 주말 동안 잠만 자는 경우가 생길 수도 있다.

그렇다면 우리나라 사람들의 평균 수면 시간은 얼마나 될까?

얼마 전 방한한 미국 스탠포드대 수면역학연구소의 모리스 오하이온 교수는 수년 전 가톨릭대 성빈센트병원 정신과 홍승철 교수와 같이 진행한 연구를 통해 한국인의 평균 수면 시간이 평균 6시간 15분으로 조사됐다고 말했다. 오하이온 교수는 한국인의 수면 시간이 다른 나라들(미국 7시간, 영국 6시간 45분)에 비해 매우 적었으며, 수면부족이나 불면증이 신체적, 정신적 건강과 밀접한 관련을 보이므로 한국인의 수면 부족 현상은 걱정할 만한 수준이라고 우려를 표명했다. 이러한 수면부족은 전구의 발명으로 인한 인위적인 낮 시간의 증가와도 관련 있으며, 이와 함께 빠르게 변하는 사회 환경과 이에 따른 스트레스의 증가, 야간 근무자나 교대 근무자의 증가, 음주문화의 만연도 원인으로 지목된다.

이외에도 낮 동안의 졸림증을 일으키는 원인으로는 우울증, 불면증, 알코올이나 중추신경계 약물의 복용 또는 금단, 비만, 신경 퇴화성 질환, 저혈당, 갑상선 기능장애 등을 생각해볼 수 있으므로 전문의의 정확한 진단이 필요하다.

심한 졸림증 진단에는 객관적 검사 필요

낮 동안의 졸린 증상을 평가하고 원인을 파악하는 대표적인 방법은 수면다원검사와 함께 낮잠 검사, 유전자 검사, 척수액 검사 등이 있다. 간단한 설문을 통한 방법도 있다. 여러 가지 사회적 상황들 즉, 독서, TV시청, 극장이나 회의시간에 가만히 앉아 있기, 1

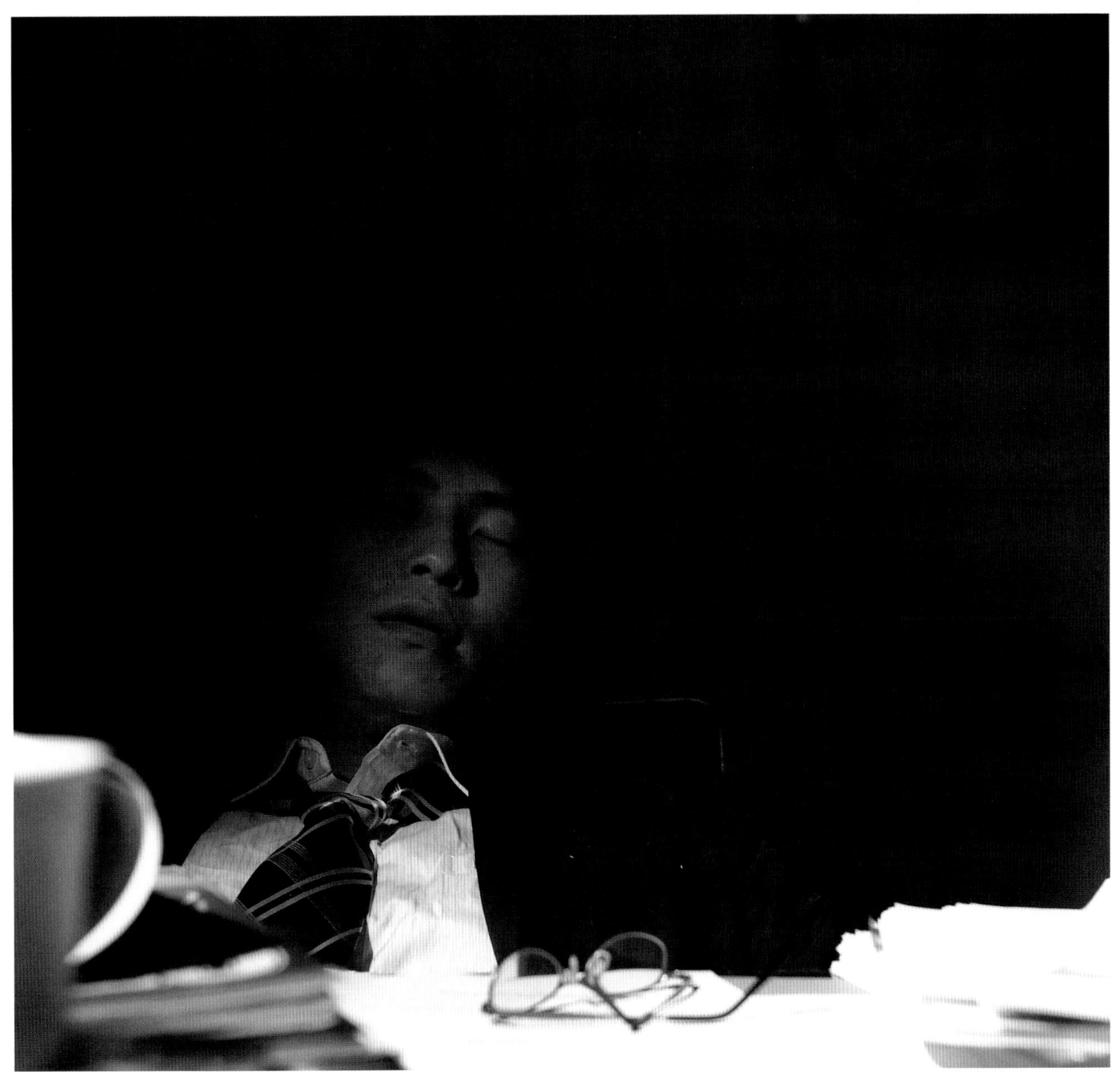

시간 동안 차 타고 가기, 누워서 쉬기, 앉아서 이야기하기, 점심식사 후 가만히 앉아 있기, 운전 중 몇 분간 정차 중일 때의 졸린 정도 등을 확인하면 낮 동안 졸림증 여부를 알아볼 수 있다.

그러나 낮 동안 졸림증의 원인이 여러 진단을 했는데도 밝혀지지 않는 경우가 있다. 이는 특발성 과수면증의 범주에 든다고 할 수 있다. 특발성 과수면증도 개인에 따라 증상의 정도나 양상은 다른데, 일반적으로 서서히 나타나기 때문에 그 발병 나이를 알 수 없는 경우가 많다. 또한 낮 동안의 졸림 증상과 함께 낮잠을 자더라도 잔 것 같지 않고, 밤에도 12시간 이상의 긴 잠을 자는 경우가 많다고 알려져 있다.

낮 동안의 졸림 현상에 대한 원인이 밝혀졌다면 각 원인에 따른 조치가 필요하다. 수면부족이 원인인 경우에는 충분한 수면시간의 확보나 잠깐씩 자는 낮잠이 도움이 될 수 있다. 불면증이나 우울증, 알코올 장애 등에 대한 적절한 치료와 함께 중추신경 자극제 등의 약물 복용도 안전한 낮 동안의 활동을 위해 필요할 수 있다.

꿈 없는 사람, 꿈 많은 사람

자주 악몽에 시달린다면… 수면 치료 받아봐야

아침에 일어나자 마자 아내가 눈을 채 뜨지 못한 채 이런 말을 한다.

“어젯밤은 정말 끔찍했어. 괴물이 나를 쫓아오는데 다리가 움직여지지 않는 거야. 빨리 도망가야 하는데?”

“어젯밤에는 여러 가지 생각을 하느라 잠이 쉽사리 들지가 않았는데, 잠들어서도 꿈 때문에 깊은 잠을 자지 못했어.”

꿈을 기억한다는 것은 무슨 뜻일까? 수면 동안 뇌에 각성이 생길 수 있는 이유 즉, 깊은 잠을 방해하는 요인이 있는 경우에 사람들은 꿈 내용을 기억한다. 잠을 방해하는 요인은 수면무호흡이나 하지불안증후군일 수도 있고, 불안이나 우울, 낮 동안의 스트레스와 같은 심리적인 것일 수도 있다.

이 말을 듣고 “참 힘들었겠다”고 말을 하지만, 나는 사실 꿈을 잘 꾸지 않는다. 눕기만 하면 잠이 들고 또 아침에 누군가 깨워야만 일어난다. 불면증은 나에게 먼 나라의 이야기일 뿐이다. 하지만 신경이 예민한 아내는 정반대. 집안에 걱정거리라도 있으면 잠을 잘 못 이룬다. 또 잠을 자더라도 꿈에 시달린다. 새벽에 잠에서 깨어 멍하게 앉아있거나 잠자리에서 뒤척이며 다시 잠에 들지 못한다.

그렇다면 꿈은 누구나 꾸는 것일까. 꿈은 대부분 렘수면(REM : rapid eye movement sleep)에서 꾼다. 수면센터에서 수면다원검사를 하면서 렘수면 때 인위적으로 잠을 깨우면 피검자의 95% 이상이 꿈을 꾸고 있었다고 응답하는 것으로 보고돼 있다. 즉 대부분의 사람들이 잠자는 동안 꿈을 꾼다는 것이다. 다만 꿈을 생생하게 기억하는 사람들이 있는 반면, 꿈을 꾸었다는 사실이나 그 내용을 기억하지 못하는 사람들도 있다.

그렇다면 꿈을 기억한다는 것은 무슨 뜻일까?

단지 스트레스를 많이 받거나 정신적으로 불안·초조하다고 해서 꿈 내용이 기억나는 것은 아니다.

앞에서 설명한 렘수면 동안 뇌에 각성이 생길 수 있는 이유 즉, 깊은 잠을 방해하는 요인이 있는 경우에 사람들은 꿈 내용을 기억한다. 잠을 방해하는 요인은 수면 무호흡이나 하지불안증후군일 수도 있고, 불안이나 우울, 낮 동안의 스트레스와 같은 심리적인 것일 수도 있다. 즉, 수면의 연속성을 떨어뜨릴 수 있는 그 어떤 것이라도 각성을 증가시켜 꿈을 기억하게 할 수 있다. 그렇다면 꿈이 프로이트가 말한 것처럼 억압된 욕구의 분출인가, 아니면 미래를 예언하는 능력이 있는 것일까?

프로이트는 의식으로 활성화되지 못하고 억압된 이드(Id)가 꿈 속에서 표현되는 것으로 이해했다. 그는 유명한 ‘꿈의 해석(Interpretation of Dreams · 1900)’, ‘과학적 심리학 프로젝트(Project for a Scientific Psychology · 1885)’ 등의 책을 통해 꿈의 내용과 형태에 구조적인 접근을 시도했다.

이러한 프로이트의 정신분석 연구는 지금도 심리학적인 이해에 방대한 영향을 미치고 있다. 또 프로이트 이외에도 꿈을 연구하는 심리학적인 접근은 여전히 계속되고 있다. 한편 프로이트 이전부터 사람들은 꿈이 미래를 예측하는 능력이 있다고 믿기도 했다. 첨단과학의 시대를 살고 있는 요즘도 주위에서 누군가 몸이 위독하거나 죽는 꿈, 또는 내용이 좋지 않은 꿈을 꾸면 무언가 좋지 않은 일이 일어날 수 있으니 운전을 조심하라거나 몸조심을 하라는 전화를

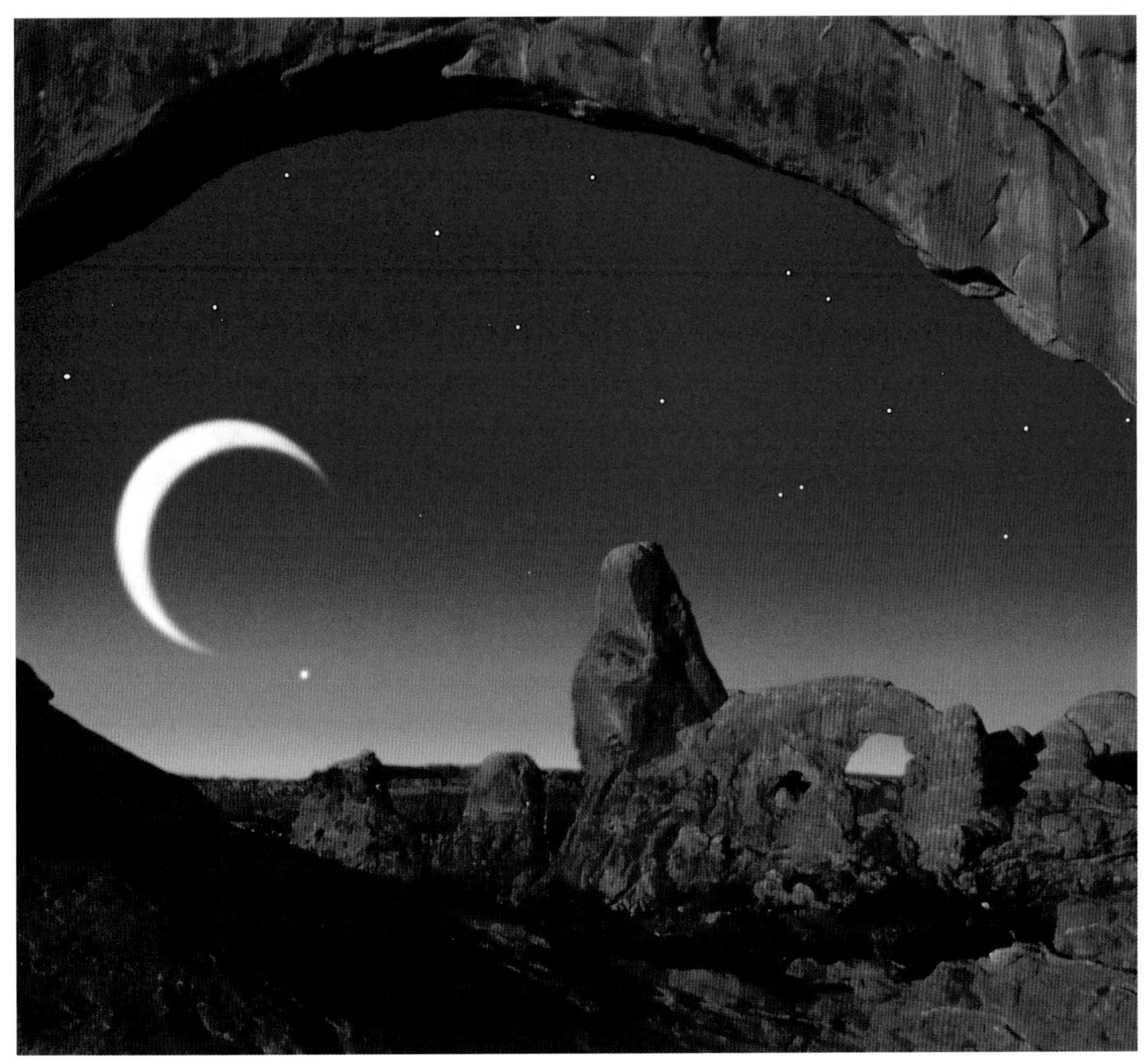

받았다는 얘기를 듣는다.

그러면 꿈이 미래를 예측하는 능력이 있는 것일까. 결론부터 말하면 꿈이 미래를 예측한다는 주장을 입증할만한 과학적인 근거는 아직 없다. 꿈에서 본 내용이 실제로 현실에서 일어난 경우 꿈의 예측력을 믿으려는 믿음이 강화된 것인지, 실제로 예시력이 있는 것인지를 알아낼 수 있는 방법은 없다. 즉, 꿈의 구체적인 내용을 당사자가 회상하는 방법 외에 다른 방법으로 제3자가 알아낼 수 있는 방법이 아직 없다.

다만 정신적인 외상을 심하게 입은 사람이 외상 당시의 상황과 유사하거나 이를 연상시키는 악몽을 반복적으로 꾸는 현상은 정신의학적으로 상당히 의미 있는 일이다. 즉, 스트레스를 받은 뒤 이를 잊고 지낸다고 생각하지만 실제로는 꿈을 꾸며 반복해서 경험할 뿐 아니라 다음날 아침 꿈의 내용까지 기억하게 되면 심리적인 고통까지 훨씬 더 커지는 것이다.

이것은 요즘 매스컴 등에서 흔히 등장하는 '외상후 스트레스 증후군'의 대표적인 증상 가운데 하나이다. 자주 악몽에 시달리는 아내에게 해줄 수 있는 방법이 있을까? 만약 아내가 코를 심하게 곤다면 수면 무호흡 때문에 생기는 미세 각성을 줄일 수 있는 방법을 찾아야 한다. 즉, 적극적인 수면 무호흡의 치료를 고려할 필요가 있다. 만약 성격이 예민하고 작은 문제에도 쉽게 불안해 하는 성격으로 잦은 악몽에 시달린다면 '사랑한다'는 말과 적절한 관심이 필요하다.

수면 부족이 건강과 사회에 미치는 영향

주간 졸음증은 작업 능률 떨어뜨려

현대는 잠이 부족한 사회다. 최근 미국에서 시행한 조사에 의하면 20% 이상이 매일 6시간30분 이하의 잠을 잔다고 했다. 또한 2005년에 시행한 우리나라 청소년들의 총 수면량 조사를 보면 우리 고등학생들이 잠자는 시간은 평균 4.8~6시간으로 수면이 매우 부족한 상태에 있음을 보여줬다.

매일 6시간 이내로 자면 인지기능, 판단력과 업무 수행능력, 기억력 및 집중력의 현저한 저하를 일으킨다. 또한 두통과 눈 흐림, 가려움증, 온몸이 아픈 증상 등도 증가한다. 기분은 저조하고 짜증을 잘 내며 부정적인 생각과 우울증을 가지기 쉽다.

실제로 시험공부나 바쁜 일로 밤을 샌 경우 다음 날 쉬지 못하고 계속 일상생활을 하면서 굉장히 졸리거나 온몸이 나른하고 속이 울렁거리며 손도 떨리고 말과 행동도 느려지면서 의욕이 감소하고 감정의 기복이 심하며 평소와 다르게 기억력이 감소하면서 자꾸 졸게 되는 등의 증상을 누구나 한번쯤은 경험한 적이 있을 것이다. 수면이 부족하면 다음날 또는 수일 동안 생활이 원활하지 않고 매우 피곤하다는 것은 누구나 잘 알고 있다. 실제로 급성기 수면 부족의 경우 우리의 신체에 어떤 변화가 일어나는지를 측정한 여러 검사에서 정상 뇌파에서 보이는 각성파가 잘 보이지 않고 서파가 증가하고 자율신경계가 변화하는 것 등이 관찰됐다. 그러나 실제로 만성 수면 부족의 영향에 대해서는 인식이 잘 되어 있지 않고 그것이 우리의 건강과 기분, 사회에 미칠 수 있는 영향에 대해서도 잘 알려져 있지 않다.

만성 수면 부족이란 평소에 자신에게 필요한 양만큼 잠을 충분히 이루지 못한 경우가 만성적으로 지속되면서 모자란 수면이 점점 쌓이게 되는 상태를 말한다. 이러한 부족한 수면 양을 '수면 빚(sleep debt)'이라고 부르며, 수면 빚이 점점 쌓이면서 만성으로 누적되는 수면 부족상태가 된다.

먼저 만성 수면 부족이 개인의 건강에 미치는 영향을 알아보자.

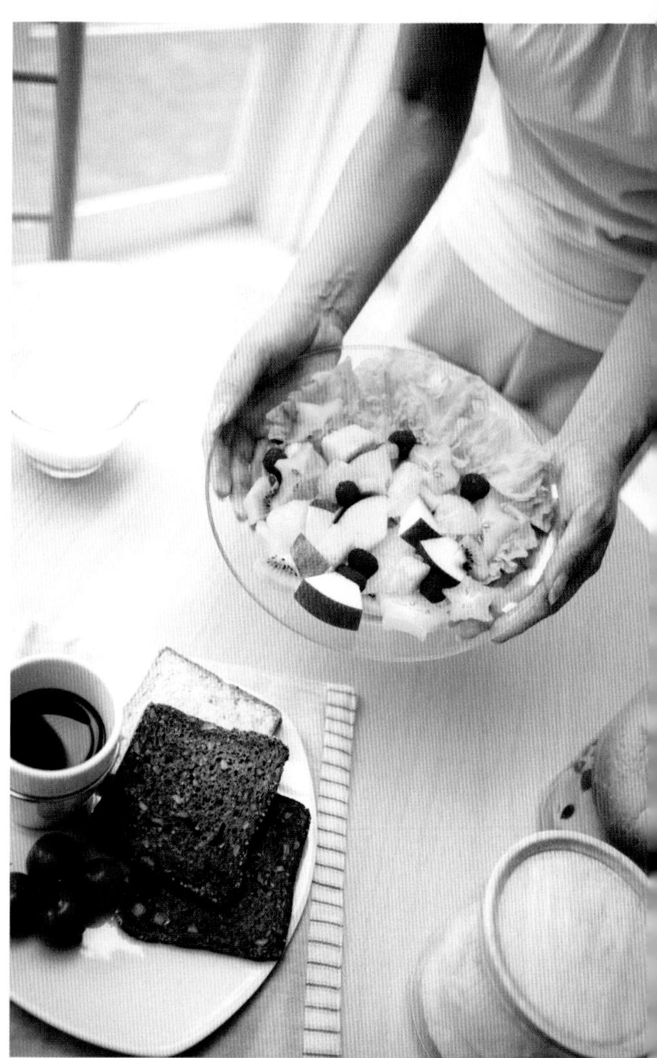

수면부족은 과체중과 비만 위험성 높혀

잠을 아주 자지 못하는 것은 아니므로 일상생활은 그런대로 영위할 수도 있다. 그러나 매일 6시간 이내로 자면 인지기능, 판단력과 업무 수행능력, 기억력 및 집중력의 현저한 저하를 일으킨다. 또한 두통과 눈 흐림, 가려움증, 온몸이 아픈 증상 등도 증가한다. 기분은 저조하고 짜증을 잘 내며 부정적인 생각과 우울증을 가지기 쉽다.

뿐만 아니라 수면이 부족하면 식욕을 억제하는 호르몬인 렙틴(leptin)의 분비가 감소, 식욕이 강해져 과체중과 비만의 위험성이 높아진다. 또 혈중 포도당 대사에도 영향을 미쳐 당뇨병의 발생율을 높이고 당뇨병 환자의 경우 혈당 조절이 잘 되지 않게 한다.

만성 수면 부족은 의욕 감소와 기분 저하, 우울증도 일으킬 수 있다. 면역기능의 저하도 일으킨다. 그 외에 심혈관계 질환의 위험률도 높이는 것으로 알려져 있다.

낮에 깨어 있어야 할 순간에 자주 졸게 되는 심각한 주간 졸음증도 초래한다. 수면 부족으로 야기되는 주간 졸음증은 작업의 능률을 떨어뜨리고 실수를 하게 하며 학업에도 영향을 미친다. 특히 운전을 할 때 더 자주 졸게 된다. 운전이나 중장비를 다루면서 졸다

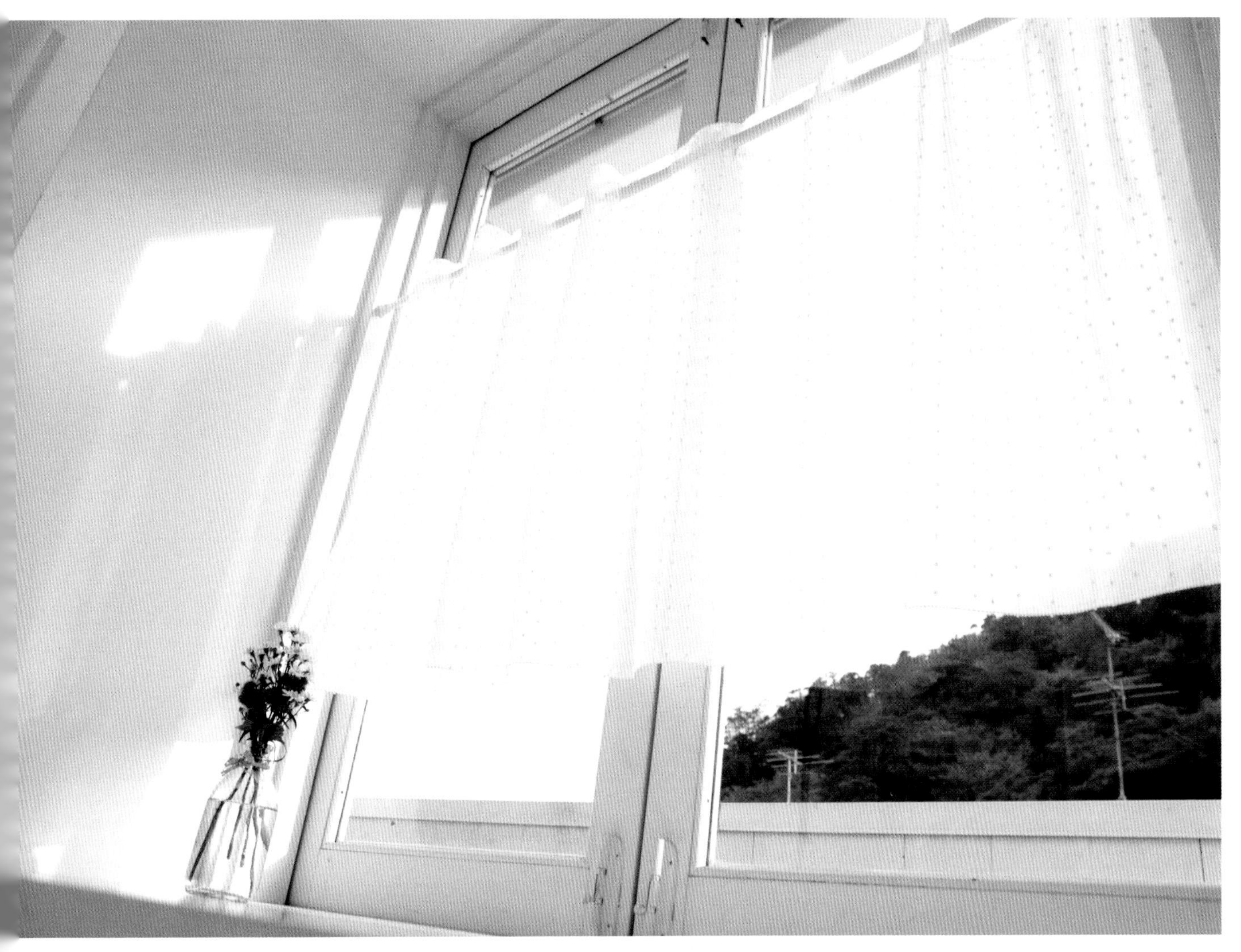

가 사고를 일으켜 본인뿐만 아니라 다른 사람에게도 해를 줄 수 있다.

주간 졸음이 사회에 일으킨 중대한 파장을 일으킨 사건은 1986년 러시아의 체르노빌 핵발전소 폭발 사건, 우주선 챌린저호의 폭발, 1989년 과도한 업무로 인하여 피곤했던 항해사의 실수로 발생한 엑손 발데즈 유조선이 알래스카에서 암초에 부딪히면서 막대한 양의 기름이 유출되었던 사건 등이 있다.

이처럼 큰 사고들이 조종사나 엔지니어의 수면 부족과 과도한 업무로 인한 순간의 졸음으로 야기되었다는 것을 생각하면 충분한 수면이 얼마나 중요한 것인지를 실감할 수 있다.

졸음운전은 음주운전 만큼 위험하다

영국 의학협회에서 발표한 바에 의하면 실제로 17시간 이상 깨서 운전하면 혈중 알코올 농도가 0.05% 정도의 뇌 기능과 비슷한 상태라고 한다. 혈중 알코올 농도 0.05%는 우리나라와 대다수의 유럽 국가에서 음주 단속의 기준 농도이다. 수면 부족은 위험한 음주운전과 같다는 의미다.

음주운전은 단속하지만 수면 부족은 단속하지 않기 때문에 어떤 측면에서는 더욱 위험하다고 볼 수 있다. 최근 호주와 뉴질랜드에서 시행된 조사에 의하면 교통사고의 16~60%가 수면 부족에 의해서 발생하는 것으로 나타났다. 따라서 연구자들은 음주운전과 마찬가지로 수면 부족 상태에서의 운전을 금해야 한다고 주장하고 있다. 수면 부족 상태에서 운전하는 많은 운전자들이 길거리를 누비고 있다는 것은 정말로 위험천만한 일이 아닐 수 없다.

이러한 사고 외에도 수면이 부족한 사회에서는 그로 인한 경제적 손실이 적지 않다. 최근 미국 수면협회에서 발표한 것을 보면 근로자들이 졸리면 근무 효율을 떨어져 매년 엄청난 규모의 경제적 손실을 일으킨다고 한다. 실수를 하거나 건강을 해치는 것까지 포함하면 손해는 더욱 커질 것이다.

그렇다면 필요한 수면 시간은 몇 시간일까? 개인이 필요한 수면시간은 낮에 졸리지 않은 상태에서 활동할 수 있을 정도이다. 밤에 잠이 부족하면 밥을 먹지 않았을 때 배고픈 것처럼 필요한 양을 보충하기 위해 낮에 자신도 모르게 졸거나 잠에 빠지는 일이 많아진다. 이 때의 부족한 수면의 양이 위에서 언급했던 수면 빚(sleep debt)이다.

실제 사람에게 필요한 수면 시간은 개개인마다 다르며 나이에 따라 변화한다. 특히 어린이와 청소년은 밤에 잠을 잘 때 성장호르몬이 분비되기 때문에 잠이 더 많이 필요하다. 건강한 성인에게 필요한 수면 시간은 평균 7~8시간 정도이며 어린이와 청소년들은 9~10시간 정도의 잠이 필요하다. 그러나 개인차가 있어 일부 사람들은 적은 양의 수면으로도 문제가 없는 사람들이 있고, 반대로 남들보다 수면 시간이 길어야 하는 사람들도 있다.

본인에게 필요한 수면시간을 파악해 잠이 부족하지 않도록 충분한 양의 숙면을 취하는 것은 자신의 건강을 지키고 나아가 사회와 국가를 건강하고 원활하게 만드는 원동력이 된다. 간혹 바쁜 대학생이나 직장인들, 수험생들이 지나치게 잠을 줄이는 경우가 있는데 잠을 충분히 자는 것이 결과적으로는 더 유리하다는 것을 알아야 한다.

하루 15분 토막 낮잠 당당하게 즐겨라

'시에스타(siesta)'는 낮잠이다. 지중해 국가나 라틴아메리카에서 이른 오후에 자는 낮잠을 말한다. 이를 게으름의 상징으로 본다면 오산이다. 하루 중 꼭 필요한 몸의 긴장을 푸는 시간, 저녁까지 일의 능률을 위한 원기 회복의 시간이다. 사람의 몸은 하루에 수면과 각성을 몇 번씩 오가는 생체리듬을 따른다. 이때 밤과 낮의 주기에 이어서 90분마다 뇌에서는 수면 촉진 호르몬이 나온다. 아이들에게 낮잠 시간을 주고, 집중력을 위해 한 시간마다의 휴식시간이 주어지는 게 당연하다. 어른들도 마찬가지로 일하는 중간의 휴식이 주어져야 하는데 현실적으로 쉽게 이뤄지지 않고 있다. 어른아이를 막론하고 하루에 한 번 정도는 낮잠이 필요하다. 미국 스탠퍼드대 콜먼 박사는 이상적인 수면을 '밤에 8~9시간 자고, 낮잠을 75분 동안 자는 것'이라고 했다. 이는 평균 수치로서 꼭 이만큼의 잠이 필요치 않은 사람도 있다. 낮잠의 달인이 된다면, 밤에 4~5시간, 낮에 30분의 낮잠으로 최상의 컨디션을 유지할 수 있다.

졸음이 밀려올 때 잠을 청하라

90분마다 찾아오는 수면주기에서 혈중 최면 호르몬의 농도가 조금 상승하면 졸음이 밀려온다. 이 시기를 잘 이용한다면 쉽게 잠이 들고, 최상의 효과를 본다. 단, 그 시기를 놓치면 잠들기까지 90분의 주기를 더 기다려야 한다. 짧고도 피로회복에 좋은 최상의 낮잠을 자려면 이 순간을 놓치지 말고 5분에서 15분 정도 본인에게 적당한 만큼을 잔다. 오후 잠깐의 토막잠은 그 이후의 업무나 생활에서 집중력, 창의력, 판단력 등에 긍정적 결과를 가져온다. 횟수와 시간은 1~2회나 1~30분 사이, 각자에 맞게 자유롭게 자면 된다.

긴장을 푸는, 낮잠 잘 때 좋은 자세

낮잠을 자려 할 때 눈을 감고 몸의 모든 근육을 최대한 이완시킨다. 천천히 깊은 호흡을 하면서 편안한 만족감을 느낀다. 이러한 상태에서 최적의 자세를 취한다면 쉽게 잠들 수 있다.

- **옆으로 누운 자세** 초보자에게 가장 편하며 자동차, 전철, 비행기, 직장 내에서 간단한 잠을 잘 때 이용한다.
- **허리 중심을 약간 낮추고, 머리와 상체는 앞으로 기울이고, 다리를 가볍게 벌리고, 두 손을 무릎이나 다리 위에 두고 앉아서 자는 '마부 자세'** 이 상태에서 의자 등받이에 깊숙이 앉아 머리를 뒤로 기대거나, 또는 숙여서도 잘 수 있다.

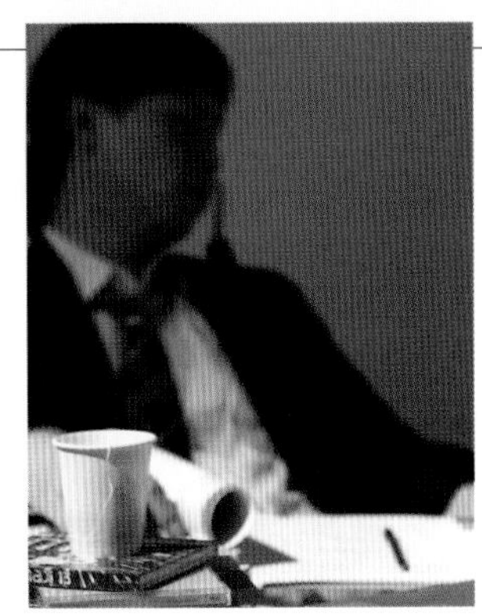

- **머리와 두 팔을 책상 위에 두고 목 근육의 힘을 빼고 앞으로 기댄 자세** 학교나 직장 내 책상에서 쉽게 잘 수 있다.
- **자동차 안에서 좋은 자세** 뒷자리에 눕거나, 좌석 등받이를 내리고 반쯤 옆으로 누운 상태로 뒤에 기대거나, 앉아서 머리를 옆으로 기대어 잔다.
- 지하철에서는 서서나 앉아서 긴장을 풀고 금방 잠 들었다가 또 금세 깰 수 있다.

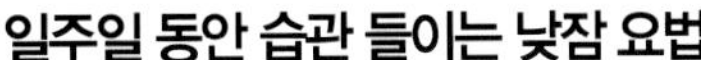

일주일 동안 습관 들이는 낮잠 요법

낮잠이 업무 효율성과 두뇌회전 등에 효과적이라는 것이 확산되고 있다. 이를 잘 활용하고자 다음의 '낮잠 요법'을 실행한다면, 낮잠 습관이 몸에 익숙해져 앞으로의 생활에 큰 변화를 줄 것이다.

1. 실행기간을 정해서 수첩에 적는다. 적어도 일주일은 한다.
2. 해당 기간 동안 낮잠 잘 시각과 장소를 정한다. 점심식사 뒤 오후가 시작될 무렵이 가장 좋다. 침대나 직장 내, 의자, 차 안, 벤치 등 정해서 역시 수첩에 적는다.
3. 1시간 이내로 대략의 낮잠 시간을 정한다. 'OO일 오후 2시, 차 안 15분' 이렇게 적어둔다.
4. 매일 시간을 정하고 기록해두며 낮잠을 잔다. 미리 매일 계획하면 하루 한 번은 꼭 잘 수 있다.

하루 10분의 낮잠은 불면증도 치료한다

낮에 짧게 10분 정도를 자면서 생체리듬을 조정해 본다. 눈을 감고 몸의 긴장을 풀고, 꼭 잠들지 않더라도 휴식을 취한다. 이 시간은 밤 동안의 잠을 간접적으로 도와 잠을 잘 수 있게 한다. 짧은 낮잠이나 휴식이 피로와 신경의 흥분상태를 막아주면서 생체리듬을 정상화시키는 것이다. 낮의 휴식시간이 없다면, 오히려 피로감이나 흥분상태를 증가시켜 불면상태를 가져오게 된다.

낮잠의 달인이 되려면

낮잠을 잘 자려면, 우선 낮잠을 시작해 본인의 수면리듬을 되찾는 것이다. 또 자극적이거나 인공적인 음식, 카페인이 든 음료와 음식, 담배와 같은 것들을 멀리한다. 이 자극성 물질들이 몸에서 빠져나가도록 몇 달이 되더라도 기다린다. 순간 순간의 휴식시간을 몸에 익숙하게 하고, 운동선수처럼 어려운 환경을 만들어 그 가운데서 조금씩 빠른 잠을 자도록 연습한다. 이러한 낮잠 자는 달인 되기 연습을 거친다면, 머지않아 낮잠 자고 효율적인 일상생활을 해나가는 생활의 달인도 될 수 있을 것이다.

잠 줄여야 성공한다?

성공·장수하고 싶으면 잠 제대로 자라

만성적으로 잠이 부족하면 신체적으로는 어떤 영향을 받을까? 누구든지 잠을 잘 못 자면 피곤하고 졸리고 집중이 안되고 짜증이 많이 나며 머리가 멍한 느낌이 든다. 그러나 계속적으로 조금씩 잠을 적게 자면 별로 그런 이상을 느끼지 못한다. 그런데 이것이 수개월 혹은 수 년 이상 누적되면 건강에 문제가 생기지 않을까?

경쟁사회가 잠을 못자게 만들어

역사적으로 에디슨과 나폴레옹은 잠 안 자기로 유명한 인물들이다. 나폴레옹은 부하 군인들에게 "남자는 3시간, 여자는5시간, 그리고 바보는 6시간을 잔다" 고 말했다고 한다. 자신도 보통 3~4시간 밖에 잠을 자지 않고 짬짬이 자면서 생활했다고 한다.

또한 하루 수면시간이 3시간에 불과했다는 발명왕 에디슨은 "수면이란 원시시대부터 시작된 나쁜 습관이며, 시간을 좀먹는 벌레다" 라고 하며 잠 자체를 아예 터부시했다고 한다. 우리나라에서도 '4당 5락(4시간자야 합격하고, 5시간 자면 떨어진다는 의미)' 이 진리처럼 회자되는 고3 시기에 많은 학생들이 잠을 줄이고 공부를 한다. 1980~1990년대 만성 수면부족에 대한 실험들이 많이 이루어졌는데 하루에 4시간에서 7시간 정도 잠을 자면 다음날 졸리기는 하나 인지 수행능력에 별 영향을 주지 않는다는 연구 결과가 나왔다. 그래서 누구든지 하루 4~5시간으로 수면 시간을 줄여 생활할 수 있다는 사회적인 통념이 생겨나게 되었다. 성공하는 사람들의 습관을 분석하는 내용에는 항상 '수면시간을 쪼개 자기 계발에 썼다' 는 문장이 들어가지 않는 경우가 드물었다.

그러나 최근에는 이런 사실을 반박하는 연구결과들이 나오고 있다. 초기의 만성 수면부족을 실험했던 연구들은 대상이 적었고 대조군도 부적절했으며 수행능력의 평가나 인지기능 평가방식도 수면부족의 누적효과에 대한 정량적 분석이 부족했다고 하는 비판이 따르게 되었다. 그래서 좀 더 정밀하고 규모가 큰 연구가 진행됐는데 그 결과는 이전과는 달랐다. 또한 수면 시간과 수명에 대한 연구, 순환기계 질환의 발생률에 대한 연구, 비만에 대한 연구들이 나오면서 만성 수면부족은 직업이나 학습능력뿐만 아니라 건강에도 해롭다는 결론에 이르게 되었다. 현대인들에게 수면부족은 전 세계적인 현상인 듯하다. 도시에서 밤 늦게까지 잠을 자지 않고 지내는 이른바 '올빼미족' 을 위한 식당, 극장, 술집, 대형 마트 등 다양한 편의시설들이 성업 중이다. 또 밤을 환하게 밝히는 전등, 네온사인, 간판의 불빛들은 멋있는 야경을 제공하기는 하나 밤에 잠을 자는 것을 방해하는 요소로 작용한다.

급격한 사회변화와 그에 따른 엄청난 경쟁사회는 이 시대를 사는 사람들에게 편안히 안정하고 휴식하기 보다는 정신을 차리고 있지 않으면 퇴출된다는 압력으로 채찍질하고 자극해 각성상태를 오래 유지하게 한다. 그리고 현대사회의 풍요로움은 자극적인 향료와 카페인을 포함하는 다양한 각성물질이 포함된 다양한 기호식품을 양산하고 있다.

2002년 미국 수면학회 조사에 따르면 조사 대상의 20% 이상이 평균 수면시간이 6시간 이내라고 한다. 미국인보다 훨씬 더 부지런한 우리나라의 경우는 그보다 더욱 심하다고 할 수 있다.

수면부족은 스트레스 호르몬 증가시켜

만성적으로 잠이 부족하면 신체적으로는 어떤 영향

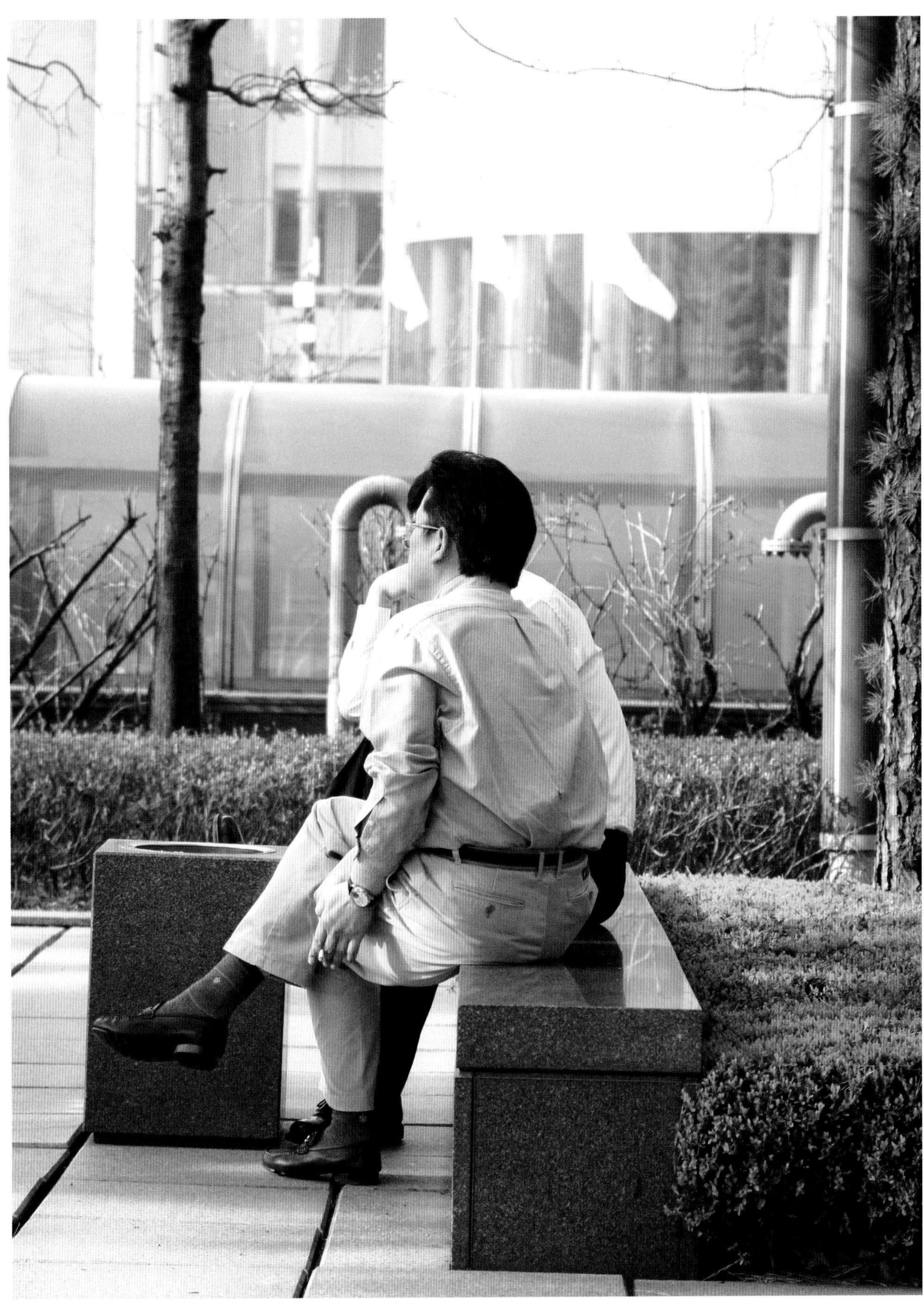

을 받을까? 누구든지 잠을 잘 못 자면 피곤하고 졸리고 집중이 안되고 짜증이 많이 나며 머리가 멍한 느낌이 든다. 그러나 계속적으로 조금씩 잠을 적게 자면 별로 그런 이상을 느끼지 못한다. 그런데 이것이 수개월 혹은 수 년 이상 누적되면 건강에 문제가 생기지 않을까?

현대의 신종 병으로 '만성피로증후군' 이라는 것이 있다. 원인도 불분명하고 치료도 잘 안되고 주 증상은 피곤하고 기운이 없고 주의 집중력이 떨어지고 체력이 감소하고 감기, 복통 설사, 근육통 등의 자잘한 증상을 호소하는 질병이다. 이 질환을 가진 환자의 대부분은 수면장애나 수면부족을 호소하는 경우가 많다.

만성수면부족이 신체의 생리기관에 미치는 영향을 조사한 연구들이 있다. 수면부족은 스트레스 호르몬을 증가시키고 교감신경계를 항진시킨다. 또 갑상선 자극호르몬을 감소시키고 포도당 대사능력을 떨어뜨린다고 한다. 또한 공복감과 포만감을 조절하는 '렙틴' 이라는 신경물질의 분비를 변화시켜 체중증가를 불러와 비만에 이르게 한다. 면역계에 미치는 영향은 외부 병균에 저항하는 세포들의 기능을 감소시켜 질병에 취약한 상태에 빠지게한다.

수면시간과 수명(壽命)에 대한 연구가 2002년에 발표됐다. 이 연구는 110만 명의 남녀를 대상으로 6시간 이하로 자는 사람들, 7시간 자는 사람들, 8시간 이상 자는 사람들로 나누어서 20년 후 생존율을 비교한 것이다. 연구결과를 보면 7시간 자는 군의 생존율이 제일 높았고, 8.5시간 이상 자는 사람들과 3.5~4.5시간 이하로 자는 사람들의 경우는 7시간 자는 사람들에 비해서 위험율이 15%나 높았다. 잠을 너무 많이 자도, 너무 적게 자도 장수에는 문제가 생긴다는 것이다.

빨리 죽느냐 오래 사느냐는 사실 별로 실감이 잘 나지 않는 문제일 수 있다. 하지만 질병은 삶의 질을 현저히 감소시키고 본인과 가족들을 괴롭힌다. "만성 수면부족이 병을 일으키느냐?" 는 질문은 "예" 또는 "아

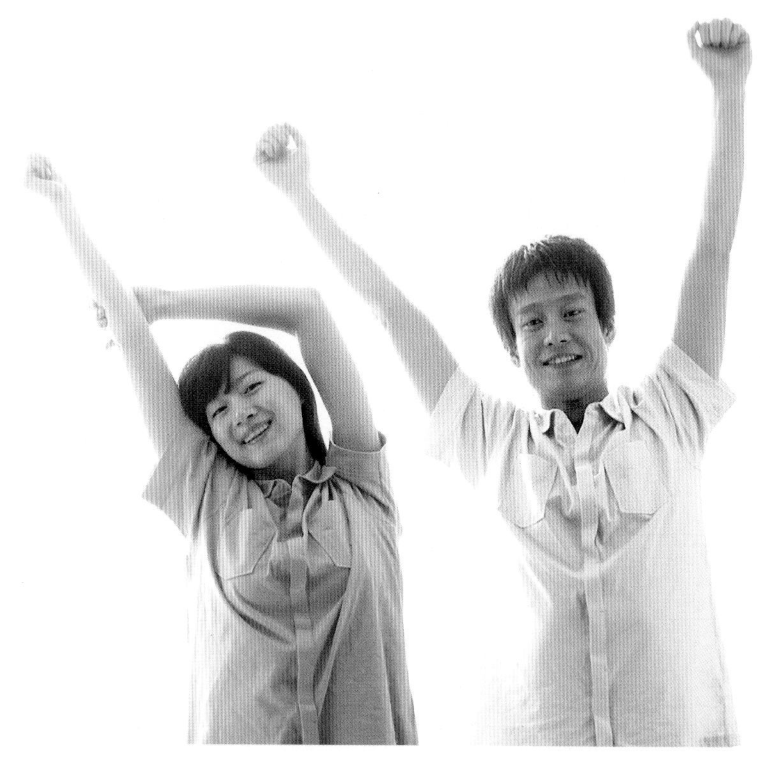

니오"라고 단정해서 이야기하기 어렵다.
생리기관에 미치는 영향에서 살펴본 대로 스트레스 호르몬의 증가와 교감신경계의 항진은 고혈압을 초래할 수 있고 체중증가와 비만, 그리고 당뇨병을 일으킬 수 있으며 이 두 가지와 잘 동반되는 동맥경화증, 심근경색증, 뇌졸중 등의 심각한 질환과의 관련성도 추정해 볼 수 있다. 실제로 그러한가에 대한 연구를 살펴보면 그럴 가능성이 있다는 데에 무게중심이 드리워진다.
2006년에 고혈압지에 보고된 논문에 따르면 4810명을 대상으로 8~10년의 추적관찰을 통해 하루에 6시간 이내로 잠을 자는 사람이 고혈압 발생이 2배 더 많다는 결론이 나왔다. 비만과 관련된 연구는 특히 소아에서 수면시간의 감소 또는 과다와 관련이 높다는 연구결과가 많다.
2006년 '당뇨병관리' 라는 국제학술지에 보고된 논문에 따르면 10년간 45~65세 남성 2663명을 대상으로 한 연구결과 하루 5시간 이내의 수면을 취하는 경우 약 3배의 상대적 위험율을 보인다고 보고하였다.
심혈관 질환과의 관련 연구 중 가장 잘 알려진 것은 7만1617명의 미국 간호사를 대상으로 한 10년 추적 관찰연구이다. 심장질환에 대한 위험률을 하루 수면 시간 5, 6, 7, 8시간과 9시간 이상에 따라 구분하였는데 심혈관 질환 위험성이 8시간 수면에 비해 5시간 이하수면 군에서는 1.82배, 9시간 이상 수면 군에서는 1.38배 증가하는 것으로 나타났다. 아직까지 만성 수면부족과 뇌졸중과의 관련성을 보여주는연구결과는 보고되지 않았다.

사람마다 필요한 수면의 양이 다르다

여기까지 살펴보면 잠을 적게 자면 건강에 좋지 않다는 것을 알 수 있다. 수많은 성공한 사람들이 시간의 중요성에 대해서 말을 한다. "시간을 아껴서 사용해야 한다." "잠자는 시간을 아껴서 노력해야만 성공한다."
전적으로 맞는 말처럼 느껴진다. 그러나 여기서 잠깐 우리의 학창시절을 회상해 보자. 중간고사나 기말고사 시험을 준비하기 위해 밤새워서 잠을 쫓아가며 공부한 경험은 누구나 가지고 있다. 꾸벅꾸벅 졸면서 공부를 하지만 실제 공부한 양을 보면 정말 얼마 안 되는 경우가 많다. 문제는효율성이다. 졸린 상태에서 하는 공부는 진도도 느리고 나중에 거의 기억에 남지 않는다. 실제 수면부족 상태에서 공부한 학생들과 잠을 잘 잔 상태에서 공부한 학생들을 나중에 테스트 해보면, 잠을 잘 잔 학생들이 점수가 현저히 높다는 연구결과가 있다. 또한 두 집단의 학생들을 같은 시간 동안 공부하게 한 다음, 한 쪽은 잠을 잘 자게 하고 다른 쪽은 잠을 잘 재우지 않으면 나중에 시험성적이 현저히 차이가 난다는연구결과도 있다. 수면이 기억을 단단하게 하여 오랫동안 저장하는 데 중요한 역할을 한다는 것이다. 이는 공부하고 나서 잠을 잘 자야 머리 속에오래 남는다는 이야기이다. 이는 꼭 학습능력에만 해당되는 것은 아니다.
수면부족과 관련해 낮에 졸리는 부작용으로 인해 매일 교통사고, 철도사고, 항만사고 등이 일어난다. 회사에서도 수면부족과 관련하여 일의 집중도 저하, 의욕감퇴, 낮잠 등 직장에서의 어려움을 보고하는 많은 조사자료들이 자주 언론이나 인터넷에 떠돌아 다닌다. 단순히 잠을 적게 자야만 성공하는 것은 절대 아니다. 아인슈타인은 하루에 10시간 가까이 잠을 잤다고 한다. 잠을 적게 자도 일상생활에 별 문제가 없는 사람이 있는 반면에 잠을 충분히 자야만 일상생활을 잘 영위할 수 있는 사람이 있다.
수면시간은 절대 성공의 잣대로 사용되어서는 안 된다. 적게 자고도 잘 지내는 아주 일부의 사람들 때문에 충분한 수면이 필요한 대부분의 사람들이 피해를 받고 있다. 나폴레옹도 잠이 부족해서 말 위에서 꾸벅꾸벅 졸 때가 많았다고 하지 않는가?

수면다원검사 하면 뭘 알 수 있나

뇌파, 호흡운동 등 측정해 수면질환 진단

수면다원검사(PSG : polysomnography)는 수면 장애의 정확한 진단과 그 장애의 정도를 평가하는 데에 객관적인 자료를 제공하는 검사다.

수면다원검사라는 명칭에서 나타나는 '다원(多元:poly)' 이란 말은 신체의 여러 가지 생리적인 신호를 동시에 기록한다는 뜻을 담고 있는 것으로 수면 중 뇌파, 안구 운동, 아래 턱 근전도, 다리 근전도, 심전도, 코골이, 호흡운동, 동맥혈 산소포화 농도 등을 측정한다. 이는 무호흡증이나 주간 졸림증, 불면증, 주기적 사지 운동증, 수면 중 이상 행동 등을 나타내는 환자들의 정확한 진단과 치료, 판정에 중요한 역할을 한다.

수면다원검사는 수면에 장애를 미칠 수 있는 환경의 자극을 제거하기 위해서 소음이 완전히 차단되고, 온도가 적절하며 어두운 곳에서 안락한 침대가 준비된 상태에서 한다. 이 검사는 저녁부터 다음날 아침까지 이뤄진다.
수면다원검사를 하기 전날은 평소와 비슷하거나 다소 적게 자게 하며 검사 당일에는 낮잠을 금한다.

수면다원검사는 수면에 장애를 미칠 수 있는 환경의 자극을 제거하기 위해서 소음이 완전히 차단되고, 온도가 적절하며 어두운 곳이며 안락한 침대가 준비된 상태에서 한다. 이 검사는 저녁부터 다음날 아침까지 이뤄진다.

수면다원검사를 하기 전에는 규칙적인 수면 각성 리듬을 유지하도록 하고, 검사 전날은 평소와 비슷하거나 다소 적게 자게 하며 검사 당일에는 낮잠을 금한다. 또 검사 며칠 전부터 수면제 같은 약물의 사용을 중지하도록 하며 당일에는 격렬한 운동이나 술, 커피, 담배 등을 삼가도록 한다.

그 외에 기면병, 불면증, 여행시차 증후군과 같은 일주기 리듬 수면장애 또는 기타 주간 과다 졸림증 등의 진단과 치료를 위해서는 전날 밤에 수면다원검사를 시행한 후 2시간 간격으로 5번에 걸쳐서 낮잠에 빠져들어가는 속도를 검사하여 졸린 정도를 객관적으로 평가할 수 있는 반복적 수면잠복기검사(MSLT: multiple sleep latency test)를 시행해 볼 수도 있다. 그밖에 식도 내 압력, 음경 발기상태 등 검사 목적에 따라 필요한 항목들을 추가하여 각각에 대한 정확한 진단을 내릴 수도 있으며, 정상인의 경우에도 자신의 수면의 양과 질을 평가하여 건강의 척도를 알 수도 있다.

그렇다면, 이러한 수면다원검사와 반복적 수면잠복기검사를 받아야 하는 질환은 어떤 게 있는 지 알아본다. 우선 '폐쇄성 수면 무호흡증후군' 을 들 수 있다. 이는 30세 이상 남성의 4%, 여성의 2%에서 관찰되는 매우 흔한 질환. 이는 천식이나 당뇨병의 유병율과 비슷한 수준이다.

수면 무호흡증후군의 대표적인 증상은 지나친 주간 졸림증이며, 이 외에도 수면 중 숨이 막히는 느낌이나 헐떡거림, 수면 중 반복적으로 깨는 현상, 자고 나도 피로가 지속되는 현상이나 주간 피로, 주간 집중력 저하 등을 나타낸다. 이럴 때는 수면 클리닉을 방문해 수면다원검사를 받아봐야 한다.

주간 과다 졸림증, 갑자기 졸음이 오는 수면 발작, 강한 감정 변화에 의해서 일시적으로 근육의 긴장도가 소실되는 탄력 발작, 잠이 들 때 나타나는 입면 환각, 그리고 일반적으로 '가위눌림' 이라고 표현되는 수면 마비와 같은 증상이 동반되면 '기면병' 을 고려해야 한다. 이 경우에도 정확한 진단과 치료를 위해서는 수면다원검사를 반드시 받아야 하며, 필요하면 반복적 수면 잠복기 검사도 받아야 한다. 또 수면다원검사는 여러 가지 사건 수면의 진단과 치료에도 무척 중요하다.

사건수면이라는 것은 잠들 때나 잠자는 도중, 그리고 잠에서 깰 때, 또는 수면과 각성의 이행기에 발생하는 비정상적인 생리 또는 행동 장애를 보이는 수면 장애들을 말한다. 수면 전반기의 깊은 수면 상태에서 침대에서 일어나서 돌아다니는 '몽유병', 소아에서 흔히 발생하며 수면 도중 갑자기 각성이 되어 소리를 지르며 공포에 떨며 식은 땀을 흘리거나 호흡과 맥박이 빨라지기도 하는 '야경증', 50세 이후의 남성에서 흔히 나타나는 질환으로 잠을 자면서 꿈을 행동으로 옮기게 되면서 과격하거나 공격적인 움직임을 보이는 '렘수면 행동장애' 와 같은 것이 있다. 이 외에도 잠에서 깬 후에 혼돈된 정신 상태를 보이거나 야간에 장딴지 근육의 경련(다리에 쥐가 나는 경우), 심한 잠꼬대, 가위눌림 등의 사건수면의 진단에도 수면다원검사가 큰 도움이 된다.

그리고 '하지불안증후군' 과 '주기성 사지 운동증' 의 경우에도 수면다원검사를 시행해야 한다. 하지불안증후군이라는 것은 저녁이나 밤에 다리(주로 정강이 부위)에 '벌레가 기어 다니는 것 같다' 거나 '바늘로 찌른다', '살 안이 간지럽다', 또는 '아프다' 등의 불편하고 불쾌한 감각이 동반되어 다리를 움직이고 싶은 충동이 들어 잠들기가 어려운 질환. 중년 여성에서 많이 나타나며, 정상인의 5~10%에서 나타날 수 있는 흔한 운동장애이다.

주기성 사지 운동증은 수면 초기 약 20~40초마다 다리의 움직임(주로 엄지발가락과 발목을 위로 들어 올리는 동작)이 반복적으로 나타나 잠자는 도중에 빈번하게 깨어 숙면을 취하지 못하는 질환이다.

그밖에 불면증의 진단에도 수면다원검사가 이용된다. 불면증은 전체 인구 중 33%가 경험한다. 불면증으로 인해 매일의 일상생활에서 괴로움을 느끼는 빈도가 전체 인구의 9%에 달할 정도로 불면증은 가장 흔한 수면 장애의 한 종류이다.

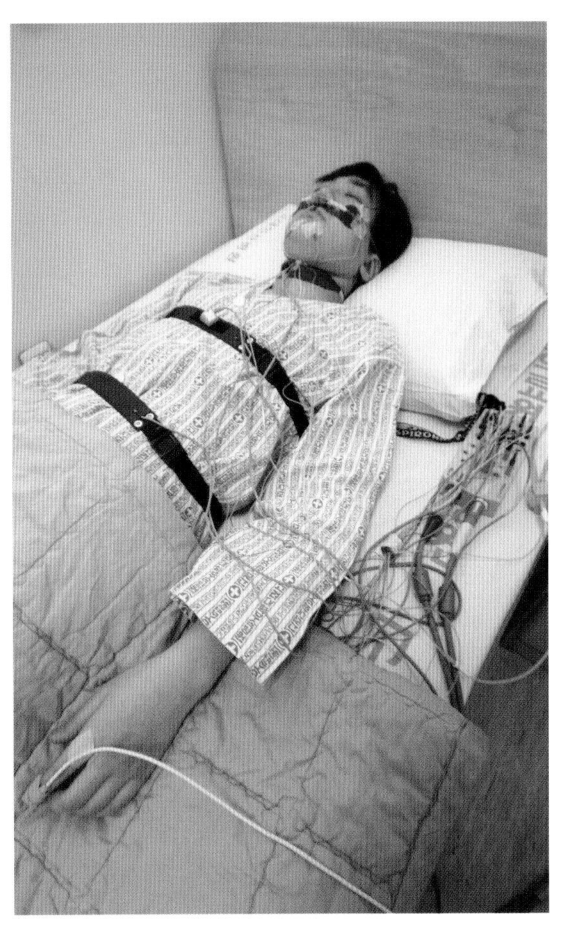

불면증은 주로 의사의 면담을 통해 우울증의 유무 등 정신과적 평가 또는 동반 질환 유무 조사와 수면 일지 또는 수면 설문지를 통해 진단된다. 하지만, 6개월 이상 불면증을 추적 치료하여도 효과를 보지 못하면 수면다원검사를 통하여 불면증을 일으키는 알 수 없었던 수면장애를 밝히는 것이 좋다.

이러한 다양한 수면장애의 진단 외에도 수면다원검사는 수면 중 심전도나 호흡운동의 평가를 통하여 부정맥, 고혈압 등의 심장질환이나 폐질환의 진단에도 도움을 주며, 수면 중 뇌파 검사를 통해 야간 간질의 진단에도 유용하다.

건강 수면 위한 음식과 습관

카페인, 담배, 과도한 알코올은 건강 수면 방해

"잠을 돕는 음식이 있을까?" 단적으로 말하면 있을 수 있다.

예를 들어 상추쌈을 먹으면 졸리다고 하는데, 실제로 상추의 액즙에는 어떤 물질이 들어 있어 진정 수면 작용을 가지고 있다고 한다. 그 밖에도 여러 가지 식품이나 음식들이 수면을 유발하거나 도움을 주기도 하고 어떤 물질이나 식품은 수면을 방해하기도 한다.

수면을 유발하는 식품들은 대개 세로토닌이나 멜라토닌과 관련이 있다. 바나나는 멜라토닌과도 관련이 있으며, 귀리, 쌀, 생강, 토마토 등도 멜라토닌 함량이 높다. 콩이나 견과류, 우유, 두부 등은 멜라토닌 분비를 촉진한다고 알려져 있다. 허브 중에도 진정 효과가 있어 수면에 도움을 주는 것으로 알려진 것들이 있다.

건강한 수면을 위한 음식들

수면을 유발하는 식품들은 대개 세로토닌이나 멜라토닌과 관련이 있다. 트립토판은 세로토닌의 전구 물질인데, 이 물질이 들어 있는 음식들도 수면을 유발할 수 있다고 한다.

세로토닌은 우울증과 관련하여 잘 알려져 있다. 세로토닌이 적어지면 우울증이 생기는 것으로 알려져 있으며, 우울증 치료에는 세로토닌을 증가시키는 약물들이 쓰인다. 세로토닌이 적으면 충동성이 높아지고 자살도 많아지며 불안해진다고 한다. 세로토닌이 적당해지면 불안이 없어지고 안정을 회복한다. 바나나, 따뜻한 우유, 감자, 아몬드 등을 먹으면 좋은 것으로 알려져 있다.

멜라토닌은 송과선이라는 뇌의 특정 부위에서 분비되는 물질로서 수면과 생체의 리듬을 안정시키는 작용을 한다. 어두워져서 빛이 없으면 멜라토닌이 혈중으로 분비돼 잠을 자고 낮에 빛이 있을 때는 혈중양이 줄어 들어 각성을 유지한다. 낮에도 커튼을 치고 어둡게 해 놓으면 하루 종일 몽롱하고 자다 깨다 하는 것이 이런 이유에서라고 한다. 바나나는 멜라토닌과도 관련이 있으며, 귀리, 쌀, 생강, 토마토 등도 멜라토닌 함량이 높다. 콩이나 견과류, 우유, 두부 등은 멜라토닌 분비를 촉진한다고 알려져 있다.

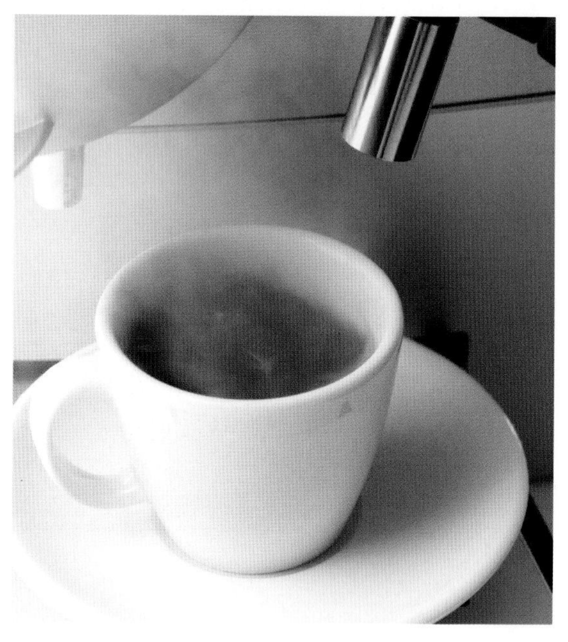

허브 중에도 진정 효과가 있어 수면에 도움을 준다고 알려져 있는 것들이 있다.

캐모마일은 차로 마실 수 있고 목욕 재료로도 활용된다. 역시 진정 효과와 항우울 효과가 있다고 알려진 라벤다도 목욕 재료나 수면 부재료로 사용된다. 호두와 대추, 치즈, 꿀 등도 수면을 돕는 것들로 흔히 언급된다. 대개 진정작용이나 피로를 감소시켜주는 작용을 하는 것으로 알려져 있다.

건강한 수면을 해치는 음식들

건강한 수면을 해치는 대표적인 물질은 카페인이다. 물론 사람마다 그 반응이 달라서 큰 사발에 커피를 진하게 타서 벌컥벌컥 마셔도 아무 이상 없이 수면을 잘 취하는 사람이 있는가 하면, 아침 식사 후에 연하게 탄 커피를 한 잔 마시기만 했는데도 그날 밤에 영락없이 잠을 못 이뤘다고 호소하는 사람도 있다.

따라서 카페인에 예민한 사람은 건강한 수면을 위해 카페인이 든 음료나 식품을 피하는 것이 최선이다. 카페인은 커피뿐 아니라 홍차, 녹차, 콜라는 물론 심지어는 흰색 콜라, 사이다 등의 음료에도 들어 있다. 또 약국이나 편의점에서 파는 피로회복제 계통의 음료에도 대개 카페인이 든 경우가 많으므로 주의해야 한다.

알코올은 진정 수면효과를 갖고 있다. 한 두 잔의 알코올 음료는 불안을 가라앉혀 주고 편안하게 하며, 수면을 도와 준다. 그러나 그 보다 양이 많아지거나 자주 마시면 수면을 방해하는 주 원인으로 작용한다. 우리의 뇌는 나름대로 일정한 규칙을 가지고 물질의 변화를 통해 수면과 각성을 조절하는데, 외부에서 주어진 물질인 술은 뇌에 작용해 기존 물질의 평형 상태를 깨뜨릴 수 있다.

알코올의 양이 적다면 그것으로 작용이 끝나지만 양이 많으면 물질의 평형을 깨뜨린다. 흐트러진 균형이 제자리를 찾으려면 어느 정도의 시간이 필요하다. 또 계속해서 알코올이 외부에서 투입돼 뇌에 지속적으로 영향을 주면 뇌는 알코올이라는 환경에 적응하지 않을 수 없으므로 알코올을 염두에 둔 평형을 새롭게 만든다. 따라서 알코올을 장기 복용하면 알코올에 의한 수면의 변화가 일어나며 이런 사람에게서 알코올의 양을 줄이거나 끊으면 달라진 환경 변화에 따라 수면의 변화가 나타난다. 한 두 잔을 넘는 알코올은 주의해야 하며, 장기간 지속적인 알코올 섭취도 경계해야 한다.

담배 연기에 함유된 니코틴도 수면을 방해하는 물질이다. 니코틴은 흔히 흥분을 가라앉히는 용도로 사용돼 안정을 주고 긴장을 완화하는 것으로 알려져 있지만 실제로는 도파민의 활성을 증가시켜서 각성을

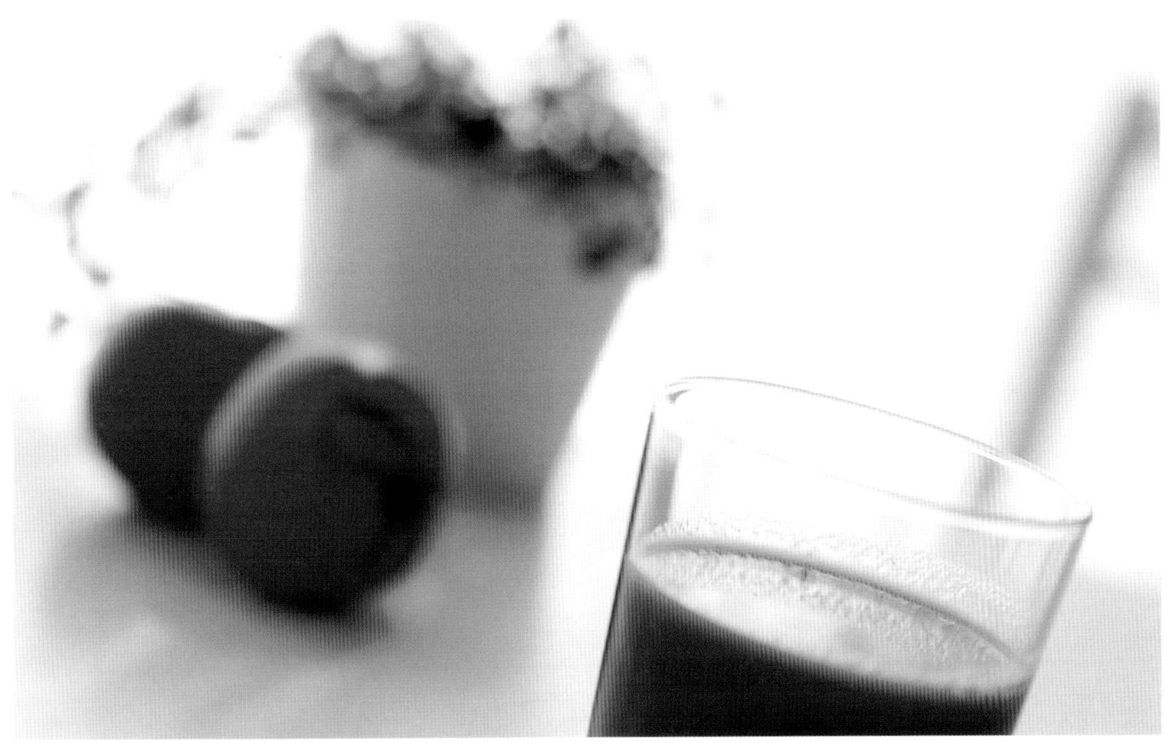

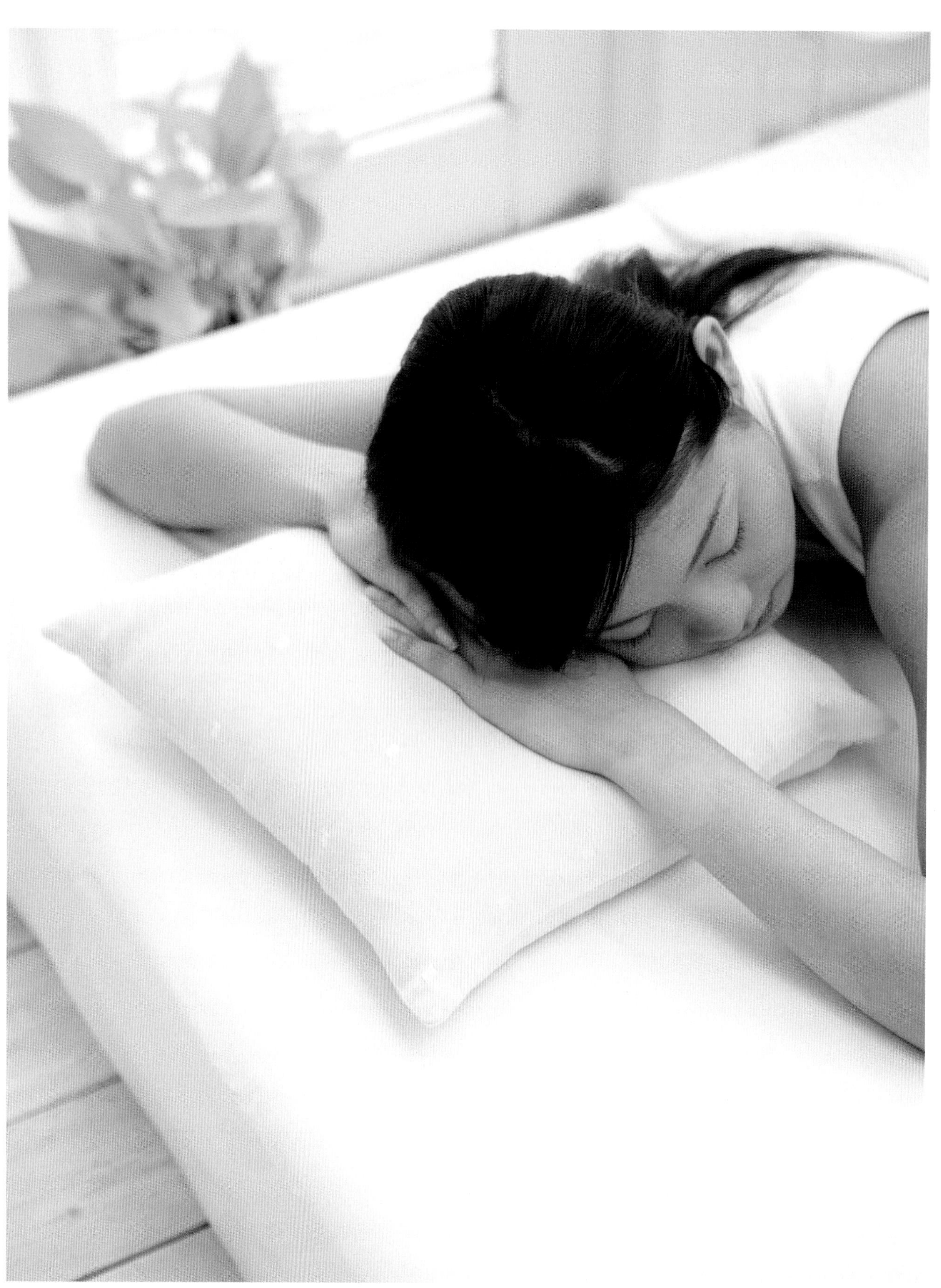

유발, 정신을 맑게 해주는 효과를 가지고 있다. 따라서 니코틴의 영향을 받지 않는 사람은 상관이 없지만 잠을 잘 못 자는 사람이라면 금연을 시도해볼 필요가 있다.

건강한 수면을 위한 세가지 원칙

수면은 간단해 보이지만 실제로 복합적인 현상이다. 우리의 두뇌와 하루의 리듬, 밤과 낮이라는 자연적이고 우주적인 현상, 그리고 우리의 심리적 현실까지 모두가 수면과 관련돼 있다. 따라서 건강한 수면을 위해서는 이들 모두가 합력하여 잘 도와 주어야 한다. 어느 하나라도 정상적인 범주를 벗어나면 수면은 자기 궤도를 벗어나고 쉽게 불면증에 빠져들게 된다.

가장 중요한 것은 하루의 리듬을 잘 유지하는 것이다. 밤과 낮이라는 사이클이 있듯이 우리에게는 수면과 각성이라는 사이클이 있어 하루의 리듬을 우리는 살고 있다. 세끼 밥을 먹는 것, 출근과 퇴근 등 대부분의 일과가 일정한 리듬을 타고 움직이고 있다. 몇 시에 저녁을 먹고, 몇 시에 목욕을 하고 몇 시에 자고 몇 시에 일어날 것인가도 대부분 일정하게 이뤄진다. 이것이 잘 유지되면 대체로 잠도 잘 잔다.

그러나 이 리듬이 깨지면 얼마 안가 수면 사이클에도 이상이 발생하고 급기야 불면증이 발생한다. 따라서 현재 불면증을 앓고 있는 사람이라면 하루의 리듬이 잘 지켜지고 있는지를 점검해 보아야 한다.

두번째는 잠을 준비하는 동안 두뇌의 활동을 줄여 나가는 것이다. 잠을 잔다는 것은 몸의 상태만이 아니다. 먼저 뇌의 상태이다. 뇌가 자야 몸이 잔다. 그런데 뇌가 잠을 자기 위해서는 뇌의 활동이 적어져야 한다. 뇌의 활동이 많은 상태에서는 뇌가 쉴 수도 잘 수도 없다.

흥미로운 TV프로그램을 시청하고 있거나 재미있는 추리소설을 읽고 있다면 뇌는 한창 활동을 하고 있는 중이다. 심각한 부부갈등이 있어도 뇌는 활동한다. 심신이 피로해도 뇌가 편안할 리가 없다. 뇌가 편안히 쉬고 있는 것이 아니라 뇌에 피로 물질이 쌓여 있다는 것이다. 두뇌의 활동을 줄여 나가기 위해서는 몸과 마음을 준비해야 한다.

마음과 몸이 바쁘거나 피곤해서는 두뇌의 활동이 줄어들지 않는다. 따라서 마음을 편히 갖고, 몸도 안정되게 하고, 자극을 적게 하거나 이완시키고, 자극이 있더라도 단조롭고 편안한 자극이라면 두뇌 활동이 줄어들게 하는데 도움이 될 것이다.

마지막으로 수면과 관련된 좋은 습관을 갖도록 한다. 수면은 일종의 습관이다. 또 수면을 돕는 여러 가지 행위들이 수면을 위한 자극이 될 수 있는 반면, 어떤 자극들은 수면을 방해하는 작용을 한다.

예를 들면 자신에게 잘 맞는 좋은 수면 환경들은 좋은 습관을 갖게 하는 데 도움이 된다. 이불이나 요, 베개, 잠옷 등 자신의 수면에 알맞은 침구는 좋은 수면을 제공하는 자극들이다. 또 조명이나 소리, 온도 등도 자신에게 알맞은 것들이 있을 수 있다. 때로는 잠을 청하기 전에 일정한 행동들이 수면에 도움이 되는 자극이 될 수 있다. 이닦기, 가벼운 몸동작, 미지근한 물로 짧게 하는 샤워 등이다. 심지어는 샤워 때 사용하는 물비누의 향까지도 수면에 도움이 될 수 있다. 이런 것들을 모아서 일련의 행동 패턴을 만들 수도 있다.

수면, 잠을 잔다는 것은 자연스러운 것이다. 그러나 잠의 자연스러움을 유지한다는 것은 쉬운 일이 아니다. 그만큼 건강한 잠에 영향을 주는 외부적, 내부적 자극들이 너무도 많기 때문이다. 자연스러운 잠을 회복하기 위해서 우리가 하는 노력 조차도 때로 수면을 방해하는 자극들이 될 수도 있음을 잊지 말아야 할 것이다.

역사 속의 수면 질환

수면질환을 앓았던 유명인사들

제27대 미국 대통령이었던 윌리엄 하워드 태프트(1857~1930)는 중증 비만(체질량 지수 42)과 함께 심한 주간 졸림증, 코골이 고혈압과 중증의 폐쇄성 수면 무호흡 증후군을 앓았던 것으로 보인다. 심한 비만과 함께 짧고 굵은 목이어서 전형적으로 폐쇄성 수면 무호흡증후군의 위험이 높은 체형이었다.

중증 비만과 수면 무호흡증을 앓았던 태프트 대통령

서기 79년 폼페이시 전체를 2~3m의 두터운 화산재로 묻었던 베수비오(Vesvius) 화산 폭발에 대한 기록을 남긴 소 플리니우스(Gasius Plinius Cascilius : 62~112 AD)는 삼촌인 플리니우스(Gaius Plinius Secundus 23~79 AD)에 대해서도 기술하고 있다.

이 기록에 따르면 나폴리만의 해군제독이었으며, 티투스 황제에게 37권으로 이루어진 박물지(Historia naturalis)를 바친 것으로 유명한 플리니우스는 쉴 때마다 잠을 잤으며, 그 방 앞을 지나는 사람들은 떨어울리는 코골이 소리를 들었다고 한다. 플리니우스는 매우 비만하였다고 전해진다. 현대의학으로 설명하면 삼촌 플리니우스는 비만과 코골이, 그리고 졸림증이 있었던 것으로 판단된다.

미국의 제32대 대통령 프랭클린 루스벨트(1882~1945)는 48세 때에 관상동맥 질환과 심부전, 고혈압을 앓고 있었다. 흡연자였던 루스벨트 대통령은 소아마비도 앓은 적이 있는 장애인이기도 했다. 그는 아침에는 몹시 피곤해했고, 낮에는 졸림증이 아주 심하여 단순하게 대화하는 중에도 졸기도 했으며, 아주 우울해하는 경우도 많았다.

루스벨트 대통령은 고혈압과 관상동맥 질환 그리고 이에 동반된 중추성 수면 무호흡과 폐쇄성 수면 무호흡이 40세에 걸렸던 척수성 소아마비 후유증과 상승 작용을 일으켜 복합적인 임상 증상을 나타냈던 것으로 보인다.

제27대 미국 대통령이었던 윌리엄 하워드 태프트(1857~1930)는 중증 비만(체질량 지수 42)과 함께 심한 주간 졸림증, 코골이 고혈압과 중증의 폐쇄성 수면 무호흡 증후군을 앓았던 것으로 보인다. 심한 비만과 함께 짧고 굵은 목이어서 전형적으로 폐쇄성 수면 무호흡증후군의 위험이 높은 체형이었다.

기록으로 남아 있는 사진을 보면 대통령이 참가한 행사 중에 다른 사람들은 초롱초롱한 데 비해 태프트 대통령은 눈을 감고 선 채로 졸고 있는 모습이 눈에 띈다.

윌리엄 태프트 대통령이 많은 학자들이 중증 폐쇄성 수면 무호흡과 비만 저환기 증후군을 복합적으로 앓는 '픽윅 증후군(pickwickian syndrome)' 을 처음 명명한 사람으로 보고 있는, 미주와 유럽을 통틀어 당대의 가장 유명한 임상 내과의사였던 윌리엄 오슬러(William Osler:1849~1919)와 절친한 사이였던 것을 감안하면 아이러니가 아닐 수 없다.

프랭클린 루스벨트 대통령보다 앞서 대통령이었던 시어도어 루스벨트 대통령(1858~1919)도 코골이로 유명했다.

그 역시 비만이었다. 그가 수면 중 61세로 갑작스럽게 사망한 것은 아마도 이와 관련이 있을 것으로 판단된다. 폐혈관 색전증 등이 직접 사인이 됐을 가능성을 배제할 수 없지만, 비만,코골이와 연관된 폐쇄성 수면 무호흡도 그의 사망 원인이 됐을 수 있기 때문이다.

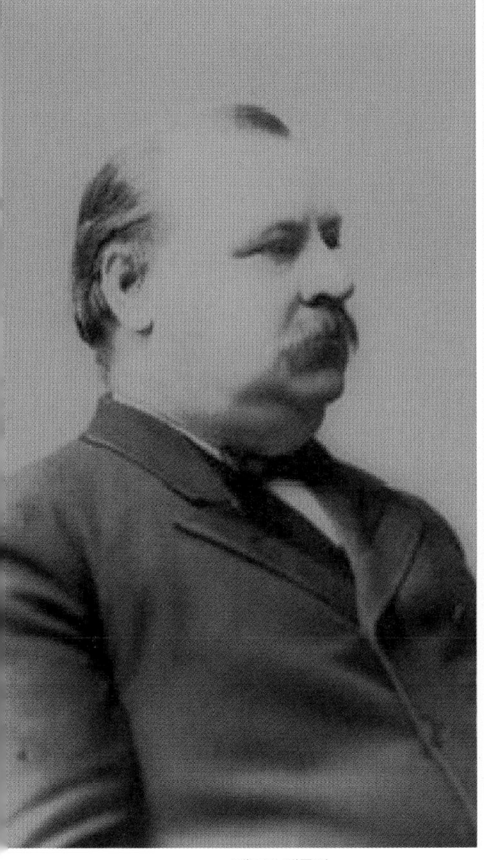
태프트 대통령

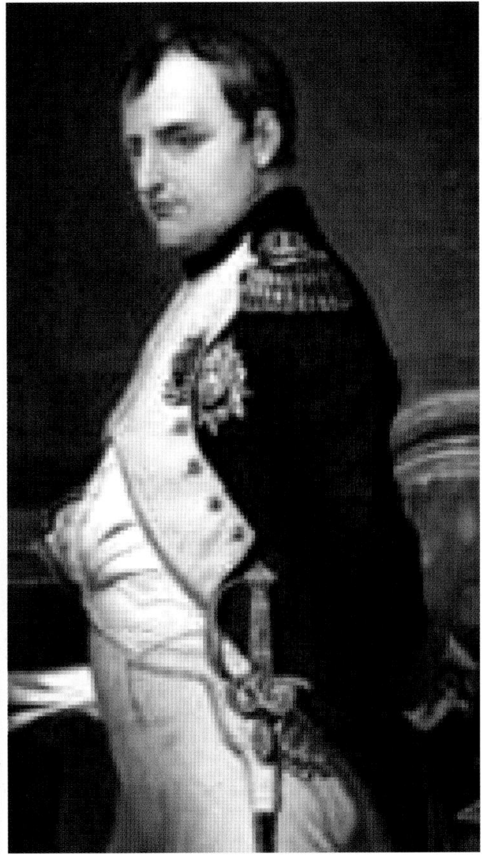
나폴레옹

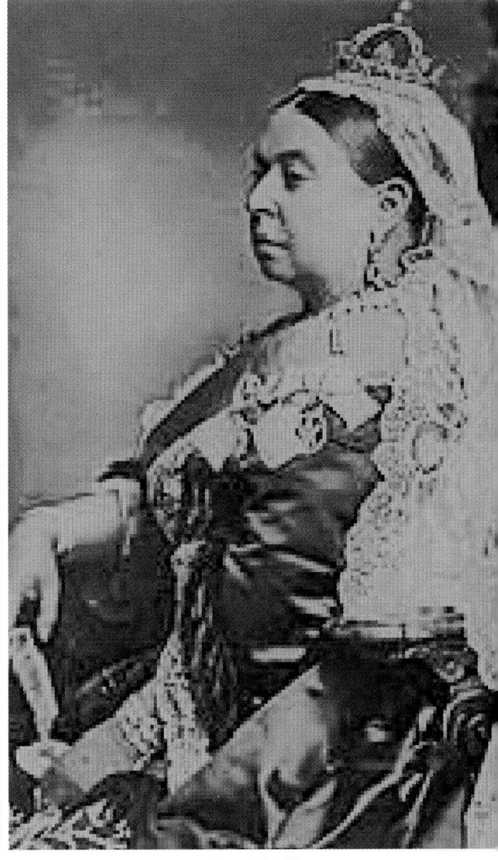
빅토리아 여왕

수면 무호흡증이 있었던 처칠

프랑스 파리의 앵발리드호텔에 남아 있는 보나파르트 나폴레옹의 초상화를 보면 젊었을 때인 1802년(33세)에 비해 1814년(45세)에는 목이 굵고 짧아 뚱뚱하고 피곤해 보인다.

실제로 나폴레옹은 코막힘 증상이 있었으며, 만년에는 잠을 많이 잤고 젊었을 때에 비해 명민하지 못했다고 한다.

젊을 때 나폴레옹은 밤에 짧게 잠을 잤고 수시로 밤에 깨어나서 일했다고 한다. 그리고 아무데서나 심지어는 말위에서도 짧은 토막잠을 잤다고 한다.

만년의 나폴레옹은 잠이 많아졌을뿐더러 판단력도 예전 같지 않았다. 특히 운명을 갈랐던 워털루 전쟁에서 깊은 잠이 든 나폴레옹을 부하가 깨우지 못하는 바람에 작전에 차질이 생겼고, 결국 패전으로 이어진 것을 보면 수면은 나폴레옹의 운명과 밀접하게 연관돼 있음을 알 수 있다.

19세기 대영 제국을 상징했던 빅토리아 여왕(1819~1901). 허리둘레가 116.8cm(46인치)나 됐을 정도로 심한 비만이었고, 낮에도 자주 잠에 빠졌다고 한다. 빅토리아 여왕은 불면증을 많이 호소했고, 건망증으로 고생한 점으로 볼 때 수면 무호흡과 이에 따르는 불면증, 피곤함 등이 같이 있었을 것으로 추측된다. 젊었을 때 측정한 키가 157.4cm(5피트 2인치)였고 짧은 목을 가졌던 것 등을 종합하면 여왕은 폐쇄성 수면 무호흡이 있었던 것같다.

2차 세계대전을 승리로 이끌었던 영국의 처칠경(Sir Winston Churchill)도 비만에 술을 좋아했고, 담배를 즐겼던 점 등으로 미뤄 심한 코골이와 함께 수면 무호흡이 있었던 것으로 보인다.

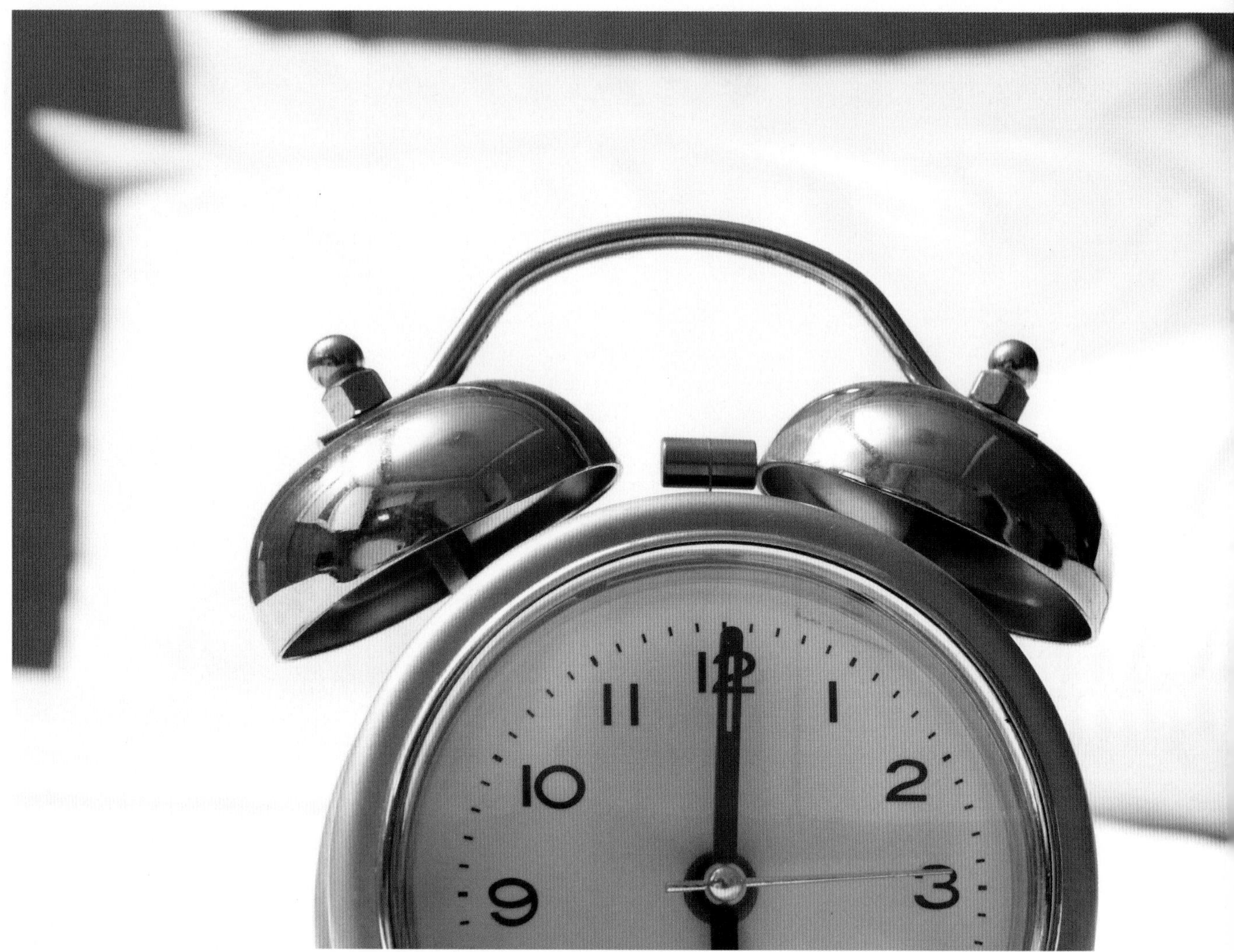

1 비만, 얼굴 골격의 문제, 근육탄력 저하, 호르몬 변화 등이 꼽혀

2 졸음운전, 교통사고 위험 13배 높인다

3 심한 코골이, 심장병·뇌졸중·고혈압 부른다

TIP. 코 자주 골면 만성기관지염 생긴다

4 코와 목 안에서 어디가 막혔는지 확인 필요

TIP. 10년 전 코골이 수술 환자, AS가 필요하다

5 한시간에 5회이상 호흡장애 있으면 수면 무호흡증

코골이·수면 무호흡의 원인과 진단

심하게 코를 골며 자는 것을 보고 곤히 잔다고 말하던 때가 있었다.
그러나 심한 코골이나 수면 무호흡증은 심장병, 뇌졸중 등 심각한 질환들을
일으킬 수 있다는 연구결과들이 잇따라 나오고 있다.

집필진 : **김원주** 영동세브란스병원 신경과 교수 **김정훈** 분당서울대병원 이비인후과 교수 **염호기** 서울백병원 호흡기내과 교수
윤인영 분당서울대병원 정신과 교수 **최수전** 상계백병원 호흡기내과 교수 **홍일희** 서울수면센터 원장

코골이의 주된 원인은?

비만, 얼굴 골격의 문제, 근육탄력 저하, 호르몬 변화 등이 꼽혀

코골이란 무엇인가?

코골이는 기도가 좁아져 있다는 것을 나타내는 증상일 뿐이다. 우리가 숨을 쉬는 것은 횡경막이 수축하면서 폐가 풍선처럼 팽창하게 되고, 이로 인해 공기가 빨려 들어가는 현상이다. 이때 코 입구부터 폐 사이의 기도에 좁은 부위가 있다면, 이 부위에서 빨라진 공기의 흐름 때문에 유동적인 부위가 떨리면서 소리가 나는 현상을 코골이라 한다. 결국 코골이는 하나의 증상이며, 기도 중 좁은 부위가 있다는 것이 코골이의 실체이다.

코가 심하게 막히면 입으로 호흡할 수밖에 없는데 이때 턱이 뒤로 처져 혀의 뒤쪽이 막혀 역시 호흡곤란이 일어난다. 실제로 정상인에서 코를 막고 잠을 자게 했을 때, 코골이가 증가하고 수면 무호흡이 발생됨이 연구를 통해 증명됐다. 코 뒤쪽 기도가 좁아지거나 막히는 원인으로 소아나 청소년기에는 아데노이드 비대가 가장 많다.

왜 잠잘 때만 코를 고는가?

기도가 좁아진 사람도 깨어 있을 때는 코골이가 없다. 잠을 자야 코를 골게 되는 데, 깨어 있을 때와 잠 잘 때의 큰 차이는 근육의 긴장도이다. 깨어나면서 몸의 모든 근육은 긴장하게 되고, 공기의 흐름이 빨라도 떨리는 현상이 일어나지 않지만, 잠이 들면 몸의 근육의 긴장이 풀리면서 쉽게 떨리는 현상이 일어나게 된다.

무호흡이란 무엇인가?

코골이나 수면 무호흡은 기도가 막히는 정도의 차이에 의해 구별된다. 무호흡은 좁아진 정도가 심해 기도가 막혀 10초 이상 숨이 끊어지는 것이다. 여기서 중요한 것은 두 현상 모두 기도가 좁아져 생기는 현상이며 정도의 차이는 있지만 호흡량의 감소와 저산소증이 유발된다는 것이다.

이로 인해 발생하는 수면의 단절과 저산소증, 좋지 못한 수면구조는 자율신경계의 교란을 일으켜 심혈관계 합병증 및 인지기능의 저하를 초래한다. 따라서 코골이, 수면 무호흡은 단순한 소리의 문제가 아닌 중요한 전신질환임을 인식해야 한다.

어디가, 왜 좁아지나?

1. 구조적(해부학적)으로 좁아진 경우

기도의 폐쇄는 주로 코, 목젖 뒤, 혀 뒷부분에서 일어난다. 보통 한 부위의 막힘만 있는 경우는 드물고 대부분 여러 부위의 폐쇄가 동시에 나타난다. 부위별로 코골이의 원인은 다음과 같다.

코는 호흡이 시작되는 첫 관문으로서 매우 중요하다. **코막힘**의 원인은 알레르기성 비염, 만성 비염, 비중격의 휘어짐, 비용종 등이 있다. 코가 막히면 공기가 통과할 때 저항이 크기 때문에 원활한 호흡을 위해서는 폐 쪽에서 정상보다 큰 음압이 걸려야 한다. 이렇게 되면 목젖이나 혀와 같은 유동적인 부위가 빨려 들어가면서 코골이나 무호흡이 발생한다. 또한 코가 심하게 막히면 입으로 호흡할 수밖에 없는데 이때 턱이 뒤로 처져 혀의 뒤쪽이 막혀 역시 호흡곤란이 일어난다. 실제로 정상인에서 코를 막고 잠을 자게 했을 때, 코골이가 증가하고 수면 무호흡이 발생됨이 연구를 통해 증명됐다.

코 뒤쪽 기도가 좁아지거나 막히는 원인으로 소아나

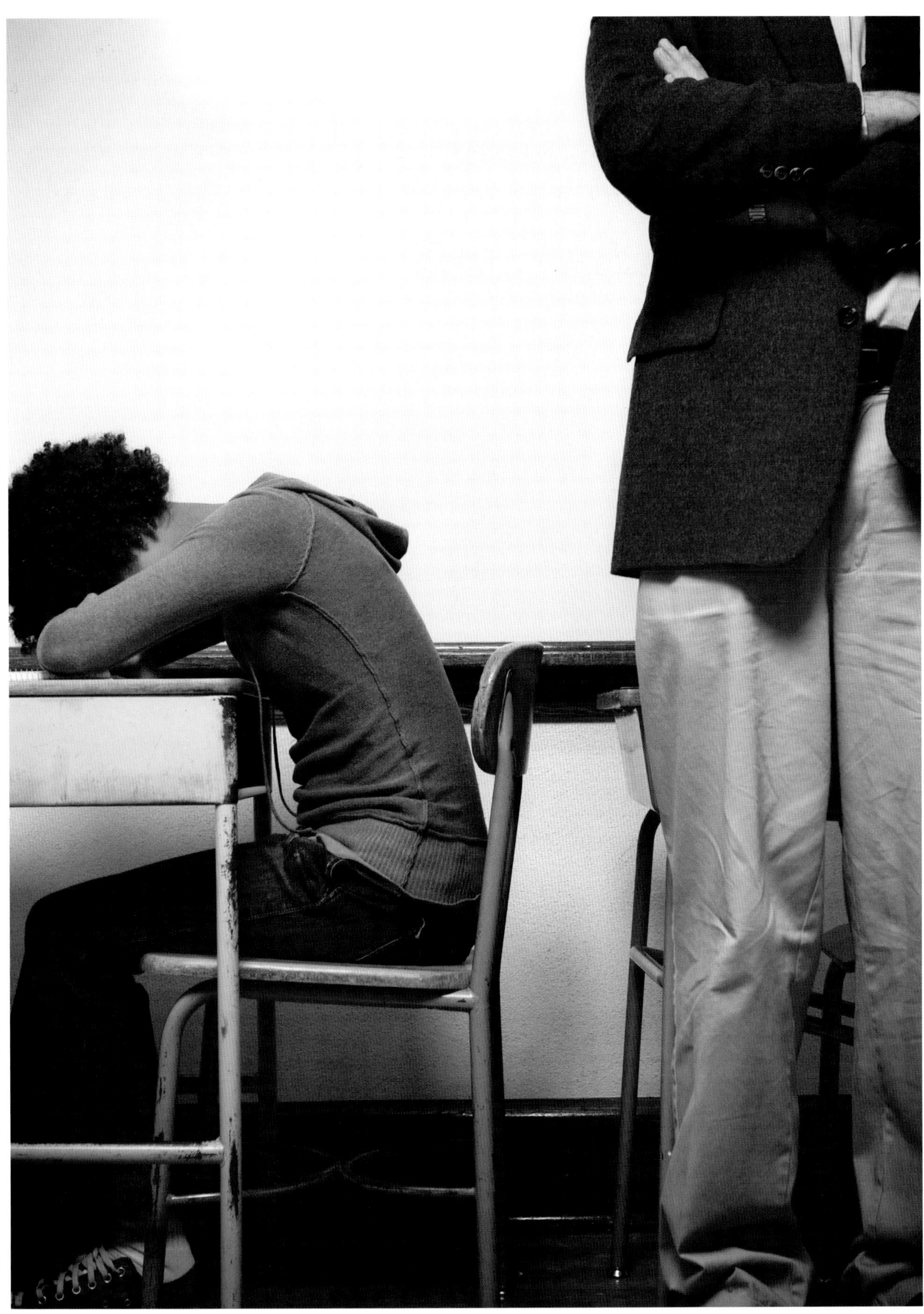

청소년기에는 **아데노이드 비대**가 가장 많다. 아데노이드는 코 뒤쪽에 바로 있기 때문에 이것이 크면 현저한 코막힘이 생긴다. 또한 아데노이드 비대는 얼굴 골격구조 발달에 영향을 미친다. 즉, 코로 숨을 잘 쉬지 못하고 오랫동안 구강호흡을 하게 되면 코의 발달이 잘 안 되고 앞뒤 방향의 위턱 성장이 잘 이루어지지 않는다. 결국 코 뒤쪽이 좁아져서 호흡을 더욱 어렵게 만들 수 있다.

목젖 주위(연구개)의 막힘은 코골이의 흔한 원인이다. 가장 떨리기 쉬운 부위이기 때문이다. 목젖이 길게 늘어지고 힘없는 구개 조직이 많아지면 쉽게 기도가 좁아진다. 보통 비만인 환자에서 많지만 때로는 마른 체형의 환자에서도 구개조직이 늘어지거나 목젖 뒤쪽 주름이 넓게 펼쳐져 있는 경우에는 코골이가 생길 수 있다.

구개의 양 옆으로는 편도가 위치한다. **편도**는 일반적으로 청소년기를 지나면서 퇴화되는 것으로 알려져 있으나 적지 않은 성인에서 편도가 남아있다. 편도가

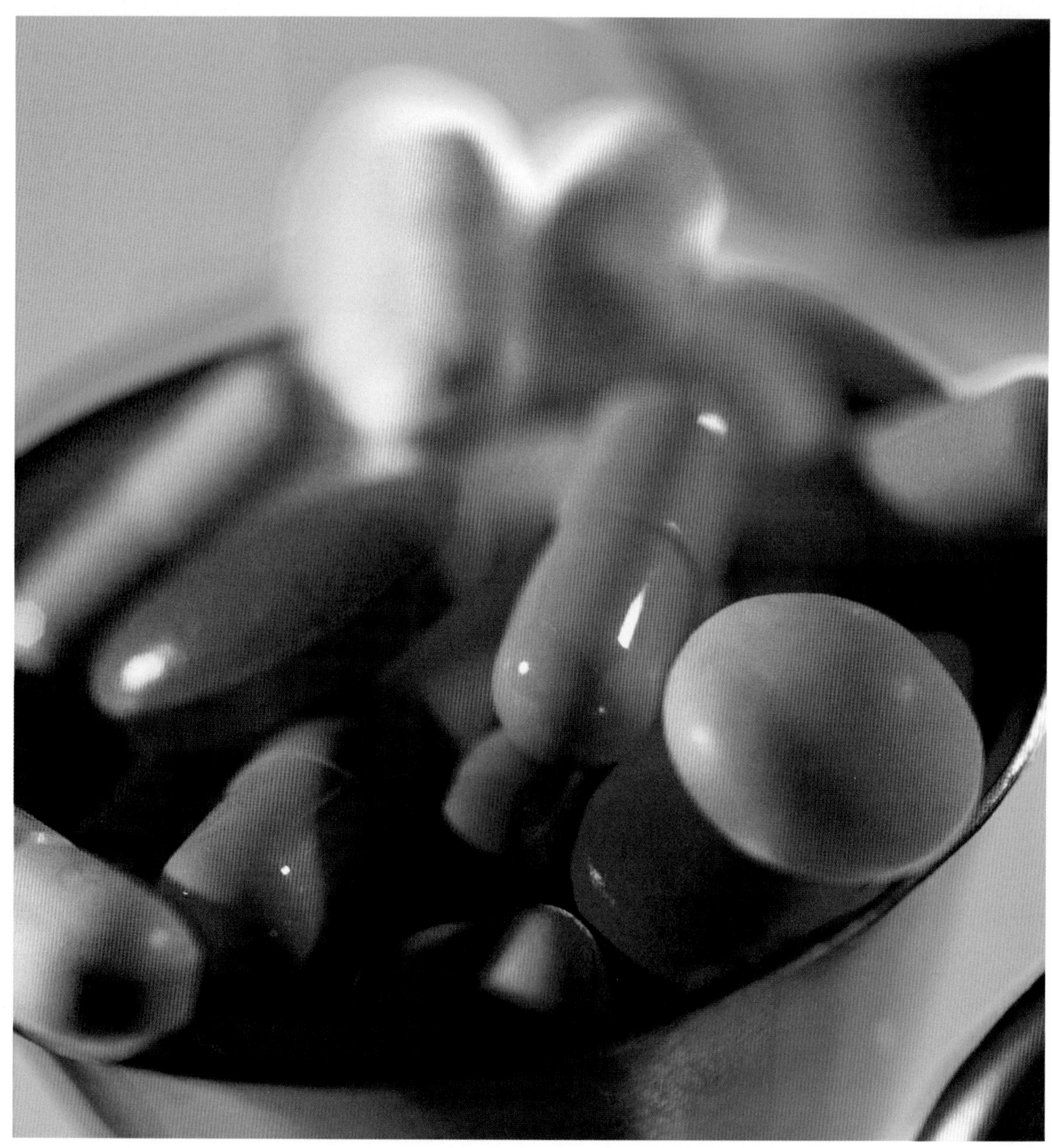

기도의 양쪽 측면에 위치하기 때문에 이것이 크면 기도가 쉽게 막힌다. 또한 비록 크기가 크지 않더라도 비만으로 인해 주변 조직의 유동성이 커지면 함께 움직이며 기도 폐쇄를 조장하기 때문에 코골이, 수면 무호흡의 주요한 원인이 된다.
성인에서는 **비만**이 원인이 되기도 한다. 기도를 둘러싸고 있는 조직에 지방이 채워져 기도를 좁게 하고 쉽게 막히기 때문이다. 또 하나의 중요한 폐쇄 부위는 혀의 뒤쪽 부위이다. 정상적인 기도를 가진 사람은 바로 누워도 기도가 막히지 않는다. 하지만 주로 혀가 크거나 혀가 뒤로 밀려있는 사람은 바로 누웠을 때 중력에 의해 혀가 뒤로 밀려 기도가 좁아지면서 코골이 무호흡증이 발생한다.
얼굴 골격의 문제도 코골이의 하나의 구조적인 원인이다. 여기에는 작은 턱, 뒤로 쳐진 턱, 뾰족해서 양 옆으로 좁은 턱 등이 속한다. 턱이 작은 사람은 상대적으로 혀가 크거나 혀가 뒤로 밀려있다. 이와 같은 턱 골격의 문제는 유전적인 영향도 있으나 주로 어려서 오랜 기간 입을 벌리고 숨을 쉬기 때문에 발생한다.
알레르기성 비염이나 편도 및 아데노이드의 비대로 코를 통한 호흡이 안 되면 어쩔 수 없이 입으로 호흡을 하게 된다. 이것이 오랫동안 계속되면 보다 용이한 구강 호흡을 위해 턱 골격의 성장이 지연되는 방향으로 이루어지며 이차적으로 얼굴이 길어지기도 한다. 결국 턱 골격의 문제로 발전된다. 약 12세가 되면 얼굴 골격이 성인 형태의 90% 가량이 결정되기 때문에 어려서 구강 호흡의 문제를 해결해 주지 않으면 결국 성인형 코골이, 수면 무호흡 환자로 발전되기 쉽다.

2. 기능적으로 좁아지는 경우

해부학적으로 좁아진 원인 뿐 아니라, 기도의 폐쇄가 기능적으로 생겨 코골이 무호흡증이 발생할 수 있다. 나이가 들어감에 따라 **근육의 탄력성이 저하**되면서 쉽게 기도가 좁아지게 된다. 또한 만성적으로 코를 골게 되면 목젖과 구개조직이 진동에 의한 손상을 입게 되는데 이 부위의 감각세포가 손상될 뿐만 아니라 근육조직도 파괴, 변성되어 효과적인 기도 확장기능이 사라지게 된다. 따라서 시간이 감에 따라 단순 코골이에서 무호흡증으로 진행될 수 있다.
호르몬 변화도 코골이 무호흡증의 원인이 될 수 있다. 여성호르몬은 근육의 탄력성을 유지시켜 주는 기능을 하는데, 폐경기 이후의 여성에서 여성호르몬의 분비가 줄어 들면서 코골이의 발생률이 증가하게 되는 것이 바로 이 때문이다.
비만도 기능적인 원인이 된다. 비만은 전체적으로 기도를 좁게 만드는 역할을 할 뿐 아니라 점막 밑에 쌓인 지방이 기도 벽의 탄력성을 약화시켜 쉽게 기도가 폐쇄되게 한다.
뇌의 호흡조절 능력은 수면 중 기도 상태를 유지하는데 영향을 미친다. 특히 혈중 이산화탄소의 농도가 뇌의 호흡중추를 자극하여 숨을 쉬게 만드는 데, 이 기능에 이상이 생기면 수면 호흡장애를 일으키게 된다.

3. 구조적 폐쇄와 기능적 폐쇄의 복합효과

위에서 언급한 두 가지 원인(구조적 문제와 기능적 문제)이 서로 영향을 미쳐 코골이를 일으키게 된다. 어린이의 경우는 코골이가 주로 구조적인 문제이며, 나이가 든 경우는 주로 기능적인 문제이다. 대부분의 경우 일차적으로 구조적 문제가 있는 사람이 이차적으로 기능적인 문제가 생기면서 증상을 나타내게 된다. 예를 들면 어릴 적에 구강구조가 나쁘게 형성된 사람이 사춘기를 지나면서 근육이 골격구조에 맞게 발달하고, 젊을 때는 근육의 탄력성으로 기도가 유지되다가, 나이가 들어가면서 기능적으로 쉽게 기도가 폐쇄되어 코골이 무호흡증을 일으키게 된다.

원인을 알게 되면

결국 코골이 무호흡증은 기도 중 한 곳의 문제가 아니라, 여러 부위의 복합적인 폐쇄가 원인이 되어 증상을 나타내게 되고, 또한 그 결과가 인지능력과 심혈관계를 일으키는 하나의 질병으로 인식하고 진단과 치료를 해나가야 한다.

수면 무호흡과 졸음 운전

졸음운전, 교통사고 위험 13배 높인다

사람들은 졸음 운전도 음주운전과 마찬가지로 매우 위험하다는 것을 알지 못한다. 졸음은 반응시간을 느리게 하고 인지력을 떨어뜨리며, 판단 장애를 초래한다. 그러므로 졸음 운전은 음주운전과 똑같이 사고 발생률이 높다. 수면 무호흡 때문에 주간에 졸음 운전하는 사람이 급격히 증가하고 있다.

졸음 운전은 음주운전보다 더 위험하다. 해외 통계에 의하면 운전자 30명 중 한 명 꼴로 졸음 운전을 한다. 밤에 잠을 제대로 자지 못하는 수면 무호흡이 있기 때문이다. 뿐만 아니라 운전 중 조는 사람은 과체중이며 고혈압 환자일 가능성이 높다. 운전중 조는 사람이 교통사고를 일으킬 위험은 그렇지 않은 사람보다 13배나 높다.

일본에서도 신간센 열차 기관사가 졸음 운전을 하다 정차역을 지나치는 사고가 나 일반 국민들의 수면 질환에 대한 주의를 환기시키는 계기가 되기도 하였다.

한 설문 조사에서 교대 근무를 하는 대형트럭이나 버스를 모는 운전기사들은 5명에 1명꼴로 졸음 운전을 경험하였다고 한다.

캐나다와 유럽의 국가들은 운전면허 발급에 있어 수면 무호흡에 대하여 제한을 두고 있다. 특히 일부 국가에서는 철도, 비행기, 배, 버스 등의 대중교통 운전자에 대하여 수면 무호흡에 대한 검진을 의무화하고 있다 (표 1). 영국의 경우 폐쇄성 수면 무호흡증후군으로 확인되면 바로 운전면허를 관장하는 DVLA(driving vehicle licence authority)에 신고를 하고 바로 운전면허가 정지된 다음, 환자가 폐쇄성 수면 무호흡에 대해 지속적 양압호흡기(CPAP) 치료를 효과적으로 받고 있다는 확인을 해주면 다시 운전이 가능하게 법제화돼 있다.

〈표 1〉

국가별 운전자에 대한 수면 무호흡 반영도

운전 면허 제한	미국	영국	독일	캐나다	일본
주간 졸음증 기술	0	0	0	0	x
수면 무호흡 제한	x	0	0	0	x
대중교통 제한	x	0	0	0	x

1. 졸음 운전자 뒤에서 운전을 한다면, 마주 오는 차가 졸음 운전을 한다면?

사람들은 음주운전이 위험하다는 것은 익히 알고 있다. 하지만 졸음 운전도 음주운전과 마찬가지로 매

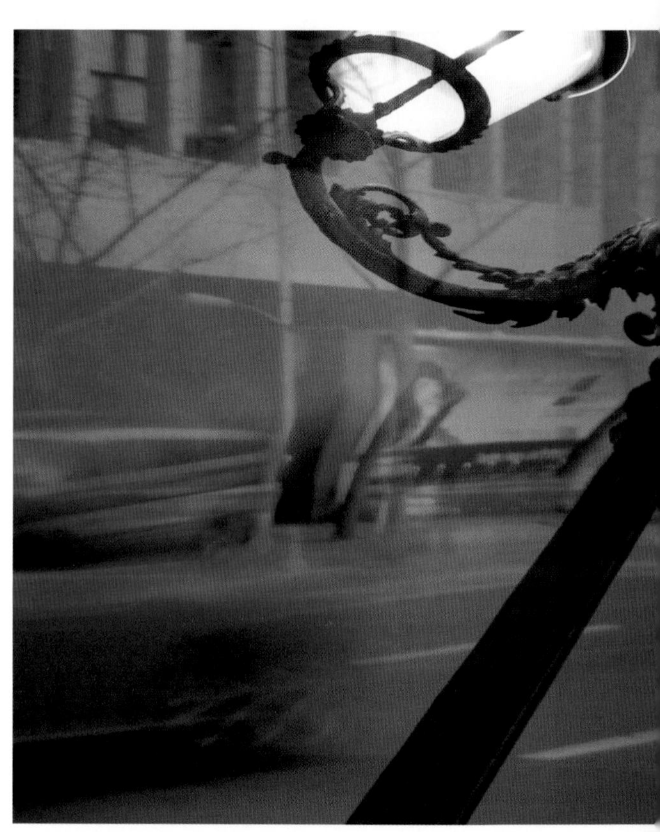

우 위험하다는 것을 알지 못한다. 졸음은 반응시간을 느리게 하고 인지력을 떨어뜨리며, 판단 장애를 초래한다. 그러므로 졸음 운전은 음주 운전과 똑같이 사고 발생률이 높다. 수면 무호흡 때문에 주간에 졸음 운전하는 사람이 급격히 증가하고 있다.

2. 졸음 운전의 위험한 신호

만일 운전 중 다음 10개 증상이 있으면 졸음 운전의 위험이 있다. 이런 경우 안전한 휴게소 등에서 잠깐 눈을 붙였다가 가야 한다.

가. 눈꺼풀이 내려오거나 시야가 흐려진다.
나. 머리를 들어 올리기 어렵다.
다. 차선을 오락가락 한다.
라. 앞차와 바싹 붙는다.
마. 교통신호를 놓친다.
바. 계속되는 하품이 나온다.
사. 정신이 혼미하다.
아. 최근 몇 킬로미터 동안 운전한 기억이 없다.
자. 길가로 치우쳐 운전한다.
차. 운전대를 급히 돌려 차선을 유지한다.

한마디로 맑은 정신 상태로 운전을 할 수 없다면 졸음 운전의 가능성이 높고 졸음 운전은 야간에 수면 무호흡이 있을 가능성이 높다.

3. 안전한 운전을 위한 방법

가. 음주, 진정제 등의 약물을 피한다.
나. 운전중 쉴 수 있도록 친구와 함께 여행한다.
다. 피곤할 때 잠깐 잠을 자거나 짧은 산책을 하여 긴장을 이완한다.
라. 피로가 쌓이지 않도록 여행일정을 잡는다.
마. 가능한 정신이 맑은 낮시간에 운전을 한다.

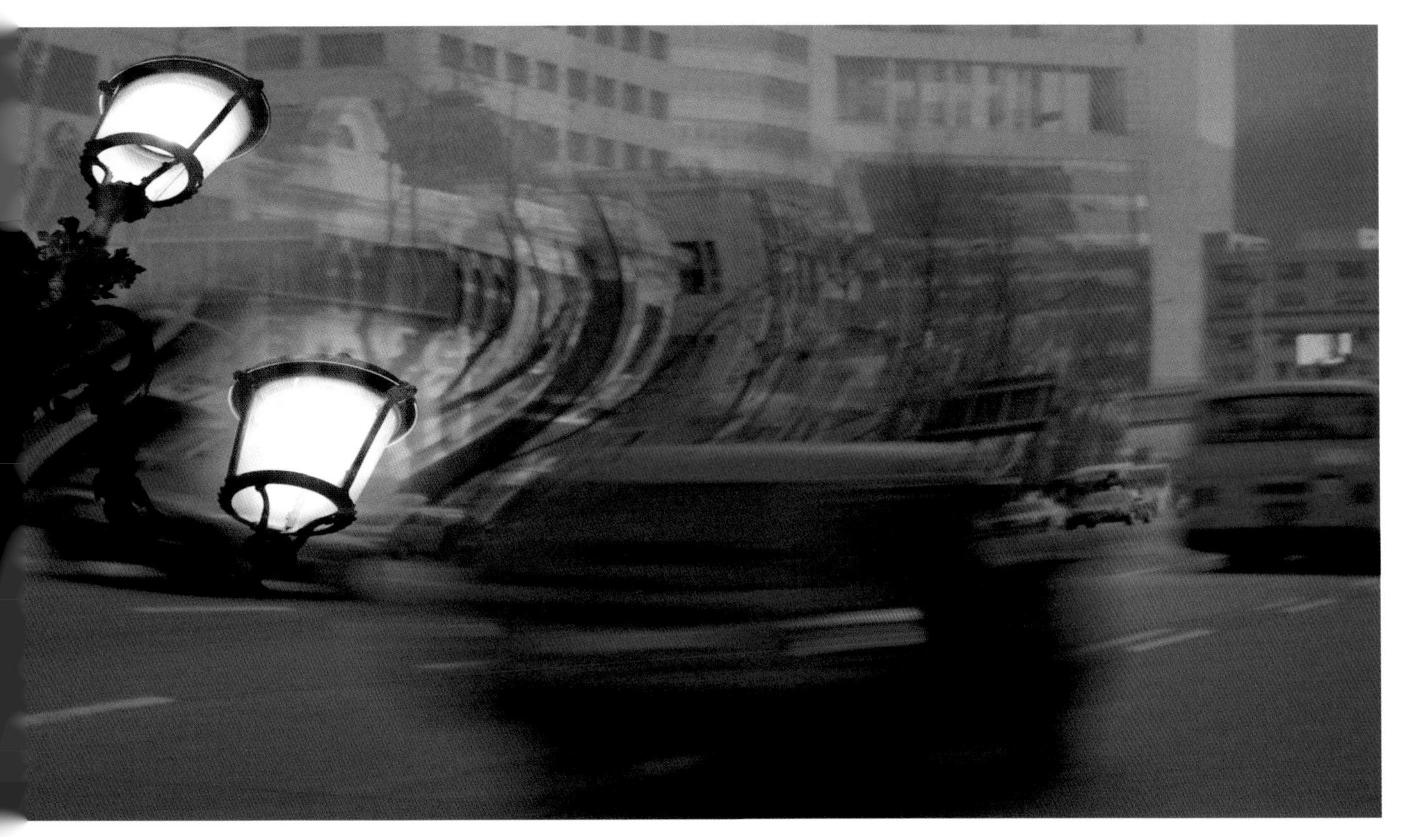

코골이가 뇌와 신체에 미치는 영향

심한 코골이, 심장병·뇌졸중·고혈압 부른다

코를 심하게 고는 사람들은 심장발작을 일으킬 확률이 코를 골지 않는 사람에 비해 34%나 높았고, 뇌졸중 발작을 일으킬 확률은 67%, 고혈압이 발생할 확률은 40%나 높았다. 잠자는 동안 발생하는 뇌졸중의 중요한 원인으로 코골이와 수면 무호흡증이 꼽힌다.

지금까지 우리들은 자면서 코를 고는 사람들을 보고 좋지 않은 수면습관 중의 하나라고 단순하게 생각하였다. 코를 골며 자는 사람들을 보면 '얼마나 피곤해서 코를 골며 자고 있을까' 또는 '깊이 자고 있구나' 하고 대수롭지 않게 여겨왔고 코를 고는 도중에 무호흡증세가 나타나도 주의를 하지 않았었다. 단체생활에서는 코고는 사람이 있으면 다른 사람들의 잠을 방해하는 나쁜 버릇으로만 생각하여 왔다. 이렇게 일반적으로 심각한 증상이라고는 생각하지 않던 코골이와 수면 무호흡 증세가 여러 연구들을 통하여 뇌와 신체에 심각한 영향을 주는 것으로 알려지고 있다.

코를 고는 이유는 코에서부터 목에 이르기까지 여러 구조물들에 의해 폐쇄가 일어나기 때문이다. 자는 동안에는 호흡할 때 숨을 내쉬거나 들이마시는 기능이 약해진다. 알레르기나 코중격 만곡증, 만성비후성비염 등으로 코 안의 공간이 좁아지거나, 코나 목의 근육과 다른 구조물들이 이완되며 천장을 보며 자는 자세에서는 호흡하는 통로를 막기 때문에 공기가 지나가며 소리가 나게 되고 심한 경우에는 무호흡 증상도 나타나게 된다.

코골이가 뇌에 좋지 않은 영향을 주는 이유는 위와 같은 원인에 의하여 뇌에서 필요로 하는 산소가 부족해지고 깊은 수면을 유지하지 못하기 때문이다.

심한 코골이 증상이 심장 발작, 뇌졸중과 깊은 관련성이 있다는 사실은 이미 여러 연구결과로 밝혀져 있다. 올해 초에도 헝가리 과학자들이 약 1만2000명 이상의 일반인을 대상으로 연구한 결과, 심하게 코를 고는 사람들의 심장발작이나 뇌졸중 위험이 코를 골지 않는 사람에 비해 상당히 높은 것으로 조사됐다.

이 연구결과에 따르면 먼저 전체 일반인 중 남성의 37%와 여성의 21%에서 심한 코골이와 무호흡증이 생기는 것으로 나타나 코골이와 무호흡 증상이 매우 흔한 증상으로 확인됐다. 코를 심하게 고는 사람들은 심장발작을 일으킬 확률이 코를 골지 않는 사람에 비해 34%나 높았고, 뇌졸중 발작을 일으킬 확률은 67%, 고혈압이 발생할 확률은 40%나 높았다.

다른 연구에서는 직접 자가 수면다원검사를 시행한 후에 수면 무호흡증세와 뇌졸중이 포함된 심혈관 질환의 관계 여부를 평가하였다. 이 결과에서도 무호흡 및 저호흡이 심하게 나타날수록 뇌졸중이나 심부전증과 같은 심혈관 질환 발생률이 함께 높아진다는 결과를 보여주었다. 코골이는뇌에서 흐르는 혈액 순환에도 영향을 준다. 무호흡증이 발생하는 동안 혈압이 올라가며 뇌 혈류가 급격하게 상승한다. 그러나 뇌 혈류가 상승한 이후 일정한 시간이 지나면 도리어 정상 상태보다도 뇌 혈류가 더 감소하는 현상이 반복적으로 일어난다. 그 결과로 혈관벽의 탄력이 저하되고, 혈압의 자동조절 능력이 떨어진다. 또한 혈액 내의 산소가 저하되고 이산화탄소가 증가하면서 뇌에 분포하는 혈관들이 확장되며머리의 압력을 증가시킨다. 이러한 여러 현상이 반복적으로 발생하면 뇌졸중의 위험이 증가한다. 잠자는 동안 발생하는 뇌졸중의 중요한 원인으로 코골이와 수면 무호흡증이 꼽힌다.

잠에 들었다가 자신의 코 고는 소리에 놀라 잠에서 깨는 경우를 경험한 사람들이 있다. 이와 같이 코를 골면 자신도 모르는 사이에 깊은 잠으로 들어가려다가 다시 얕은 각성 상태로 깨었다가 또다시 잠이 드는 현상이 반복된다. 이처럼 수면이 방해되면 다음날 일어나도 잠을 잔 것 같지 않고, 개운하지 않으며, 낮에 일상생활을 하는데 집중이 되지 않고 자꾸 졸린 느낌이 든다. 코골이로 수면이 방해를 받으면 낮에 피곤함을 쉽게 느끼고, 기분이 나빠지거나, 인지능력과 집중력에도 영향을 받는다.

트럭 운전사들을 대상으로 한 연구에서도 주간에 졸린 증상을 느끼는 사람일수록 교통사고를 많이 경험하였고, 무호흡증이 있는 운전사에게 지속적 양압호흡기를 시행하고 나서 인지능력을 검사해보니 인지능력이 향상됐다.

코골이와 수면 무호흡증은 소아에게도 좋지 않은 영향을 준다. 소아의 코골이와 수면 무호흡증이 생기는 원인도 어른처럼 여러 가지지만 소아들은 아데노이드·편도 과증식이 중요한 역할을 하는 것으로 추정된다. 100여 년 전에 이미 아데노이드·편도가 커져 있는 소아의 학습능력을 평가해 보니 정상아보다 떨어져 있었다는 연구결과가 발표된 적이 있다.

현대에 오면서아데노이드·편도가 크다는 사실보다는, 코골이나 수면 무호흡증이 소아에게 미치는 영향에 대해 많은 연구가 진행됐다. 수면 무호흡증이 있는 어린이를 대상으로 인지 검사와 면접을 해본 결과 많은 소아들에게 행동장애가 나타났다. 즉 공격적인 행동을 보이거나, 차분하지 않고 활동이 과다해지며 학습능력이 감소됐다. 심한 경우에는 주의력결핍 과잉행동장애(ADHD : attention deficit hyperactivity disorder) 어린이와 유사한 증상까지도 나타난다. 그러나 이런 증상들은 수면 무호흡증을 고친 후에 학습능력과 행동이 이전보다 좋아진다고 하므로 올바른 치료가 필요하다.

이와 같이 코골이와 동반되는 수면 무호흡증은 성인과 소아 모두에게 뇌와 신체에 나쁜 영향을 준다. 그러므로 코를 고는 환자나 가족들은 코골이를 단순하게 나쁜 잠버릇의 하나로 생각하지 말고, 여러 질병을 일으키는 원인으로 생각하고정확한 진단과 알맞은 치료를 받아야 한다.

Health+ Tip

코 자주 골면 만성기관지염 생긴다

코를 자주 고는 사람은 흡연, 대기오염에 노출되지 않아도 만성기관지염에 걸릴 위험이 높다는 연구결과가 나왔다. 고려대안산병원 수면호흡장애센터 신철 교수팀은 40~69세 성인 4270명(남성 2203명, 여성 2067명)을 대상으로 4년간 추적 조사한 결과 일주일에 6일 이상 코를 고는 사람은 그렇지 않은 사람보다 만성 기관지염 발생 가능성이 1.68배 높게 나왔다고 밝혔다.

코고는 흡연자, 만성기관지염 발생 2.9배로 높아

코를 고는 흡연자의 만성기관지염 발생 위험은 더 높았다. 일주일에 6일 코를 고는 사람 중 비흡연자는 만성기관지염에 걸릴 위험이 1.4배 높았으나, 흡연자는 2.9배나 높았다. 이번 연구는 흡연, 대기오염 외에 코골이가 만성기관지염의 원인이 될 수 있다는 사실을 밝혀냈다는 점에 의의가 있다고 연구팀은 밝혔다.

대한결핵 및 호흡기학회의 보고에 따르면 45세 이상 성인 5명 중 1명이 만성기관지염을 포함한 만성폐쇄성폐질환을 앓고 있다. 그 동안 만성폐쇄성폐질환의 주요 원인이 흡연이나 대기오염 등으로 알려져 있었다. 신 교수는 "코골이가 만성기관지염뿐 아니라 수면 무호흡증으로 이어지면 고혈압, 심근경색증, 당뇨병, 뇌졸중 등을 초래할 수 있다. 코골이 환자의 80%가 비만이므로 체중 조절이 절실하며 술·담배도 끊어야 한다"고 말했다. 이 연구결과는 미국 의학협회(AMA)가 발행하는 '내과학회지(Archives of Internal Medicine)'에 실렸다.

코골이와 수면 무호흡 환자의 진단

코와 목 안에서 어디가 막혔는지 확인 필요

인간은 하루 약 1/3은 잠을 잔다. 잠을 자는 동안 어떤 일이 일어나는지 깊은 관심을 가지게 된 것은 최근의 일이다. 수면의 질에 대한 관심이 최근에 부쩍 높아지게 된 것이다. 옆 사람이 코를 고는 소리에 잠을 깨어 본 경험이 있는 사람들이 있을 것이다.

수면 무호흡이 얼마나 심한 지는 1시간에 수면 무호흡이 평균 몇 회 발생하는 지로 표시한다. 그 지수에 따라 경증, 중등도, 중증으로 구분된다. 심한 정도를 나타내는 지수가 같은 환자라도 수술 결과는 매우 다르게 나타날 수 있다. 그 원인은 바로 각 개인별로 고유한 상기도 호흡기의 특성 때문이다.

예전에는 코를 심하게 고는 사람보다 그 옆에서 함께 자는 사람들이 힘들고 숙면을 취하지 못할 것이라고 생각했었다. 하지만 최근 연구결과들은 코를 고는 사람이 신체적으로 받는 스트레스가 훨씬 큰 것으로 나타나고 있다.

코골이는 사실 넓은 의미의 수면 무호흡질환의 한 증상이라고 할 수 있다. 코를 고는 동안에 호흡이 정지되지는 않는다. 즉 기도가 부분적으로 폐쇄되면서 공기의 소통이 원활하지 않아서 발생하는 기도의 진동이 코골이로 나타나는 것이다. 이에 비해서 수면 무호흡은 기도가 완전 폐쇄될 때 호흡이 정지되는 현상을 말한다.

그렇다면 기도의 어느 부분에서 막히면 이런 수면 무호흡 현상이 발생하는 것일까. 기도를 상기도(上氣道)와 하기도(下氣道)로 구분해보면 수면 무호흡은 상기도 폐쇄현상으로 생긴다.

상기도는 콧구멍에서 시작한다. 그 다음에 코의 가장 뒤쪽 비인두를 거쳐서 혀 뿌리가 있는 구강 인두와 하인두를 거쳐서 하기도로 연결된다. 이러한 상기도의 연결부위 중 어느 곳이 막히면 수면장애가 발생한다. 그 중에서도 가장 중요한 부위가 목젖과 혀뿌리가 있는 구강인두와 하인두이다. 목 안을 들여다보면 입천장에서 아래로 길게 늘어진 목젖을 발견할 수 있다. 목젖은 입천장의 뒤 쪽 부위에 해당하는 연구개에서 비롯된다. 목젖 양쪽으로 편도선이 위치한다. 성인에서 편도선은 퇴화돼 대부분 매우 작다. 이 때문에 어린이들은 목 편도선과 아데노이드가 코골이나 수면 무호흡의 주된 원인인 경우가 많으나 어른들은 편도선이 수면 호흡 장애의 일차적인 원인일 경우는 많지 않다. 하지만 목젖을 포함한 연구개와 혀뿌리, 그리고 편도선은 수면 무호흡증 환자에서 상기도 폐색이 발생하는 일차적인 원인 부위로 알려져 있다.

이런 해부학적인 부위들이 실제로 수면 무호흡을 발생시키는 양상은 사람에 따라 매우 다양하게 나타난다. 따라서 상기도 폐색의 양상을 정확히 예측하는 것은 수면 무호흡 치료 결과를 향상시킬 수 있는 중요한 선결 조건이 된다.

대개 수면 무호흡이 얼마나 심한 지는 1시간에 수면 무호흡이 평균 몇 회 발생하는 지로 표시한다. 그 지수에 따라 경증, 중등도, 중증(重症)으로 구분된다. 심한 정도를 나타내는 지수가 같은 환자라도 수술 결과는 매우 다르게 나타날 수 있다. 그 원인은 바로 각 개인별로 고유한 상기도 호흡기의 특성 때문이다.

상기도 호흡기의 특성으로 인해 환자마다 수면 중 상기도 폐쇄가 발생하는 부위가 다르다. 따라서 이비인후과 의사들은 각 환자들의 상기도 호흡기 특성을 정확히 진단하기 위해서 많은 노력을 기울인다.

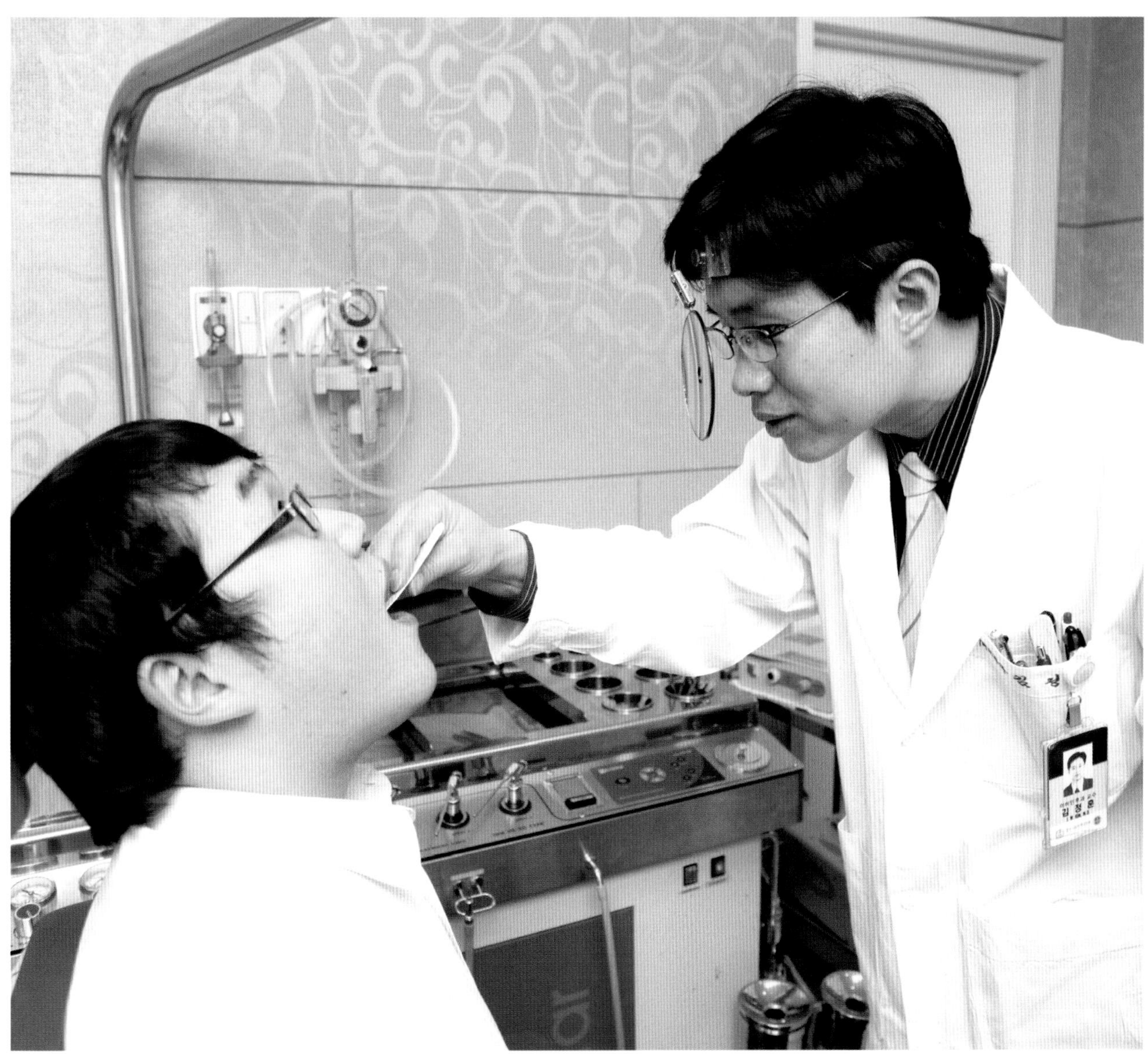

그래야 수술로 도움을 받을 수 있는 환자를 정확히 가려낼 수 있기 때문이다.

수면 무호흡을 진단하는 검사들

이비인후과를 방문하면 가장 먼저 시행하는 검진이 구강과 비강검사이다. 매우 간단하면서도 중요한 검사이다.

먼저 구강검사는 연구개와 혀 그리고 편도선을 검사한다. 편도선의 크기가 클 경우 편도선 제거로 상당히 좋은 수술 결과가 예측된다. 하지만 혀가 커서 입을 크게 벌려도 목젖이 잘 보이지 않는 환자는 혀를 제외한 수술로는 그다지 좋은 결과를 기대하기 어려운 것으로 미국의 연구결과 밝혀져 있다. 이런 환자들에게 적용되는 수술은 구개와 인두 확장수술이다.

비강은 비중격과 비갑개의 구조에 따라서 비(鼻)폐색이 발생할 수 있다. 심한 비폐색은 수면 호흡장애를 악화시킬 수는 있으나, 일차적인 유발 원인은 아닌 것으로 알려져 있다.

다음으로 하는 검사가 내시경을 이용한 비인두와 구강인두 관찰이다.

먼저 굴절형 내시경을 비강을 통해 삽입한다. 환자로 하여금 코와 입을 막고 숨을 들이 마시게 해 기도에 음압이 만들어지게 하는 검사법이다.

실제로 수면 무호흡이 발생하면 상기도 폐색으로 기도에는 강한 음압이 형성된다. 이러한 원리를 이용해 환자에게 음압을 만들고 기도가 폐쇄되는 현상을 재현해보는 것이다.

이 내시경 검사를 하면 강한 음압으로 연구개가 좁아지는 양상과 혀뿌리가 기도를 막는 현상이 발생하는지를 관찰할 수 있다. 만약 혀에 의한 기도 폐색이 관찰된다면 이러한 환자에서는 혀에 대한 처치도 병행해야 치료 성공으로 이어질 수 있다. 하지만 이러한 검사는 깨어 있는 상태에서 하므로 실제 호흡 근육들이 많이 이완되는 수면 중 상태와 정확히 일치하지 않을 수 있다는 한계가 있다.

다음으로는 수면 중 상기도 내시경 검사를 시행할 수 있다. 이 검사의 장점은 수면 중 발생하는 상기도 변화를 직접 상기도 내부에서 관찰할 수 있다는 것이다. 하지만 정상 수면이 아니고 수면제 등에 의해 유발된 수면이라는 점과 숙련된 이비인후과 전문의에

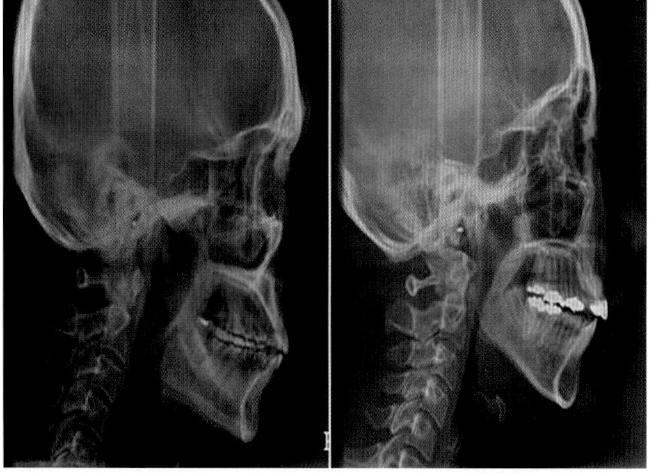

그림1. 두개골 및 경부 측면방사선 사진. 좌측의 환자는 매우 넓은 상기도를 가진 반면 (경추와 악안면 사이 위아래로 검은 음영 부위), 우측의 환자는 매우 좁은 상기도 소견을 보여준다.

의해 시행되어야 하므로 외래에서 하기가 쉽지 않고, 계량화가 어렵다는 단점이 있다.

다음으로 방사선적인 검사를 외래에서 쉽게 시행해 볼 수 있다. 환자 두개골과 경부의 측면 단순 X선 사진을 촬영하면 상기도를 잘 관찰할 수 있다(**그림1 참조**). 이 때 목젖이 있는 연구개 후방의 상기도와 혀뿌리 후방 상기도의 전후 너비를 측정한다.

통계적으로 이 너비가 좁을수록 수면 무호흡 지수가 높아지는 것이 알려져 있다. 하지만 역시 깨어있는 상태의 정적인 검사이므로 수면 중 상태를 정확하게 반영하지 못할 가능성이 있는 것이 한계다.

또 다른 방사선학적인 검사로는 수면 비디오 투시검사(sleep videofluoroscopy)가 있다. 이 검사는 환자가 실제 잠을 자는 동안에 상기도에서 발생하는 변화를 관찰할 수 있고, 환자에게 특별한 조작이 필요 없는 방사선 검사이므로 외래의 많은 환자에서 시행하기에 편하고 계량화가 쉽다는 장점이 있다. 상기도의 폐쇄가 목젖을 포함한 연구개에 의해서 발생하는지, 편도선에 의한 것인지, 혀뿌리에 의해서 발생하는지 혹은 모두가 원인이 되는지 알 수 있다. 하지만 이 검사가 전체 수면을 분석하는 것이 아니라 약 10~20분 정도를 관찰하므로 대표성에 한계가 있다. 또 자연적인 야간 수면이 아닌 수면제에 의해서 유발된 수면이라는 한계도 있다.

CT나 MRI를 수면 중 실시하기도 하지만 CT는 과도한 방사선 노출의 한계가 있고 MRI는 소음이 심하며 고가라는 단점으로 실제 임상 적용에 어려움이 있다. 살펴본 바와 같이 여러 가지 방법으로 수면 무호흡 환자에서 상기도 폐쇄 부위를 확인할 수 있지만 표준적인 검사라고 할만한 검사는 없는 것이 현실이다. 다만 이상의 검사들을 보완적으로 활용하면 수면 무호흡 환자의 상기도 폐쇄 부위를 정확히 진단해 성공적인 치료 결과를 얻을 수 있을 것이다.

10년 전 코골이 수술 환자, AS가 필요하다

10여 년 전 레이저 코골이 수술을 받은 사람들 중에 코골이가 재발하는 사례가 적지 않은 것으로 알려졌다. 당시 선풍적인 인기를 끌었던 '레이저 구개(口蓋)성형술'을 받은 환자의 약 80~90%에게 증상이 재발한다는 연구들도 나오고 있다.

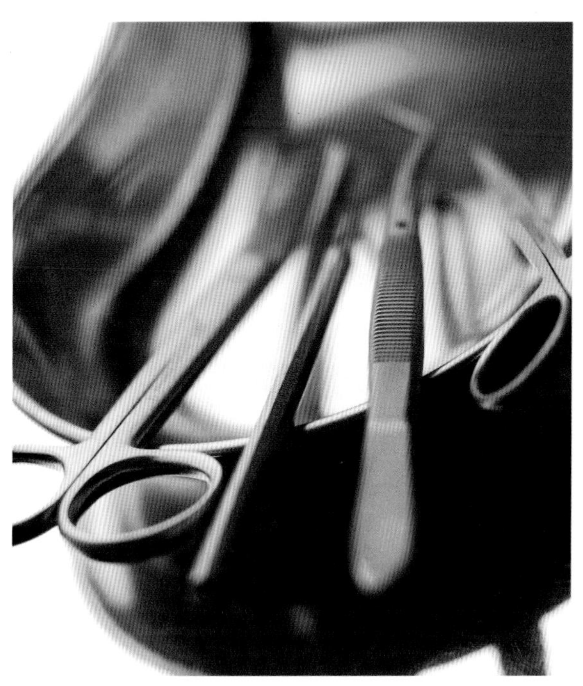

과거 레이저 구개성형술 받은 자, 수면 무호흡증의 위험 의심

미국 수면의학회는 레이저 구개성형술이 코골이 재발률을 높이고, 수면 무호흡증에 의한 사망률을 높일 수 있다는 이유들을 들어 지난 2002년경부터 이 수술을 실시하지 말 것을 권고하고 있다. 가장 큰 원인은 수술 도구인 레이저. 조직을 자르는 데 쓰이는 레이저는 높은 온도 때문에 잘린 부분의 조직이 수축·경화(硬化)된다. 화상을 입은 피부가 쪼그라들고 시간이 지나면서 다른 피부보다 딱딱해지는 것과 같은 원리다. 수술 직후에는 일시적으로 통로가 넓어져 코골이 증상이 사라지지만 시간이 지나면 잘린 연구개와 목젖 입구의 둥근 관 부분이 통째로 수축돼 공기가 유입되는 공간이 좁아져 다시 코를 고는 경우가 있다는 것이다.

레이저 구개성형술은 프랑스에서 처음 시작돼 1988년 국내에 도입됐다. 기존 코골이 수술은 늘어진 목젖이나 비정상적으로 늘어진 연구개(입 천장 뒤쪽 연한 부분)를 잘라내 공간을 넓혀주는 것. 전신 마취로 1시간 정도 걸린다. 하지만 레이저 구개성형술은 부분 마취 상태에서 10여분 만에 끝날 정도로 간편하다는 장점 때문에 개원 이비인후과를 중심으로 급속도로 확산됐다.

영동세브란스병원 이비인후과 김경수 교수는 "거의 모든 개원 이비인후과와 일부 대학병원이 이 수술을 시행했다"고 말했다.

하지만 최근에는 이 수술을 하고 난 뒤 오히려 수면 무호흡증이 악화될 수도 있다는 연구결과들이 나오고 있다. 레이저로 목젖과 연구개 부분을 넓히는 수술을 하면 레이저 수술의 특성상 폐 쪽으로 넘어가는 관 부분(인후강·咽喉腔)이 수술후 아무는 과정에서 오히려 좁아지는 경우가 있어 수면 무호흡증이 호전되지 않고 악화되는 경우도 있는 것으로 보고되고 있다.

최근 코골이 임플란트, 피판성형술이 성행

이비인후과 전문의들은 "10년 전쯤 '레이저 구개성형술'로 코골이 수술을 받은 사람이 다시 코를 골거나 코를 골지 않더라도 수면 무호흡증이 의심된다면 다시 진료를 받고 필요하면 추가 치료나 재수술을 받는 것이 바람직하다"고 말한다. 한편, 현재 가장 많이 시행되는 '코골이 임플란트'나 '피판성형술' 등의 수술법은 종전 수술법에 비해 간편하면서도 안전하고 효과도 뛰어나다. 비수술적 치료법도 많이 발전했다. 코골이나 수면 무호흡증 환자는 구개나 인후두강을 넓혀주는 특수 기구를 끼고 자거나 무호흡 시 자동으로 산소를 공급해 주는 양압 호흡 치료기의 도움을 받을 수 있다.

수면다원검사 왜 필요한가?

한시간에 5회이상 호흡장애 있으면 수면 무호흡증

한 시간에 5회 이상 호흡장애가 관찰되면 수면 무호흡증으로 진단한다. 수면 무호흡증 환자들은 자는 동안 몇 차례 숨이 끊어진다고 하며, 대수롭지 않게 생각하는 경우가 흔한데 실지로 수면다원검사를 하면 한 시간에 수십 차례 호흡 장애가 관찰되고 자는 동안 100번 이상 호흡장애가 있는 경우도 있다.

호흡장애의 여부를 객관적으로 파악

수면다원검사는 잠을 자는 동안 뇌파, 안구 운동, 근육의 움직임, 입과 코를 통한 호흡, 코골이, 흉부와 복부의 호흡운동, 동맥혈 내 산소포화도, 심전도 등을 종합적으로 측정하며, 동시에 수면 중 환자의 행동을 비디오로 기록하게 된다.

또 입과 코를 통한 호흡을 측정하여 환자가 정상적으로 호흡을 하는지 숨을 멈추는 무호흡을 보이는지, 숨을 완전히 멈추지는 않았지만 호흡이 줄어든 저호흡을 보이는지도 알 수 있다. 무호흡과 저호흡이 생체에 미치는 영향은 큰 차이가 없어 구별하지 않고 호흡장애로 간주한다. 무호흡 또는 저호흡의 기간이 10초 이상 지속될 때 병적인 것으로 정의하고, 한 시간 당 무호흡과 저호흡이 관찰되는 횟수를 구하여 수면 무호흡증의 심한 정도를 판단한다.

한 시간에 5회 이상 호흡장애(무호흡 + 저호흡)가 관찰되면 수면 무호흡증으로 진단한다. 수면 무호흡증 환자들은 자는 동안 몇 차례 숨이 끊어진다고 하며, 대수롭지 않게 생각하는 경우가 흔한데 실지로 수면다원검사를 하면 한 시간에 수십 차례 호흡 장애가 관찰되고 자는 동안 100번 이상 호흡장애가 있는 경우도 있다.

또 어떤 환자들은 술을 마실 때만 약간 수면 무호흡증이 있고 술을 마시지 않을 때는 무호흡이 거의 없다고 하는데 실지로 술을 마시지 않은 상태에서 검사를 하더라도 하루 밤에 200번 이상 호흡장애가 관찰되는 경우가 종종 있다. 따라서 수면다원검사를 통해서만 수면 무호흡증의 유무와 정도를 정확하게 평가할 수 있다.

수면 무호흡증의 유형은 흉부와 복부의 호흡운동을 측정해야 알아낼 수 있다. 수면 무호흡증은 크게 폐쇄성, 중추성, 혼합형으로 구분된다.

폐쇄성이나 혼합형은 숨을 쉬지는 않지만 호흡을 하려는 호흡운동은 유지되는 상태로 수면 무호흡증 중 가장 흔하다. 이에 대한 치료법은 수술, 치과장치, 양압기 등을 고려할 수 있다.

하지만 중추성 수면 무호흡증에서는 호흡이 멈춘 상태에서 호흡운동도 같이 사라진다. 중추성 수면 무호흡증은 심부전 등의 심장질환, 중추신경계 질환, 비강 폐색 등과 연관되는 경우가 흔하므로 이러한 기저 질환에 대한 치료가 선행되어야 한다.

따라서 수면다원검사에서 호흡운동을 측정하여 환자의 무호흡이 폐쇄성 또는 혼합형인지 아니면 중추성인지 구분하는 것은 환자의 치료에 절대적으로 필요하다.

수면 무호흡증은 혈중 산소 떨어뜨려 합병증 유발

수면 무호흡증 환자의 진단에서 중요한 또다른 요인이 동맥혈 산소포화도이다.

동맥혈 산소포화도는 감지자를 손끝 혹은 귓불에 부착하여 측정한다. 정상인은 산소포화도가 90% 이하로 떨어지는 경우는 거의 없으나, 수면 무호흡증 환

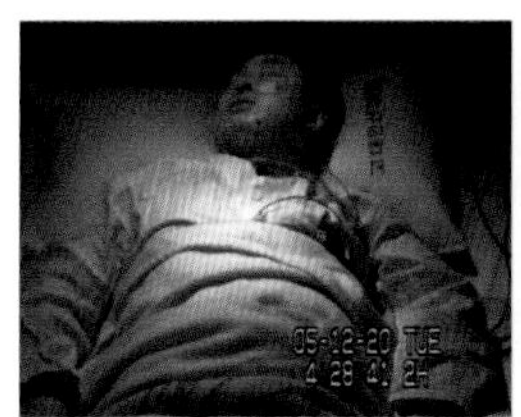
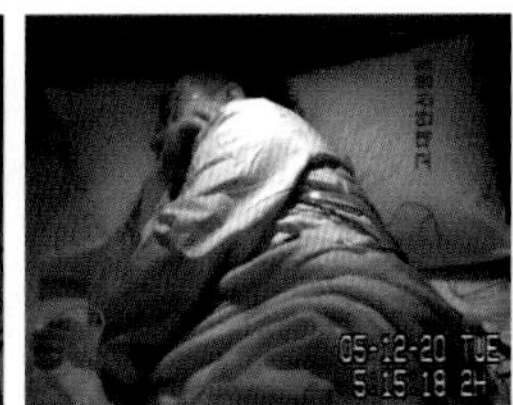
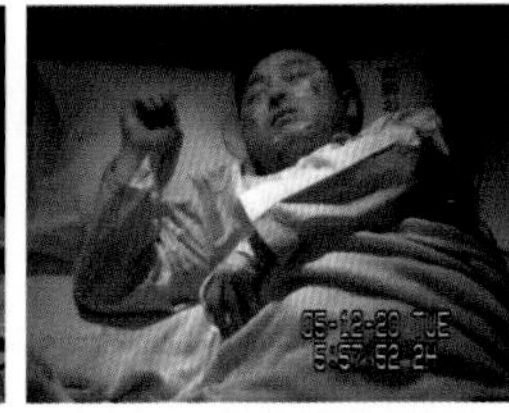
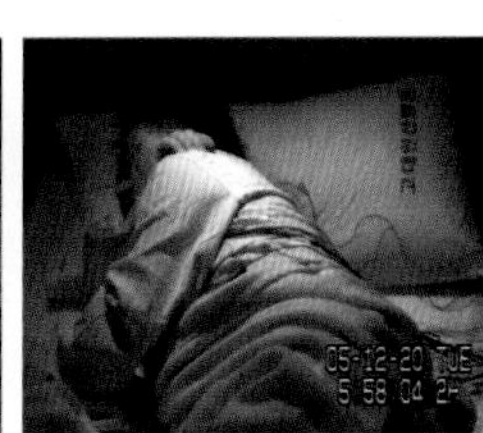

수면 무호흡증의 반복으로 자면서 의식적으로 자세를 바꾸는 모습

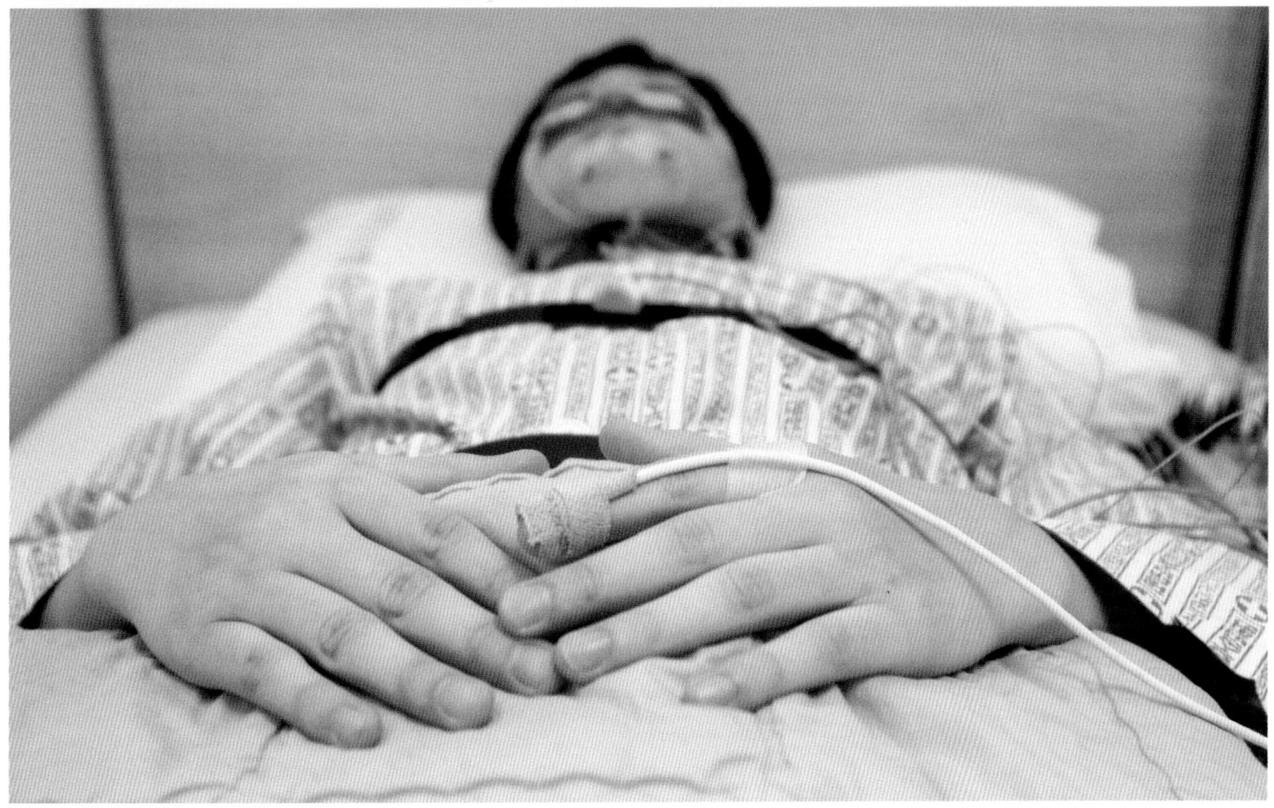

자는 산소포화도가 90%, 80% 이하로 떨어지는 경우가 흔히 관찰된다.

수면 무호흡증에서 관찰되는 산소포화도 저하는 여러 합병증과 밀접한 연관이 있다.

즉, 고혈압, 동맥경화증, 심부전, 뇌졸중 등의 심혈관 및 뇌혈관계 합병증이나 기억력 · 집중력 · 이해력 저하 등의 지적 능력 저하는 모두 산소포화도 저하와 관련이 있다. 따라서 산소포화도를 측정하면 수면 무호흡증으로 인해 발생하는 여러 합병증의 정도를 예측할 수 있고 이에 따라 치료 방향도 달라지게 된다. 수면다원검사에서 비디오로 환자의 행동을 기록하면 수면 무호흡과 연관된 환자의 행동을 관찰할 수 있다. 흔하지는 않지만 수면 무호흡환자 중에 무호흡과 연관하여 이상행동을 보이는 경우가 있다. 어떤 환자는 손짓이나 발짓을 난폭하게 하여 본인이나 다른 사람을 다치게 하는 경우도 있고, 다른 경우에는 자다가 일어나 자신도 모르게 무엇인가 먹기도 한다. 따라서 비디오 기록을 하면 환자가 수면 중 보이는 이상 행동이 수면 무호흡증과 연관되었는지를 알 수 있다.

결론적으로 수면 무호흡증 환자를 평가할 때 수면다원검사는 반드시 시행되어야 한다. 수면다원검사를 통해 수면 무호흡증의 유무와 정도 평가를 할 수 있고 수면 무호흡의 형태를 파악할 수 있으며 합병증의 정도를 평가할 수 있다. 비디오 녹화를 통해 수면 무호흡증과 연관된 환자의 행동양상도 알 수 있다.

재택 수면검사, 단순 수면검사 효과 있나?

수면 무호흡, 집에서도 진단 가능한 경우 있어

미국, 영국, 독일, 스위스 등 여러 나라에서 폐쇄성 수면 무호흡의 진단과 치료에 단순화 수면검사 또는 재택 수면검사를 대체(代替) 검사로 받아들이고 활용하고 있는 것이 현실이다. 물론 재택 수면검사나 단순화 수면검사를 실시하는 데는 검사의 안전성과 정확도를 확보할 수 있는 기준이 마련돼야 한다.

폐쇄성 수면 무호흡을 진단하는 방법은 교과서적으로 말하면 단연코 수면다원검사라 할 수 있다.

하지만 폐쇄성 수면 무호흡이 있는 사람들 모두 수면다원검사를 받을 수는 없다. 폐쇄성 수면 무호흡의 유병률은 성인 남자는 24%, 성인 여자는 9%이다. 이중 주간 졸림증이나 고혈압, 관상동맥 질환, 심근경색증 같은 심혈관 질환이 있을 때 폐쇄성 수면 무호흡증후군이라고 하며 우리나라 성인 남자의 4.5%, 성인 여자의 3.2%나 된다.

미국에서 수면다원검사 비용은 대개 2000~5000달러 수준인데, 이 정도의 비용을 들여 수면다원검사를 받기에는 경제적인 부담이 적지 않다. 1인당 국민소득이 이제 겨우 2만 달러를 넘어선 우리나라에서 적게는 45만원에서 최고 200만원까지 드는 수면다원검사를 부담없이 받을 수 있는 사람은 많지 않다.

폐쇄성 수면 무호흡 증후군으로 인한 증상 때문에 오는 개인적인 삶의 질의 저하나, 졸음 운전사고, 그리고 위험 작업 중 사고로 인해 입는 가족과 타인의 피해를 돈으로 환산하면 천문학적 수준에 이를 것이다.

그리고 지속적 양압호흡기(nCPAP) 치료로 모든 증상과 징후들이 회복되는 것을 볼 때, 폐쇄성 수면 무호흡의 위험이 높은 사람들이 폐쇄성 수면 무호흡을 확진하고 치료한다는 것은 아주 중요한 일이다.

수면검사의 첫 번째 핵심요소는 잦은 각성에 따른 수면 분절이다. 즉 잠에 들면 숨길이 막히고 호흡 노력이 커지면서 깨어나게 되고, 또 다시 숨길이 열리는 현상이 반복되는 수면 분절(토막잠)이 되는 것이다.

두 번째 핵심요소는 각성을 유발하는 흡기 노력을 계측하는 것이다.

그리고 세 번째 핵심요소는 무호흡으로 인한 저산소혈증을 확인하는 것이다. 즉 무호흡으로 산소 공급이 차단되면 몸 안의 산소가 고갈되어 핏속의 산소 농도가 떨어지는 현상이다. 수면다원검사는 이러한 핵심요소를 다 측정하지만, 정작 폐쇄성 수면 무호흡의 진단과 중증도의 기준으로 채택되는 것은 이 중에서 수면분절, 흡기노력이나 저산소혈증이 아니고 무호흡/저호흡(AHI : apnea/hypopnea index)의 횟수와 산소포화도 저하(ODI3~ODI4 : 3~4% oxygen desaturation index) 횟수이다.

따라서 수면다원검사에서 확인되는 뇌파(EEG)소견, 근전도(EMG)소견 등은 각성의 확인과 수면단계 판독과 수면 연구에 중요한 면은 분명히 있지만, 폐쇄성 수면 무호흡이 있는지 경증인지 중등증인지를 판단하는 기준으로는 채택되지 않는 것이다.

재택 수면검사도 진단가치 있어

폐쇄성 수면 무호흡의 진단에서 호흡은 유일한 객관적인 중증도 분류의 지표이다. 무호흡이라 함은 90% 이상의 호흡 기류 감소가 10초 이상 지속될 때를 말하며, 저호흡은 50%이상(혹은 75%이상)의 호흡 기류 감소가 10초 이상 지속되는 것을 의미한다.

때로 저호흡의 계수에 산소포화도 감소(2%, 3% 혹은 4%)를 추가 조건으로 하기도 한다. 어른의 경우 무호흡/저호흡지수(AHI)는 야간 수면 시간당 5회 이상이면 이상 소견으로 본다. 하지만 대부분의 미국의 보험회사는 이를 인정하지 않으며 적어도 15회 이상은 돼야 의료비 지급을 인정한다. 또 15회 이하인 경우에는 적어도 2개 이상의 동반질환이 같이 있어야 인정한다. 동반질환 군은 심혈관계 질환, 비만, 과도한 주간 졸림증(EDS : excessive daytime sleepiness), 그리고 고혈압이다.

수면다원검사에서 측정한 흉부와 복부의 호흡 움직임은 적절하지 않을 수 있다. 폐쇄성 수면 무호흡에서 무호흡 사건을 감지했을 때 흉부와 복부의 호흡 노력이 정지하면 마치 중추성 무호흡인 것처럼 감지될 수 있으나, 사실은 폐쇄성인 경우가 많기 때문이다.

수면검사를 피검자의 집에서 시행하는 재택 수면검사와 검사실 수면검사의 적절성에 대한 논란은 지난 여러 해 동안 있어 왔다. 이는 과학적인 근거에 의한 것이라기보다는 경제적인 사유나 학파에 따른 의견 대립이 문제가 된 것으로 보인다.

그러면 재택 수면검사가 수면센터에서 하는 수면검사를 대체할만큼 신뢰도가 높을까?

이 판단에서 가장 중요한 요소는 폐쇄성 수면 무호흡의 진단과 치료의 지표는 무호흡/저호흡지수(AHI)이다. 이 지수를 나타내는 수면검사의 방법(옥시미터, 기류감지기, 흉복부 호흡노력감지기, 체위 감지기)는 재택 수면검사나 검사실 수면검사나 사실상 동일하다. 수면다원검사에서 얻을 수 있는 다른 지표들이 꽤 있으나, 이들은 진단이나 치료에 영향을 미치지 않는다는 점이 중요하다.

결국 수면 호흡장애를 진단하는데 있어 호흡기 변수인 무호흡/저호흡지수(AHI)를 얻는 것이 가장 중요하다. 그 다음으로 환자의 병력 청취와 신체 진찰소견, 마지막으로 산소포화도 소견이 중요하다.

수면다원검사에서 하는 뇌파(EEG) 소견에서 얻을 수 있는 '각성'은 판독에 따라 차이가 클 뿐 아니라 진단에도 별 영향을 미치지 않는다. 이를 통한 수면시간과 수면효율, 수면 단계 분석이 유용한 정보이기는 하지만 진단에 필수적인 것은 아니기 때문이다.

이런 점을 고려하면 재택 수면검사의 장점이 적지 않다. 우선 환자의 집에서 실시하므로 더 편하게 검사를 받을 수 있다. 비용 또한 검사실 수면다원검사의 2~30% 수준에 그칠 정도로 적게 든다.

이런 이유 때문에 미국, 영국, 독일, 스위스 등 여러 나라에서 폐쇄성 수면 무호흡의 진단과 치료에 단순화 수면검사 또는 재택 수면검사를 대체(代替) 검사로 받아들이고 활용하고 있는 것이 현실이다.

물론 재택 수면검사나 단순화 수면검사를 실시하는 데는 검사의 안전성과 정확도를 확보할 수 있는 기준이 마련돼야 한다. 만일 심한 심부전이나 호흡부전이 있거나 신경근육계의 질환이 동반돼 수면검사 도중 심한 저산소증이나 부정맥이 발생할 위험이 크다면 반드시 검사실에서 수면검사를 받아야 한다.

대개 평지 1 km를 걸어가는데 불편하지 않으며 병원 외래를 방문할 수 있으면 재택 수면 검사나 단순화 수면 검사를 받는 데 안전상의 문제는 없다.

재택 수면검사나 단순화 수면 검사의 정확도에 대해서는 논란이 있다. 하지만 환자의 병력이나 신체진찰 소견 등을 종합적으로 분석한다면 별다른 어려움은 없을 것으로 본다.

수면검사 시설이 2500곳 이상 되는 미국에 비해 100곳이 채 안 되는 것이 우리나라의 현실이다. 그런데 수면검사를 필요로 하는 사람은 최소 120만명 이상의 폐쇄성 수면 무호흡증후군 환자와 지속적 양압호흡기(CPAP)가 필요한 최소한 40만명 이상의 폐쇄성 수면 무호흡 증후군 환자가 있다. 이런 현실 속에서 수면다원검사와 함께 재택 수면검사나 단순화 수면 검사 도입을 적극 고려할 수밖에 없을 것이다.

수면질환에는 인류진화의 비밀 숨어있다

코골이는 인간의 언어사용 특권에 대한 대가

인류는 약 700만 년 전(사헬란트로푸스 차덴시스 화석)에 침팬지와 갈라져 새로운 종으로 진화를 시작하였다. 그리고 600만 년 전에 이미 두발로 걸었던 것으로 추측된다(오로린 투게넨시스 화석).

인간이 두 발로 서서 손의 자유를 획득한 것은 인류 역사의 큰 진전이었다. 240만 년 전에 나타난 호모 하빌리스는 이름 그대로 도구를 사용하는 원인이었다. 주먹도끼나 망치를 만들어 썼으며 대뇌의 용량도 커지면서 인간다운 생활에 가까워졌다. 곧 선사람(직립 원인: 호모 에렉투스 180만~10 만 년 전)에 이르면 현대의 인류와 비슷한 체형을 갖추게 되었고 불을 이용하여 음식을 익혀 먹을 줄 알게 되었다. 직립 원인은 그동안 살아 왔던 동아프리카를 벗어나 전 지구로 퍼져나가는 긴 여정을 시작하였다고 한다.

인간이 침팬지나 원숭이 같은 영장류 동물과 구별되는 가장 큰 특징의 하나는 언어를 사용한다는 점이다. 혀뿌리 뒷부분의 열려진 공간은 많은 구별되는 발음을 낼 수 있게 하는 오직 인간만이 가진 독특한 구조이다.

20만~3만 년 전에 걸쳐 지구상에 살았던 네안데르탈인들은 장례 의식이나 예술적인 감각을 가졌다는 증거들이 있다. 네안데르탈인은 현대인의 조상은 아닌 것으로 보이지만, 현대인의 DNA와 99.5%가 같은 점이 눈에 띈다. 침팬지와 인간의 DNA가 99% 같은 점과 비교하면 현대인에 그 만큼 더 가까워진 것이다. 그리고 마침내 20만 년 전에 현대인의 조상인 슬기사람(호모 사피엔스)이 지구상에 출현하였다. 지구를 뒤덮었던 추운 빙하기에 태어난 이들은 뛰어난 사냥 기술을 개발하였고 동굴이나 바위에 지금도 우리가 볼 수 있는 그림을 그려 예술적인 감성을 전하고 있다.

현대인의 직접 조상이 되는 슬기슬기사람(호모 사피엔스 사피엔스)은 약 4만 년 전에 출현하였다. 인간이 침팬지나 원숭이 같은 영장류 동물과 구별되는 가장 큰 특징의 하나는 언어를 사용한다는 점이다. 많은 학자들이 인류와 가장 가까운 침팬지에게 언어를 가르치려고 노력하였다. 그러나 인간의 체계적인 언어를 침팬지에게 배우게 할 수는 없었다.

사람과 침팬지의 구강구조 차이는?

인류는 아마도 슬기사람에서 슬기슬기사람에 이르는 20만~4만 년 전 기간에 언어생활을 시작한 것으로 보인다.

언어를 사용하려면 먼저 해부학적 구조의 변화인 하

〈그림 1〉

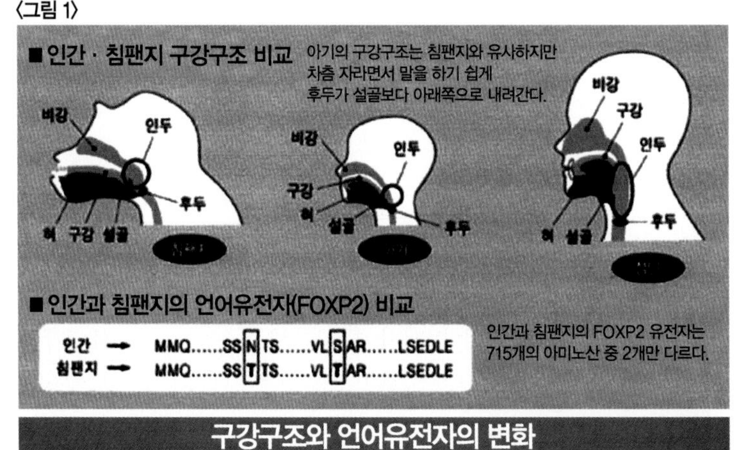

구강구조와 언어유전자의 변화

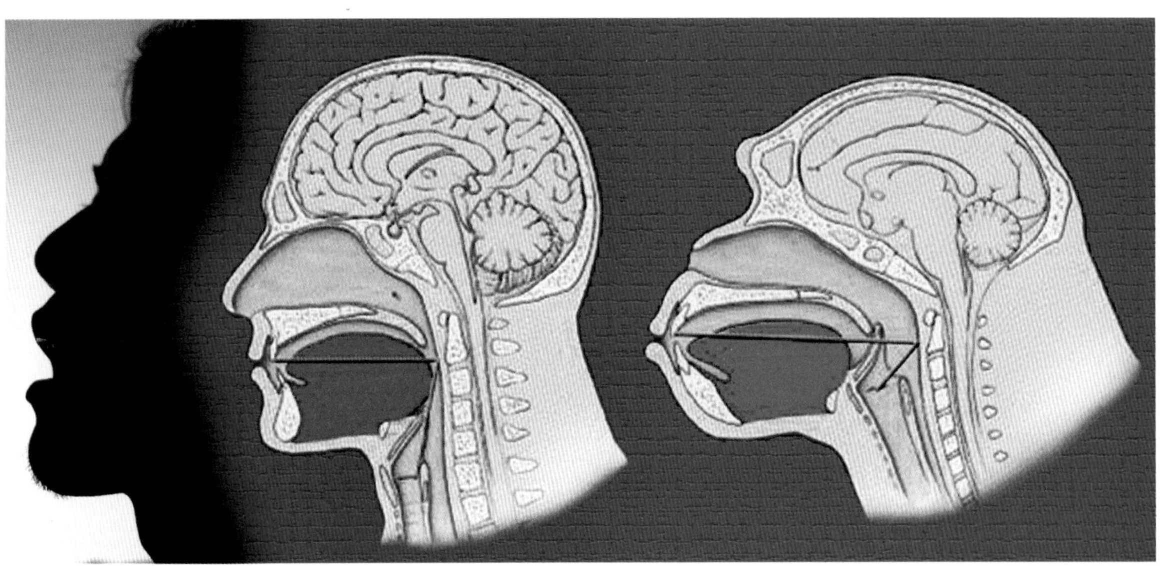

〈그림 2〉 사람과 침팬지의 후두상부 발성기도의 비교(좌－인간, 우－침팬지)

드웨어 변화와 언어를 구사하는데 필요한 언어유전자(FOXP2)의 변화인 소프트웨어 변화를 둘 다 갖추어야 한다. 그래서 많은 사람들이 침팬지에게 태어나자마자 인간과 같은 환경을 만들어 언어를 배우게 하였으나 성공하지 못했던 이유이다. 바로 인간과 침팬지는 언어유전자로 구현되는 715개의 아미노산 서열 중에서 단 두 곳이 틀리기 때문이다(**그림 1 참조**).
그리고 하드웨어 변화, 즉 안면골의 변화로 사람은 침팬지와 달리 대뇌가 얼굴보다 더 위로 올라가고 후두가 아래로 내려오게 된다. 그래서 혀뿌리의 뒷부분이 공명하기 쉬운 구조를 갖추게 됐다(**그림 2 참조**).
드디어 인간이 말을 할 수 있게 된 것이다. 혀뿌리 뒷부분의 열려진 공간은 많은 구별되는 발음을 낼 수 있게 하는 오직 인간만이 가진 독특한 구조이다. 그러나 사람이 태어나자마자 이런 구조를 갖는 것은 아니다. 갓난 아기는 말을 할 수 없고 울음소리밖에 내지 못하는데 이것은 갓난아이의 구강구조가 침팬지와 같이 비교적 딱딱한 보호구조인 연골 등으로 보호되는, 그래서 숨을 잘 쉴 수 있게 하는 숨길을 갖고 있기 때문이다.

점차 성장하면서 어른에 가까운 구조로 바뀌며 옹알이를 거쳐 언어를 구사할 수 있게 된다. 인류의 언어생활을 향한 수백만 년의 긴 진화의 여정이 한 인간이 태어나면서부터 다시 반복하는 과정에서 저 유명한 '개체 발생은 계통 발생을 되풀이 한다' 는 1866년 독일의 헤켈이 발표한 법칙이 구현되는 것이다.
지구상에서 오직 인간만이 갖고 있는 구강 구조는 보호되지 않은, 그래서 문제가 생기기 쉬운 구조이다. 깨어 있을 때는 숨 쉬는 통로를 유지하게 해주는 기도확장근이 작용해 숨이 막히는 일은 거의 일어나지 않는다. 그러나 밤에 누워 자면 혀가 중력의 영향으로 밑으로 내려오고, 따라서 숨길이 좁아져 숨쉬는 소리가 거칠어지고 주기적으로 진동을 일으키게 된다. 그리고는 "드르렁 드르렁" 하는 코골이 소리가 난다. 더 심하게 숨길이 막히면 완전 폐쇄가 일어나고 아무 소리도 나지 않는다. 다음에는 우리 몸의 방어기전이 작동하여 숨 쉬려는 노력이 지속된다. 그래서 "흡 흡"하는 소리가 나고 이윽고 숨길이 다시 열리면서 "푸우"하고 숨쉬는 소리가 난다.
그래서 폐쇄성 수면 무호흡이 있는 환자의 옆에서 잘 때 숨쉬는 소리를 들어 보면 처음의 "드르렁 드르렁" 하는 연속적인 코골이 소리가 나다가, 아무 소리도 안 나는 무호흡이 중간 중간 있다가 숨쉬려는 노력을 나타내는 "흡 흡"하는 소리가 나고 이윽고 숨길이 열리고 숨을 다시 쉬는 "푸우 푸우"하는 소리가 순서대로 들린다. 이것이 바로 인간이 언어를 사용하는 능력을 획득하는 대신에 지불하는 생물학적 대가인 것이다.

Medical
Focus 2

옛 문헌과 역사에서 나타난 수면 무호흡증

수면 무호흡이 질환으로 인정된 지 불과 35년

비만인 사람이 잘 때 코를 잘 골고 수면 중간 중간에 숨을 안 쉬는 무호흡이 있으며 낮에 잘 졸린다는 특징을 가진 폐쇄성 수면 무호흡증후군은 아주 오래 전부터 많은 사람이 주변에서 흔히 보아왔던 일이다. 옛날 로마시대 문헌에도 잘 때마다 문밖에서도 코고는 소리가 들린다는 비만 환자에 대한 기록이 있고 16~17세기 셰익스피어의 문학 작품에 나오는 폴스타프(Falstaff)에 대한 묘사에서도 나와 있다. 그리고 '올리버 트위스트', '크리스마스 캐럴' '데이비드 카퍼필드' 같은 명작을 남긴 영국의 저명한 국민 소설가 찰스 디킨스의 소설인 '픽윅 클럽의 유서' 에 나오는 뚱뚱이 조(Joe, the fat boy)로 인해 사람들에게 널리 알려졌다.

1980년대 초까지만 하더라도 폐쇄성 수면 무호흡증후군은 아주 드문 질환이라고 생각됐다. 폐쇄성 수면 무호흡증이 사실은 드물지 않으며 아주 흔한 질환이라는 것이 1993년 미국의 테리 영이 실시한 위스콘신 공무원을 대상으로 한 역학조사에서 밝혀졌다.

당시 찰스 디킨스의 인기는 하늘을 찔렀고 신문에 연재소설을 실으면 사람들이 앞다투어 신문을 사 보았다고 한다. 대서양을 건너 멀리 있던 미국에서도 배가 항구에 도착하면 찰스 디킨스의 소설이 실린 신문을 서로 먼저 사보려 했을 만큼 인기가 있었던 대중 소설가 였기에 '픽윅 클럽의 유서' 에서 묘사된

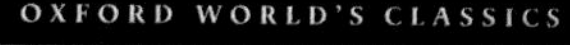
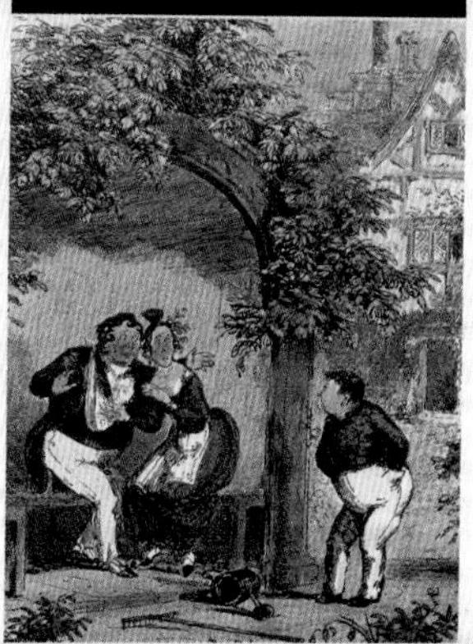

찰스디킨스가 지은 '픽윅 클럽의 유서' 표지

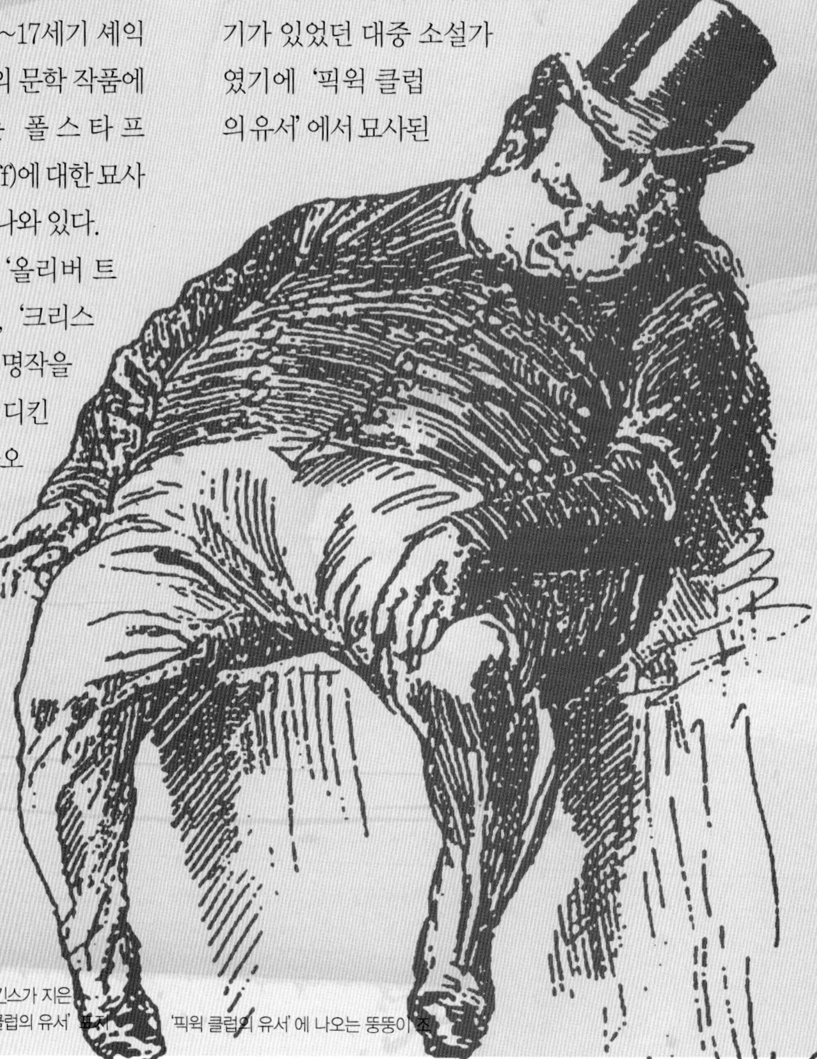
'픽윅 클럽의 유서' 에 나오는 뚱뚱이 조

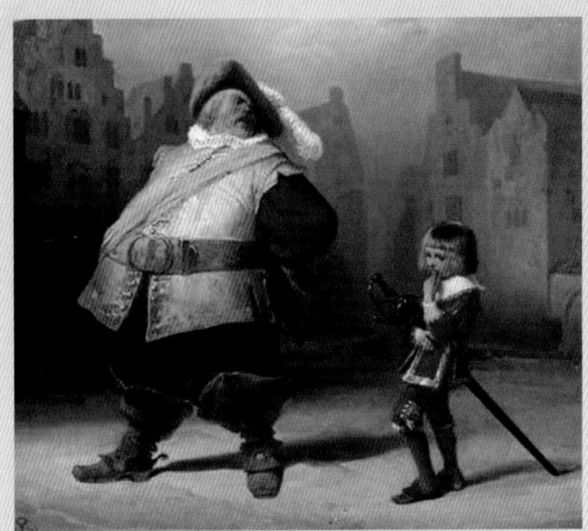

폴스타프

뚱뚱이 조의 모습은 그만큼 더 선명하게 일반인에게도 알려졌다. 지금 생각해보면 뚱뚱이 조는 심한 폐쇄성 수면 무호흡증후군과 비만 저환기 증후군 그리고 심부전 같은 복합 질환을 앓았던 환자로 보인다. 많은 사람들에게 널리 알려져 있는 루이스 캐럴의 '이상한 나라의 앨리스' 에 보면 늘 졸고 있으며, 잠에 빠지면 바로 숨을 못 쉬고 잠에서 깨어나야 숨쉬는 전형적인 폐쇄성 수면 무호흡 증후군의 임상 양상을 '겨울잠쥐(dormouse)' 를 빌려 묘사하였다.

당시의 의학사의 흐름을 보면 19 세기 전반기까지 세계 의학을 주름잡던 프랑스 의학이 19세기 후반기로 접어들면서 피르호(virchow)로 대표되는 독일 의학에 주도권을 내어주고 있었다.

피르호가 정립한 세포병리학은 그 전까지 알고 있던 질병의 원인을 세포 수준의 병리 소견으로 설명한 것으로, 현대적인 의학의 모습을 갖추기 시작했다. 단순히 환자들의 신체에 나타나는 증상이나 징후 수준이 아니라 현미경으로 확인되는 세포 조직의 병리 소견을 명확하게 확인함으로써 '확실한' 의학이 된 것이다.

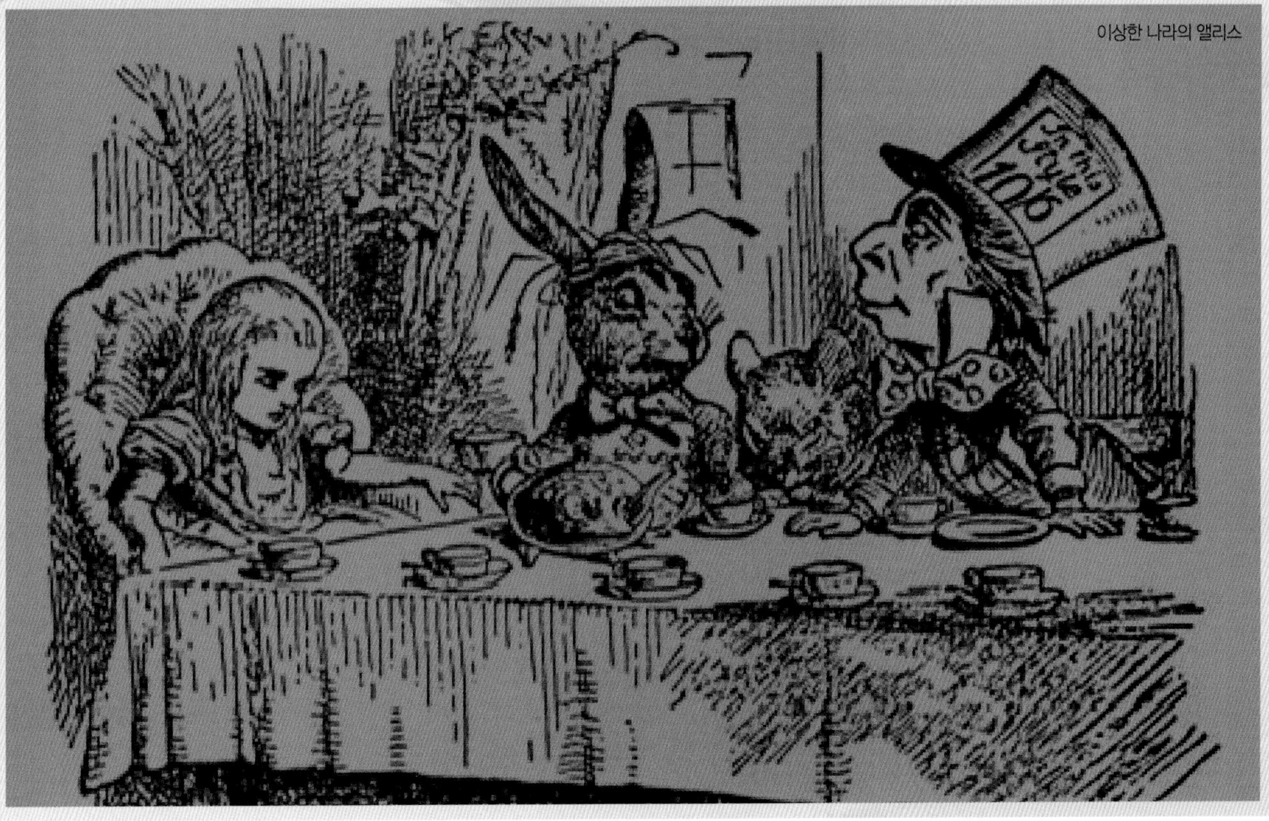

이상한 나라의 앨리스

그리고 19세기 말에서 20세기 초까지 결핵균을 비롯한 미생물의 발견으로 질병의 원인은 궁극적으로 확인될 수 있으며, 인류는 질병의 정복을 눈앞에 다가왔다고 생각하게 됐다.

이 때문에 19세기 후반기부터 20세기 전반기까지 이어지는 의학의 시대정신은 '확실한' 병인(病因)을 찾아 질병을 해결하는 것이었다. 이러한 시대적 배경에서 현미경으로 확인되지 않거나 원인 미생물이 발견되지 않는 질환은 설 자리가 없었다.

그래서 막연히 낮에 많이 졸리는 증상은 임상적으로 연구할 가치가 없는 것으로 여겨졌다. 졸림증이 심한 경우 뇌종양이 있거나, 아프리카 여행 중에 체체파리에 물려서 생긴 수면병이라면 몰라도 아무 조직병리소견이나 원인 미생물이 보이지 않는 수면 무호흡은 하나의 독립된 질환이라 부르기가 어려운 분위기였다.

이런 상황에서 1877년 베스트팔에 의해 기면병(졸림증과 함께 갑자기 다리 힘이 빠지는 탈력 발작인 특징인 질환이다)이 보고된 뒤 폐쇄성 수면 무호흡증후군의 경우 기면병이나 다른 질환에 동반되는 증상으로 보는 것이 대세였다.

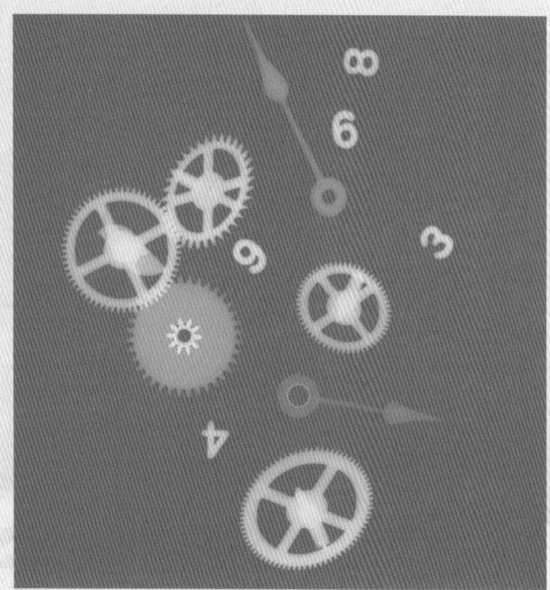

이는 지금은 수면의학 분야에서 국제적으로 가장 유명하고 가장 많은 연구 업적을 갖고 있는 학자인 미국 스탠퍼드대 크리스티앙 길미노(Christian Guilleminault)가 1972년 미국의 유수한 의학잡지인 '뉴 잉글랜드 저널 오브 메디신(New England Journal of Medicine)'에 폐쇄성 수면 무호흡의 임상 양상과 수면 검사 소견을 정리하여 기고하였을 때 논문게재가 거부되었던 점을 보더라도 익히 짐작할 수 있는 일이다.

그러다가 전기를 맞는다. 1973년 크리스티앙 길미노가 '사이언스(Science)'지에 '수면 무호흡을 동반한 불면증 – 새로운 증후군(Sleep apnea with insomnia –a new syndrome)'이라는 논문을 게재했다. 비로소 수면 무호흡증이 독립적인 질환으로 인정받게 된 것이다.

이로부터 계산하면 수면 무호흡증이 하나의 질환으로 공인된 지 불과 35년 밖에 되지 않는다. 더욱이 1980년대 초까지만 하더라도 폐쇄성 수면 무호흡증후군은 아주 드문 질환이라고 생각됐다.

폐쇄성 수면 무호흡증이 사실은 드물지 않으며 아주 흔한 질환이라는 것이 1993년 미국의 테리 영이 실시한 위스콘신 공무원을 대상으로 한 역학조사에서 밝혀졌다. 이 연구에서는 폐쇄성 수면 무호흡이 성인 남성의 24%, 성인 여성의 9%나 되며, 졸림 증상이 있는 폐쇄성 수면 무호흡증후군은 성인 남성은 4%, 성인 여성은 2%에 달한다는 결과가 나왔다.

그 결과를 바탕으로 1993년 미국은 폐쇄성 수면 무호흡에 대한 전국적인 계몽 운동에 들어가기도 했다. 미국인들은 "미국이여 깨어나라!(Wake up America : A National Sleep Alert)"라고 외치게 됐다.

코골이 · 수면 무호흡에 관한 상식, OX 퀴즈

X 코골이는 숙면의 상징이다.

코골이는 부분적 상기도 폐쇄의 증상이다. 수면 중 근육이 이완되어 목젖이 처지게 되면서 목젖, 인구, 구개 등이 떨리면서 소리가 나는데 이것이 코골이다. 그러므로 코골이는 상기도가 부분적으로 좁아져서 나는 소리이며, 수면 무호흡이 있을 가능성을 알리는 것으로 오히려 숙면을 방해한다.

X 잠을 잘 자면 수면 무호흡은 없다.

대부분 수면 무호흡 환자들은 잠은 잘 잔다고 말한다. 하지만 자신도 모르게 잘 자지 못 한다. 이 사실을 본인은 몰라도 잠을 같이 자는 가족들은 그가 수면 중 코골이가 있는지 무호흡이 얼마나 자주 또 길게 발생되는지를 안다. 그러므로 환자 스스로 잠을 잘 잔다고 생각해도 수면 무호흡이 있을 수 있다.

O 수면 무호흡은 고혈압 · 뇌졸중과 밀접한 관련이 있다.

수면 중에 일어나는 무호흡에 의해 저산소증이 발생된다. 이로 인해 정상적으로 안정되어야 할 교감신경계가 수면 중에도 계속 자극되는데, 고혈압이나 동맥경화와 관련 있는 카테콜라민(Catecholamine)이 증가되어 고혈압과 뇌졸중을 잘 일으킨다.

X 수면 무호흡은 수면제를 복용하면 좋아진다.

수면제를 복용하면 수면 무호흡은 더 악화될 수 있다. 수면 시 상기도 근육 긴장도가 감소되어 상기도 폐쇄는 더 심하게 일어나서 무호흡이 악화된다. 수면 무호흡 자체를 치료해야 한다.

X 낮잠을 많이 자면 수면 무호흡이 좋아진다.

수면 무호흡 환자들은 늘 잠이 부족하기 때문에 낮잠을 많이 잔다. 낮잠뿐만 아니라 일상생활중이나 업무, 운전 중에도 주의력이 떨어지고 쉽게 잠에 빠지기 쉽다. 수면 무호흡으로 인하여 야간에 숙면을 취하지 못하기 때문에 주간 졸음증이 생긴다. 수면 무호흡이 있어 주간에 낮잠을 많이 자는 것이지 주간에 잠을 많이 잔다고 수면 무호흡이 호전되지 않는다.

X 하루 5시간만 자면 일상생활에 문제없다.

적절한 수면 시간은 개인차가 있지만 5~8시간이다. 수면 무호흡 없이 5시간 이상 숙면한다면 일상생활에 문제가 없다. 그러나 수면 무호흡이 있으면 8시간 이상 수면을 한다고 해도 완전한 잠(수면)이 아니기 때문에 항상 잠이 부족하게 된다. 그러므로 수면량(시간)보다 수면의 질과 규칙적인 수면 습관이 더 중요하다.

X 술을 한 잔 하고 자면 수면 무호흡은 좋아진다.

음주(술)는 수면 무호흡을 더 악화시킨다. 약물과 마찬가지로 음주 후에 몸 근육이 이완되는데, 수면 시 상기도 근육이 이완되면 상기도 폐쇄는 더 심하게 일어나서 무호흡이 악화된다. 이때 금주만으로도 수면 무호흡이 호전될 수 있다.

X 수면 무호흡증 환자는 잠이 들기 힘들다.

잠을 자려고 시작한 시간부터 잠들기까지 시간을 수면 잠복기(sleep latency)라고 한다. 수면 무호흡 환자들은 늘 잠이 부족하기 때문에 머리만 붙이면 곧바로 잠이 든다. TV나 책 또는 영화를 보다가 10분 이내 자기도 모르게 잠들었다면 수면 무호흡을 의심해보아야 한다.

X 지속적 양압호흡기(CPAP)를 하면 잠을 이룰 수 없다.

수면 무호흡의 가장 효과적인 치료는 지속적 양압호흡기(CPAP)이다. 이 치료는 코 또는 코와 입에 쓴 마스크를 통하여 기도가 열릴 수 있을 정도의 양압을 주는 방법으로, 개인에 맞는 압력을 결정한 후에 밤마다 사용하면 수면 무호흡 치료에 매우 효과적이다. 수면 무호흡이 없는 잠을 자고 나면 피로회복이 되어 건강한 잠을 잘 수 있다.

O 수면 무호흡은 성기능을 떨어뜨린다.

수면 무호흡 환자는 저산소증으로 인하여 고혈압, 동맥경화, 뇌졸중, 관상동맥 질환 등의 심장질환이 발생될 가능성이 높다. 그러므로 만성 피로와 발기부전 등이 발생될 가능성이 높아 성기능이 떨어지게 된다.

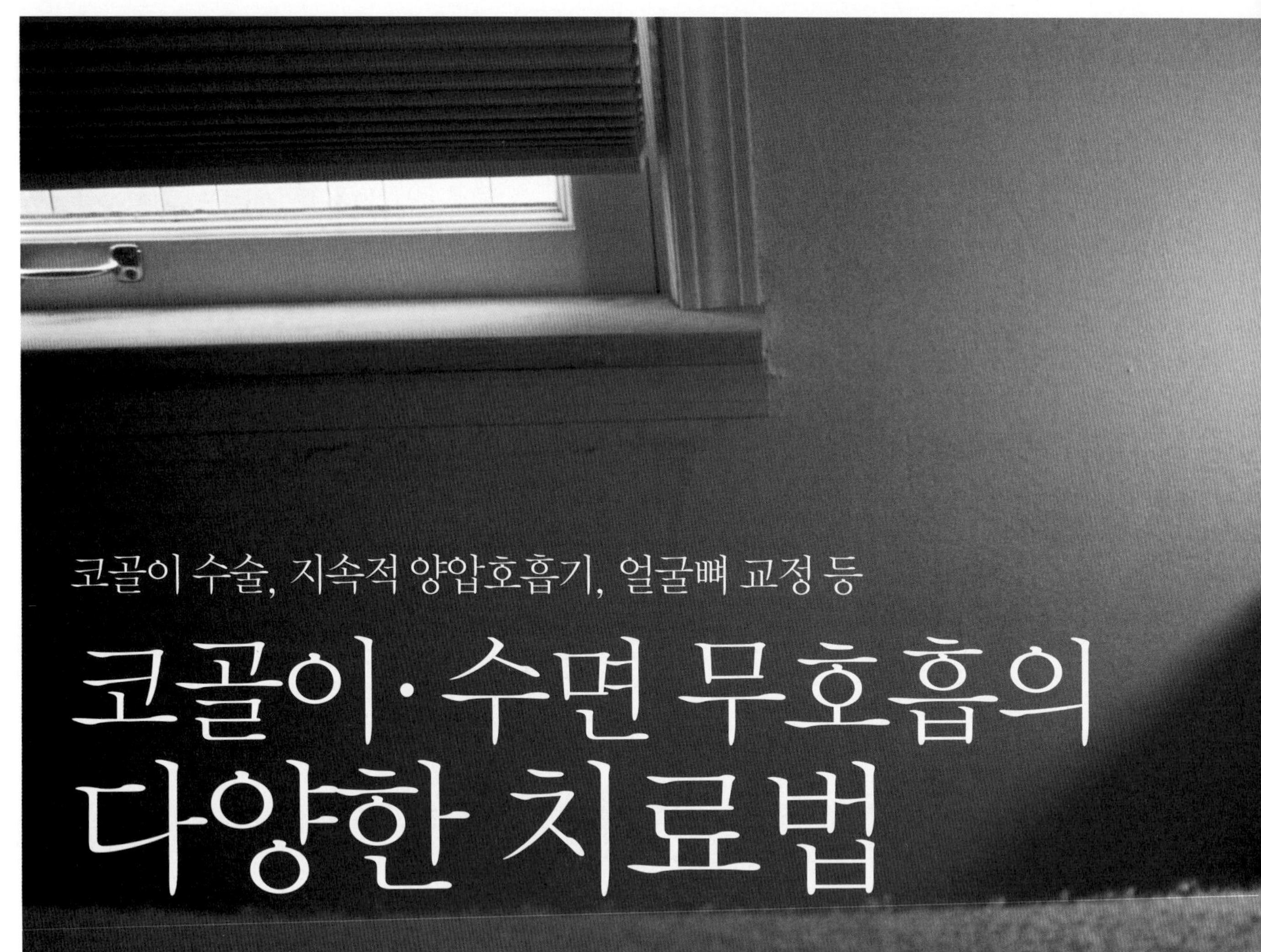

코골이 수술, 지속적 양압호흡기, 얼굴뼈 교정 등

코골이·수면 무호흡의 다양한 치료법

1 살빼기가 기본… 옆으로 누워자기도 도움

TIP. 코골이와 수면 무호흡증을 예방하기 위한 생활습관의 개선 방법은?

2 코골이 원인에 맞는 수술법 택해야

3 연구개 임플란트, 고주파 수술 등 다양하게 개발 중

4 얼굴뼈 조절해 기도를 넓혀주는 수술 등 시행

지속적 양압호흡기

5 심한 수면 무호흡증 치료에 가장 효과

6 적절한 공기압력 결정이 가장 중요

7 좁아진 목을 넓혀주는 다양한 장치들 나와있어

수면다원검사

8 수면질환 치료 잘 됐는지 여부 확인키 위해

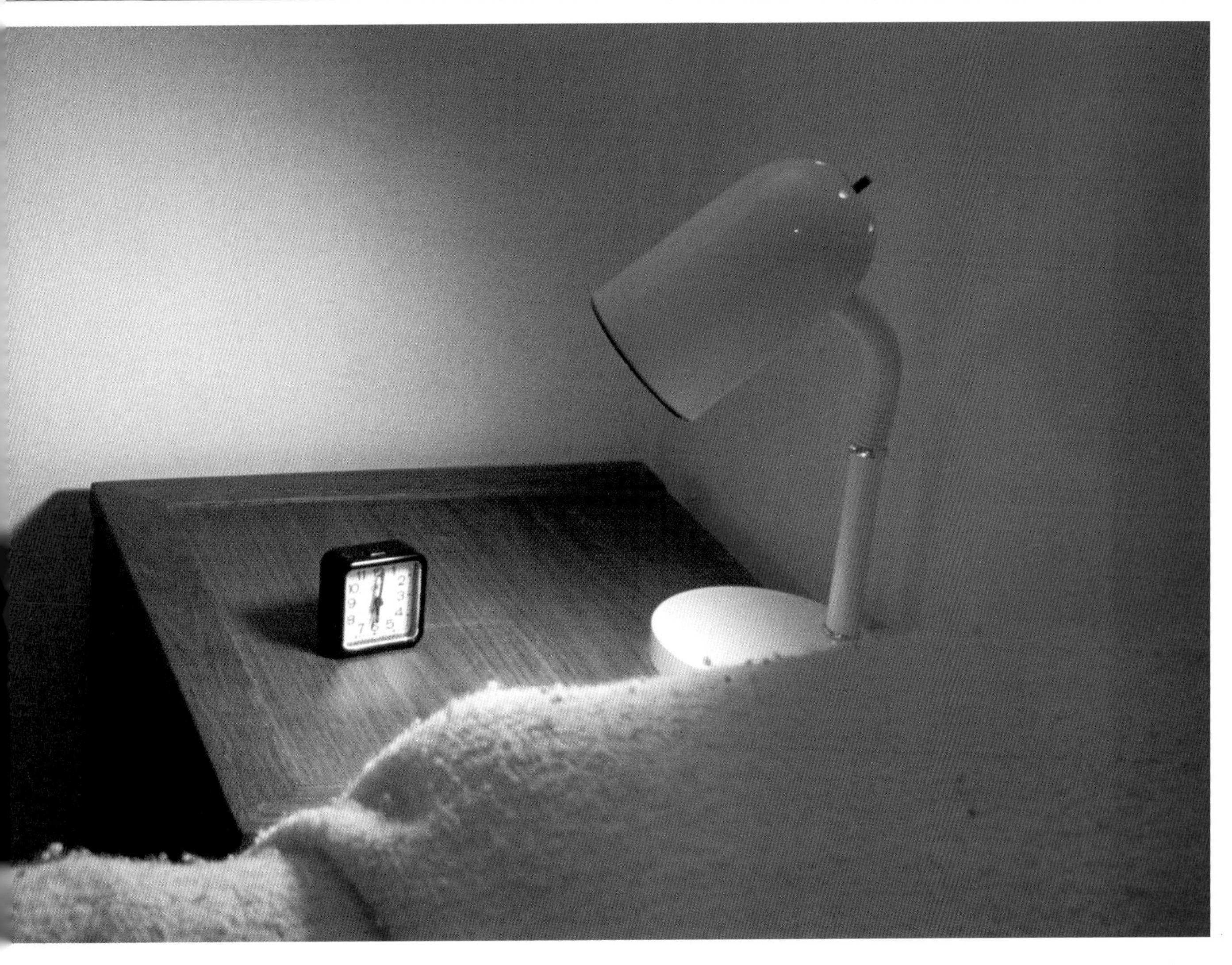

수면 무호흡증이 있으면서 잠자는 동안 10초 이상 숨을 쉬지 않는 증상이
한 시간에 5~7회 이상 지속되면 치료가 필요하다.
수면습관 개선과 아울러 코골이 수술, 호흡을 돕는 마스크, 구강 내 장치 등을 고려할만하다.

집필진 : **김성완** 경희대병원 이비인후과 교수 **김성택** 연세대치과병원 구강내과 교수 **김형준** 연세대치과병원 구강악안면외과 교수
염호기 서울백병원 호흡기내과 교수 **윤창호** 인하대병원 신경과 교수 **이관호** 영남대병원 호흡기내과 교수
이재서 서울대병원 이비인후과 교수 **정석훈** 서울아산병원 정신과 교수

스스로 할 수 있는 코골이 치료

살빼기가 기본… 옆으로 누워자기도 도움

수면 무호흡증후군에 걸릴 가능성이 가장 높은 사람은 30~50대 중년의 비만한 남자다. 수면 무호흡증후군은 여성보다 남성이 약 8배 더 많이 생긴다. 바꾸어 말하면 수면 무호흡증후군 환자의 3분의 2가 비만이다.

1. 코를 고는 남편 우선 응급 조치는?

잠을 자는 동안 코골이가 심하면 배우자들이 흔히 하는 행동이 있다. 코에서 소리가 나니 코를 틀어막는 것이다. 소리는 안 날지 모르지만 잠을 자는 사람, 특히 수면 무호흡이 있는 사람에게는 매우 위험한 행동이다. 그러면 어떻게 하면 코도 좀 덜 골게 하고 수면 무호흡을 줄일 수 있을까? 이미 잠이 든 상태라면 베개를 낮게 하여 목이 꺾이지 않게 하거나, 옆으로 돌아 눕게 하면 코골이-수면 무호흡을 줄일 수 있다. 대부분의 수면 무호흡증후군 환자들에게 코를 고는지, 수면 중 무호흡이 있는지 물어 보면, 자신은 증상을 전혀 모르거나 부정한다. 그러므로 환자의 가족같이 같이 잠을 자는 사람이 수면 중 무호흡을 관찰하는 것이 중요하다.

2. 수면 중 코골이-수면 무호흡을 봤다면 어떻게 하나?

수면 중 코골이-수면 무호흡이 관찰되면 병원에서 수면 무호흡의 정도를 알아보는 검사를 받아야 한다. 수면 무호흡-코골이 진단 후 가벼운 수면 무호흡이 있다면 행동요법으로 규칙적인 수면습관을 유지하고, 규칙적인 운동으로 체중감량을 한다. 또한 수면 중 체위를 변경하거나 음주와 흡연을 중단하는 것으

Health+ Tip

코골이와 수면 무호흡증을 예방하기 위한 생활습관의 개선 방법은?

1. **비만한 경우**에는 충분한 시간을 가지고 지속적으로 살을 빼서(0.5~1kg /1주) **적정 체중을 유지**해야 한다.
2. 몸이 **너무 피곤하지 않게** 일상적인 생활을 유지하고 **하루 7~8시간 정도 충분한 시간** 동안 잠을 잔다.
3. 잠자리에 들기 전에 술을 마시게 되면 목구멍의 공간을 유지하는 근육의 힘이 떨어지기 때문에 **잠들기 전 4시간 내에는 술을 마시지 않는다.**
4. **담배는 끊는다.** 흡연은 첫째, 기도를 자극해 붓기를 유발하여 상기도 협착이 심해질 수 있으며 둘째, 수면 중 니코틴 금단현상으로 생리학적 변화가 일어나며 셋째, 니코틴이 기도 신경에 독성 병변을 일으키기 때문에 코골이를 유발할 수 있다.
5. **적당하고 규칙적인 운동(일주일에 5일정도, 하루 30분, 빨리 걷기)**은 목구멍 근육의 힘을 유지하는 데 도움을 준다. 그러나 너무 심한 운동은 오히려 좋지 않고 잠자리에 들기 직전의 운동은 자율신경계를 항진시켜 숙면에 들어가는데 오히려 방해가 될 수 있어 운동은 잠자리에 들기 6시간 전에 마치는 것이 좋다.
6. 잠자기 전에 **수면제, 항히스타민제, 신경안정제 등의 복용은 피한다.**
7. **옆으로 누워서 자는 것**이 좋다. 똑바로 누워 자는 경우에는 중력에 의하여 혀가 뒤로 밀려 목구멍은 더 좁아질 수 있다.
8. 침대생활을 한다면 가능한 **전체적으로 침대의 머리와 상체부분을 10cm 정도 높게** 해주는 것이 좋다. 그러나 너무 높고 두꺼운 베게는 목을 꺾어서 목구멍을 더 좁힐 수 있기 때문에 사용하지 않는다.

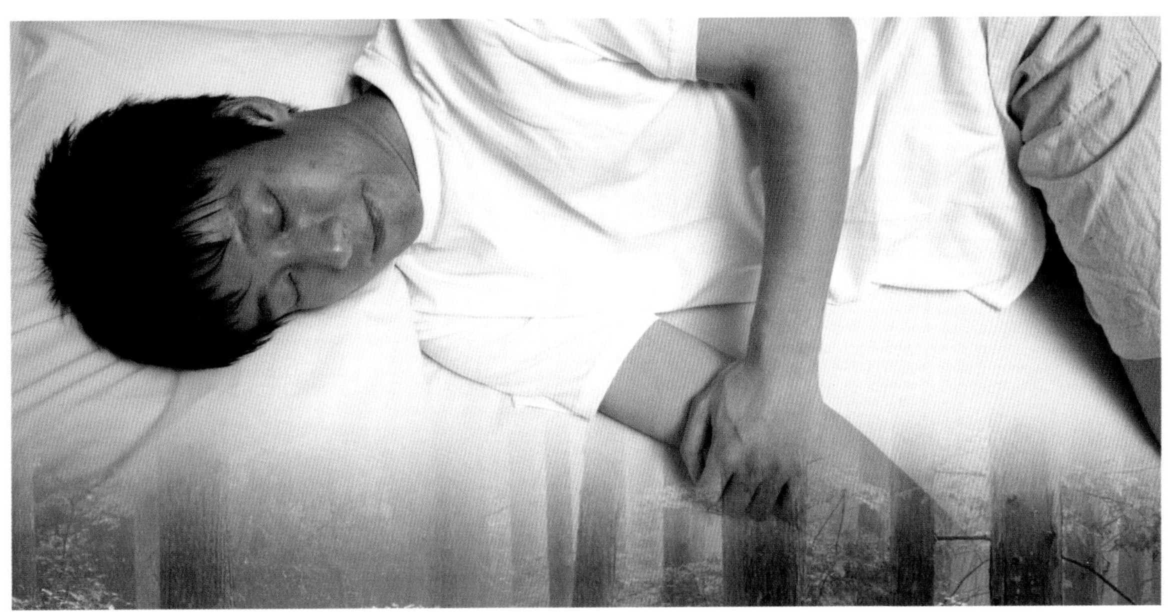

로 치료될 수 있다. 하지만 근본적으로 수면 무호흡의 위험인자를 제거하는 것이 중요하다.

3. 보조적인 치료

수면 무호흡 증후군에 걸릴 가능성이 가장 높은 사람은 30~50대 중년의 비만한 남자다. 수면 무호흡 증후군은 여성보다 남성이 약 8배 더 많이 생긴다. 바꾸어 말하면 수면 무호흡증후군 환자의 3분의 2가 비만이다. 즉, 수면 무호흡의 가장 중요한 원인은 비만이다. 예를 들어 목둘레가 17인치(43.2cm) 이상이면 수면 무호흡 빈도가 증가한다. 비만을 치료하는 것이 무엇보다 중요한데 수면 무호흡이 있는 환자는 무호흡으로 인하여 만성피로와 주간 졸음증이 있기 때문에 운동량이 줄어 살빼기가 매우 어렵다(**그림 1. 수면 무호흡의 악순환**). 수면 무호흡을 먼저 치료하면 생활 태도가 달라져 살이 빠지고, 살이 빠지면 무호흡이 줄어 소위 선순환적 생활이 되어 수면 무호흡이 좋아질 수 있다. 음주 후에는 수면 무호흡이 악화될 수 있으므로 음주 및 흡연을 중단하는 것은 치료에 도움이 된다. 산소 공급은 일반적이지 않지만 폐질환과 동반된 경우 도움이 될 수 있다.

잠이 든다 → 숨을 멈춘다 (상기도 폐쇄) → 혈액내 산소 부족 → 심계항진 (빈맥, 고혈압) → 대뇌 호흡 중추자극 (잠에서 깸) → 호흡재개 → 잠이 든다

〈그림 1〉 수면 무호흡의 악순환

4. 근본적인 치료

하지만 중등증 이상의 수면 무호흡이 있거나 수면 무호흡으로 인하여 고혈압 또는 허혈성 심장질환이 동반된 경우 장기 사망률이 증가하므로 반드시 적극적인 치료가 필요하다. 지금까지 지속적 양압 치료가 가장 효과적이라고 알려져 있으며 기도폐쇄를 초래하는 편도선염 등이 있을 때는 외과적 절제가 선택된다. 여러 가지 약물 (medroxyprogesterone, acetazolamide, protriptyline) 등이 부분적인 효과를 보인다.

코골이·수면 무호흡증 수술의 종류

코골이 원인에 맞는 수술법 택해야

수면 무호흡증과 코골이에 대한 수술은 한 가지가 아니라 무척 다양하다. 따라서 환자에 따라 적당한 수술방법을 선택하는 것이 무엇보다 중요하다. 아울러 한 번의 수술이 실패했다고 다른 수술도 효과가 없다는 것은 절대 아니라는 점을 알아야 한다. 환자의 기도가 막힌 부위를 찾는 노력이 필요하고 그에 맞는 수술이 필요하다.

35세의 K씨. 내무반이 떠나갈 정도의 코골이와 숨이 넘어갈 듯한 수면 무호흡으로 군 생활동안 주변의 고참들과 동료들에게 꽤나 구박을 받았다. 그는 군에서 제대하자마자 큰 맘 먹고 병원을 찾아 코골이 수술이라는 것을 받았다.

목젖을 잘라내고 편도를 떼어내는 수술을 받고 코골이는 조금 좋아졌으나, 여전히 밤마다 나타나는 무호흡 때문에 가족들의 걱정이 많았다. 통증에다 번거로움까지 참고 수술했건만 그 이후의 결과는 그리 만족할만하지 않았다. 그 상태로는 결혼도 자신이 없었고, 사회생활도 문제가 될 판이었다. 해결책을 찾고자 다른 병원을 찾은 그는 여러 가지 검사를 한 결과 혀뿌리 쪽이 막혀 있고 구강 구조에 이상이 있다는 얘기와 함께 다른 수술을 권유 받았다.

두 번째 수술은 조금은 더 큰 수술인 듯했다. 아래턱을 절제해 혀뿌리를 당겨주고 비염으로 막혀있던 코까지 수술을 받았다. 이 수술 이후에는 조용한 밤 시간과 개운한 아침을 맞이하는 기쁨을 누리고 있다. 아침의 느낌을 그는 이렇게 표현한다.

"습한 지하 방에서 살다가 갑자기 산속에 사는 느낌이에요."

이제는 그 동안 미뤄왔던 결혼도 계획하고 있다.

코골이 수술법은 무척 다양하다. 현재까지 가장 많이 시행되는 코골이와 수면 무호흡증 수술법은 '구개수 구개인두 성형술(UPPP)' 이다. 입안에서 목 부분이 비대해져 늘어진 목젖, 입천장의 일부(연구개), 편도와 주변의 점막을 적절하게 잘라내 목안의 공간을 넓혀주는 수술이다. 코골이나 수면 무호흡증 환자들에게 일반적으로 시술할 경우 수술 성공률은 40~50% 정도이나, 경험 많은 전문의가 적응증이 되는 환자에게 시행하면 성공률은 70~80%에 이르는 것으로 보고돼 있다.

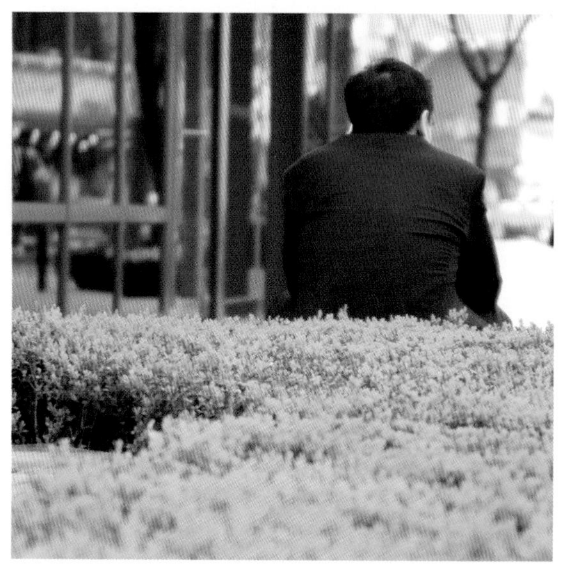

코골이와 수면 무호흡 수술법은 이밖에도 무척 다양하다. 수술법의 선택은 상기도(코에서부터 기관지까지의 기도)의 어느 부위가 막혀 있느냐에 따라 달라진다. 다시 말해 좁아진 부위가 전혀 없는 코골이 환자의 경우에는 수술을 해도 성공을 기대하기 어렵다는 뜻이다.

따라서 수술은 환자마다 다르게 선택돼야 한다. 우

선 연구개와 목젖 부위가 좁아진 환자는 편도 제거 수술이나 목젖 부위의 수술로 해결할 수 있다. 하지만 더 아래 상기도인 혀뿌리가 막힌 환자는 이런 수술로 좋아질 수 없다. 문제는 한 부분이 좁아진 경우보다는 여러 부위가 좁아진 코골이 환자가 많다는 점이다. 따라서 코 안이 좁아진 환자는 코를 넓혀주고 연구개 부위가 좁아진 환자는 그 부위를, 혀뿌리가 좁아진 환자는 혀뿌리 부위를 넓혀주는 수술을 받아야 한다. 그래서 여러 가지 수술법의 조합이 필요하다고 하는 것이다.

코부터 살펴보면 콧살이 커지는 만성 비후성 비염, 코의 중간 판인 비중격이 휘어 코가 막히는 비중격 만곡 등이 원인이 경우가 있다. 코막힘이 있으면 비염 수술과 비중격 교정술 등 코 막힘을 해결하는 수술을 받을 수 있고, 콧속 물혹이 있거나 부비동염(축농증)이 있으면 부비동 내시경 수술을 먼저 받을 수도 있다. 목젖 부위(흔히 구개인두 부위라고 한다)에 대한 수술 방법은 더욱 다양해서 가장 보편적으로 행해지는 구개수 구개인두 성형술부터 구개수 피판술 등의 변형된 여러 가지 기법으로 수술이 있다. 최근에는 고주파나 임플란트 수술도 통증 없이 적합한 환자들에게 적용되고 있다.

혀뿌리 쪽의 수술도 다양하다. 얼마나 심한가에 따라 고주파를 이용한 설근부 축소술이나 혀의 근육이 붙어있는 부위인 턱뼈의 일부를 잘라 혀의 근육을 앞으로 내주어 기도를 넓히는 이설근 전진술(그림 1)이나, 근육들이 붙어있는 설골을 당겨 혀뿌리 부위의 기도를 넓혀주는 설골근 절개거상술(그림 2) 등의 시술이 가능하다. 이렇게 여러 가지를 조합해 수술해도 치료되지 않는 환자들의 경우 상기도 전체를 넓혀주는 상하악 전진술(그림 3)도 고려된다. 다만 이 수술은 비용도 만만치 않고 수술 후의 몇 가지 합병증이 발생할 수 있어, 앞의 다른 수술을 조합해도 치료되지 않는 환자에게만 행해지는 수술이다.

국내에서도 2000년대 이후 이런 여러 가지 수술 방법이 도입되어 많은 환자들에게 좋은 성과를 거두고 있다. 수면 무호흡증 수술의 창시자라고 할 수 있는 미국 스탠포드대 넬슨 파월과 로버트 라일리 교수팀은 좁아진 각 부위의 수술을 조합해서 하는 1단계 수술로 약 70% 정도의 환자에게서 좋은 결과를 보았다. 또 1단계 수술에서 실패한 경우 2단계로 상하악 전진술을 시술해 약 90%의 수술 성공률을 얻었다.

이렇듯 코골이와 수면 무호흡증에 대한 수술은 한 가지만 있는 게 아니라 무척 다양하다는 점을 알아야 한다. 환자에 따라 적당한 수술방법을 택하는 것이 무엇보다 중요하다.

아울러 한 번의 수술이 실패했다고 다른 수술도 효과가 없다는 것은 절대 아니라는 점도 알고 있어야 한다. 환자의 기도가 막힌 부위를 찾는 노력이 필요하고 그에 따라 적합한 수술을 조합한다면 좀 더 좋은 결과를 가져올 수 있을 것이다.

의료기법이 발달되면서 막힌 부위를 찾는 좀 더 좋은 진단 및 수술 기법이 발달해 환자에게 맞춤형 시술이 행해지면 더 좋은 수술 결과를 낳을 것이다.

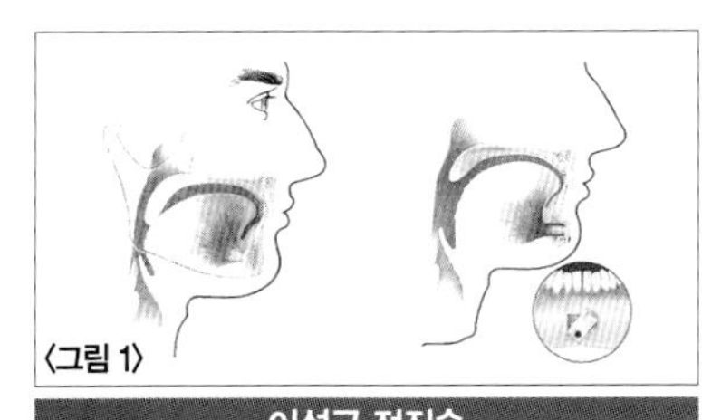
〈그림 1〉
이설근 전진술

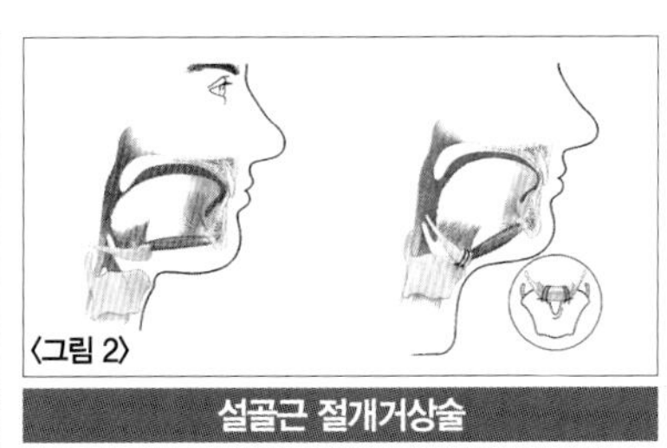
〈그림 2〉
설골근 절개거상술

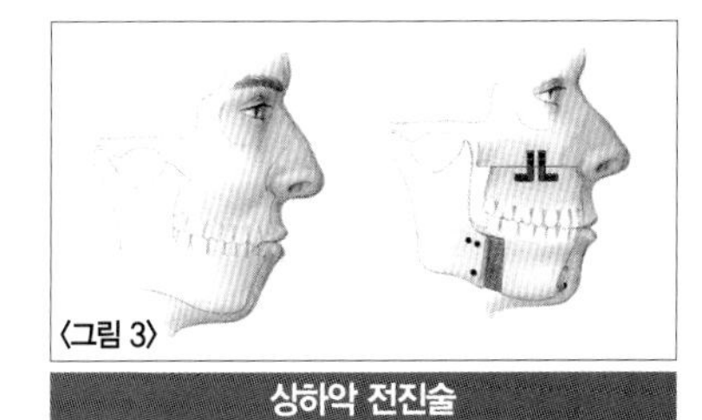
〈그림 3〉
상하악 전진술

코골이의 간단한 치료법들

연구개 임플란트, 고주파 수술 등 다양하게 개발 중

코골이와 수면 무호흡은 매우 다양한 범위의 질환으로 치료 역시 매우 다양하다. 치료 방법의 선택에서 주의해야 할 점은 수면다원검사를 통한 정확한 진단과 코, 구강, 인두, 후두 등에 대한 자세한 이비인후과 검사가 이루어진 후에 가장 적합한 수술 방법을 선택하는 것이다.

충분히 자고 일어났는데도 아침에 머리가 개운하지 않고 낮 동안에 참을 수 없이 졸음이 쏟아지는 일이 많으며 코골이 소리로 주위의 질타를 받는다면, 코골이나 수면 무호흡증을 의심해 봐야 한다.

코골이나 수면 무호흡증이 있으면 자는 동안 폐로 공기가 드나드는 통로가 좁아져서 그 사이를 통과하는 공기의 압력이 높아진다.

우리의 기도는 연구개, 목젖, 편도 등 매우 부드러운 근육과 점막 조직으로 이루어져 있어서, 높은 압력의 공기가 지나가면 부드러운 부분들이 진동하면서 코골이가 발생한다. 만성적인 진동으로 붓기가 생겨 더 늘어지고, 좁아진 부분이 때때로 막히면 수면 중 숨이 끊어지는 무호흡이 발생하기도 한다.

코골이와 수면 무호흡증은 단순히 '시끄럽게 잠자는' 것이 아니라, 깊은 수면을 지속적으로 방해하고 우리 몸의 산소 공급을 밤새도록 중간중간 끊는 '건강의 적' 이다.

코골이나 수면 무호흡증으로 숙면을 취하지 못하면 대부분 낮 동안에 많이 졸리고, 주의 산만, 집중력 저하, 짜증, 우울, 성욕감퇴, 두통 등의 증상이 발생한다. 또한 고혈압이나 부정맥, 심근경색, 뇌졸중 등 심혈관계 질환의 발생 확률이 높아진다.

이렇듯 모르는 사이에 우리의 건강을 위협하는 코골이와 수면 무호흡증에 대해 많이 알게 되면서 치료 방법도 여러 가지가 소개되고 있다.

간단한 수술에서 얼굴 골격 수술에 이르기까지

치료법으로는 체중조절, 수면 자세 조절에서부터 지속적 지속적 양압호흡기까지 매우 다양하며, 수술적 치료 역시 간단한 시술에서부터 얼굴의 골격을 수술하는 방법까지 매우 많은 것들이 소개되고 있다.

여러 가지 수술법 중 가장 적합한 방법을 찾기 위해서는 정확한 검사를 통한 정확한 진단이 매우 중요하다. 코골이도 단순히 코골이만 있는 경우부터 수면 중에 무호흡이 자주 발생하여 심혈관계에 큰 부담을 주는 중증 수면 무호흡증까지 매우 여러 단계가 있다.

좁아지는 부분도 코에서부터 혀뿌리에 이르기까지 개인마다 차이가 있기 때문에, 수술 방법의 선택은 전문가에 의해서 매우 정확하게 선택적으로 이루어져야 한다.

여기에서는 주로 목젖 부위가 좁아져서 코골이나 수면 무호흡이 생긴 경우들 중 단순한 코골이이거나 경증의 수면 무호흡증에서, 국소 마취로 외래에서 비교적 간단히 받을 수 있는 방법들에 대해서 소개하고자 한다.

이 시술들은 간단한 국소마취로 시행할 수 있어 안전하고, 짧은 시간에 시술이 가능하다. 또한 시술 후 음식 섭취에 별다른 제한을 받지 않고 고통이 적고 회복이 빨라 바로 일상생활에 복귀할 수 있는 장점이 있다.

코골이 스프레이는 의사의 처방 없이 살 수 있고, 사용법이 간단하여 시중에 많이 유통되고 있다. 이 스프레이의 주 성분은 천연 고분자 다당질로 코나 목에 뿌

려서 점막을 코팅하여 보습, 윤활이 되게 해 코골이를 줄인다. 즉, 좁아진 기도를 통과하면서 발생한 압력에 의하여 코와 목의 조직이 떨리는 현상을 코팅을 통하여 부드럽게 하여 코골이가 완화되도록 하는 방법이다. 이는 근본적인 코골이 치료법은 아니지만 경미한 코골이나 단기간 사용하기에 편리한 방법이다.

간단한 시술 중 가장 고전적인 시술법이 **레이저 인두 수술**이다. 국소 마취를 한 뒤 레이저를 이용하여 늘어져서 좁아진 연구개와 목젖의 조직을 잘라내는 방법이다. 지혈이 잘 되고 시술이 간단하여 많이 사용되었으나, 고온의 레이저 시술로 인해 주위 연 조직의 손상, 수술 후 상처조직이 수축하는 경향이 크고, 통증이 심해서 점차 제한적으로 시술되고 있다.

최근 가장 널리 시행되고 있는 방법은 **고주파 수술**이다(**그림 1**). 고주파는 이온을 통하여 조직을 응고시키는 방법이다. 국소마취를 하고 늘어진 연구개의 연조직이나 편도선 3~4군데에 전용 탐침을 이용하여 고주파 응고시술을 하면, 시간이 지나면서 조직의 크기가 줄어들고 점차 탄탄해져서 코골이와 수면 무호흡을 치료할 수 있다. 이 방법은 기존의 전기, 레이저를

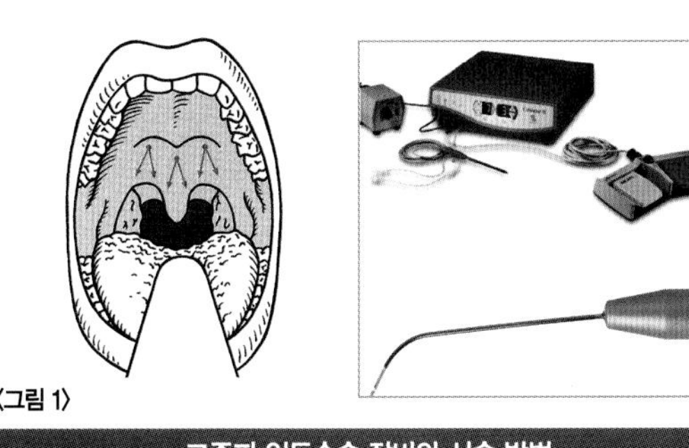

〈그림 1〉

고주파 인두수술 장비와 시술 방법

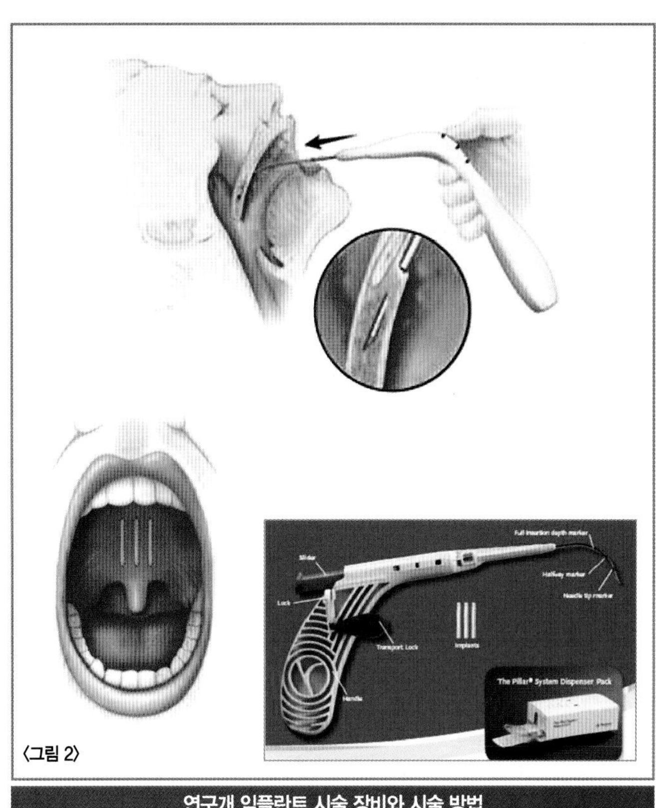

〈그림 2〉

연구개 임플란트 시술 장비와 시술 방법

이용하는 방식보다 훨씬 열이 적게 발생하고 주위 조직 손상도 적어서 치유가 빠르고 통증이 적다는 장점이 있다.

늘어진 연구개를 지지해 주기 위해 **임플란트**를 하는 방법도 있다(**그림 2**). 임플란트의 성분은 PET로서 생체 내 이식에 안전한 물질이다. 늘어진 연구개를 마취하고 삽입기를 이용하여 목젖 앞쪽 가운데 부분에 3개를 삽입한다. 삽입된 임플란트는 직접 연구개를 지지하고, 조직이 임플란트 내로 자라 들어오게 하면서 서서히 단단해지도록 하는 역할을 한다. 시술 시간이 10분 내외로 짧고 통증이 거의 없는 장점이 있다. 임플란트의 수명은 영구적이지만, 필요한 경우에는 제거도 가능하다.

코골이와 수면 무호흡은 매우 다양한 범위의 질환으로 치료 역시 매우 다양하다. 치료 방법의 선택에서 주의해야 할 점은 수면다원검사를 통한 정확한 진단과 코, 구강, 인두, 후두 등에 대한 자세한 이비인후과 검사가 이루어진 후에 가장 적합한 수술 방법을 선택하는 것이다. 그래야 좋은 결과를 얻을 수 있다.

치과에서는 코골이·수면 무호흡증 어떻게 치료하나?

얼굴뼈 조절해 기도를 넓혀주는 수술 등 시행

수면 무호흡증의 교정에서 턱교정 수술을 통한 상하악 전방이동술은 매우 중요하고 효과적인 치료법이다. 노년기 환자들에게는 최소한 10mm 이상의 상하악 전방이동술이 요구되는데, 이는 수술 전후 관련된 전반적인 문제들의 해결이 요구되기 때문이다.

두부 규격 방사선 사진을 주요 진단에 이용

폐쇄성 수면 무호흡증은 중년 이상 남성에게 많이 발생한다. 남성이 여성보다 6~10배 정도 많아 유병률은 1~10%로 보고돼 있다.

폐쇄성 수면 무호흡증을 진단하는 데는 여러 가지 검사법이 쓰인다. 수면무호흡증의 과거력과 임상 검사를 포함해 두부(머리)규격 방사선사진, 전산화단층촬영(CT), 자기공명영상(MRI), 수면다원검사, 섬유광학 내시경 검사 등이 이용된다.

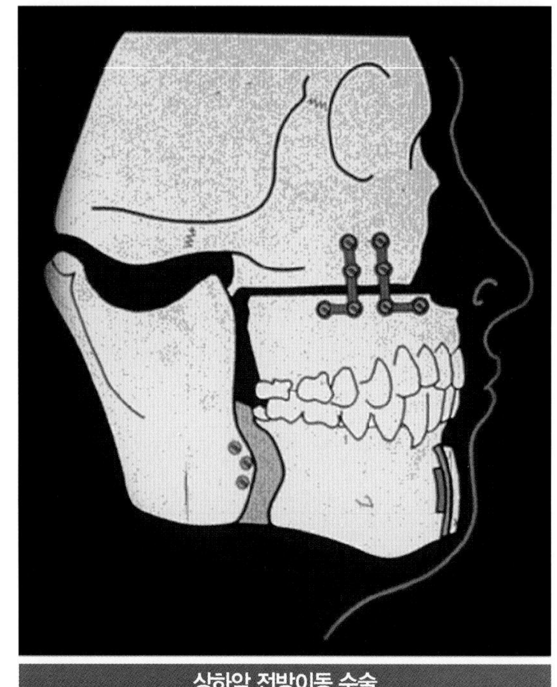

상하악 전방이동 수술

전산화단층촬영은 두부 규격 방사선 사진에 비해 많은 방사선 노출이 필요하며, 경제적인 부담도 큰 편이다. 반면에 두부 규격 방사선 사진은 촬영이 쉬운 편이어서 많은 환자들에게 적용될 수 있고, 치료 전후로 비교가 쉽고 방사선 노출량이 적다. 경제적, 육체적, 정신적으로 부담이 적은 것도 장점이다.

폐쇄성 수면 무호흡증의 치료법은 자가치료, 약물요법, 구강 내 장치, 펌프 압력을 이용해 공기를 보조해 주는 지속적 양압호흡기, 외과적 치료 등이 있다. 외과적 수술은 완치를 원하는 환자들과 지속적 양압 호흡기 치료가 불가능한 환자들에게 적용되며, 구개 인두 성형술, 코와 혀에 대한 수술, 기관 절개술, 상하악 전방 이동술 등이 선호된다.

상하악 전방이동술의 성공률 96%에 달해

폐쇄성 수면 무호흡증의 외과적인 턱뼈(악골) 교정 수술은 위턱 뼈와 아래턱 뼈를 절골해 앞으로 이동시켜 고정해 기도를 넓히는 상하악 전방이동술(통상적인 Lefort-I 상악골 절단술과 하악골 양측 상행지 시상 분할 골 절단술(BSSRO)을 이용)이 있다. 그외 하악골 절단술을 이용한 이설근(혀를 내미는 삼각형 모양의 근육) 전방이동술이 동반되기도 한다. 연 조직과 근육을 앞으로 이동시키는 목적은 기도 공간을 확장시키고 느슨해진 목젖 근육(구개범인두근) 부분을 감소시키는 것이다.

상하악 전방이동술은 폐쇄성 수면 무호흡증 환자 중 가장 심한 경우에 적용되는 치료법으로 약 96%의 치료성적을 보인다. 외과적 시술 후 수면다원검사와 내시경을 통한 기능적 부분, 기도 공간의 변화에 대한 평가가 이루어진다. 측모 두부 방사선 사진 연구 이후 보여지고 있는, 이차원적인 두부 방사선 계측에서는 상하악 전방이동 수술 후 호흡 방해 지수가 약 85% 감소하고, 이때 기도 직경의 변화와 호흡 방해 지수 간에 상관관계가 있음이 밝혀졌다. 즉, 기도의 직경이 증가하면 호흡 방해 지수가 감소해 수면 무호흡 증상이 호전되는 것이다. 이와 같이 두부 계측 방사선 사진 분석으로 상하악 전방이동술의 안정성이 밝혀졌으며, 장기간의 추적검사로도 수술의 안정성이 입증되었다.

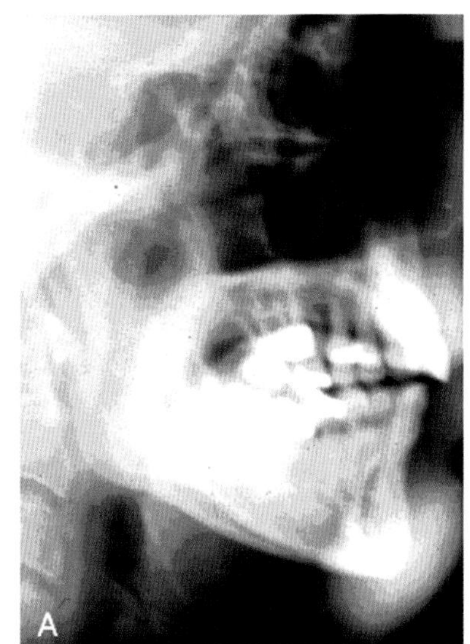

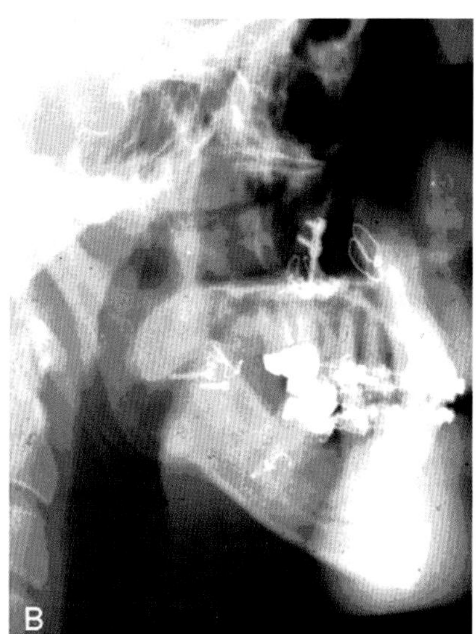

수술 전(A)과 수술 후(B) 변화된 기도공간의 비교

성인은 상하악 전방이동술

성인은 느슨한 연조직 처치를 위해 최소 10mm의 상하악 전방이동술이 필요한데, 두부 계측 방사선 사진상에서 이를 명확히 나타내지 못할 수도 있다. 최근에 턱뼈(악골)를 수평적으로 확장해 기도 공간을 확대시키는 방법도 시도되고 있지만, 통상적인 상하악 전방이동술로도 75~100%의 성공률을 나타낸다.

어린이는 골신장술을 이용한 상하악 전방이동술

어린이는 기본적으로 성인과 다른 원리가 적용되어야 한다. 어린이는 아래턱 뼈와 가운데 얼굴 뼈의 후퇴 양상이 성인보다 더욱 밀접히 연관돼 있기 때문이다. 또 어린이들의 수면 무호흡증은 폐쇄성이기 보다 선천적이고 증후군적인 성격과 더욱 밀접하게 연관된다. 따라서 어린이 수술은 통상적인 악교정 수술보다 골 신장술을 이용한 상하악 전방이동술이 더 적합하다.

기도 공간 확대가 수면 무호흡증 수술의 관건

수면 무호흡증의 교정에서 턱교정 수술을 통한 상하악 전방이동술은 매우 중요하고 효과적인 치료법이다. 노년기 환자들에게는 최소한 10mm 이상의 상하악 전방이동술이 요구되는데, 이는 수술 전후 관련된 전반적인 문제들의 해결이 요구되기 때문이다. 장년층이나 청소년 환자의 치료는 보다 더 직접적인 골격 부조화의 교정에 그 목적이 있으며, 골 관절염이나 류머티스 관절염과 같은 턱 관절 질환이 있는 경우에는 더욱 세심한 치료계획과 수술 후 관리가 요구된다. 이러한 환자의 치료에서 골 신장술은 매우 중요한 역할을 하며, 경우에 따라 상하악 골절단술과 병행되기도 한다.

수면 무호흡증의 수술 치료법 중 상하악 전방이동술은 기도 공간의 직접적 확대를 가능케 하여 호흡 방해 지수를 감소시켜 증상을 완화시킬 수 있다.

지속적 양압호흡기(CPAP)

심한 수면 무호흡증 치료에 가장 효과

수면 무호흡증 치료법의 하나인 지속적 양압호흡기(CPAP : continuous positive airway pressure therapy)에 대한 궁금증을 문답 형태로 알아본다.

중등도 이상의 수면 무호흡증 치료 또는 심혈관 질환 동반된 모든 수면 무호흡증에 적용할 수 있다. 그래도 주의할 점이 있다. CPAP 이외의 치료가 효과적일 것으로 판단되면 다른 치료법을 택해도 무방하다. 현재, 수술이나 치과 보조기로 완치가 불가능한 다수 어른 수면 무호흡증 환자의 유일한 치료방법은 CPAP이다.

CPAP은 고혈압 약처럼 한번 착용하면 평생 해야 한다는데, 수술이나 치과 보조기 사용 대신 CPAP을 꼭 해야 하는 이유가 있나?

CPAP을 사용할 것인지, 수술을 할 것인지 아니면 치과 보조기를 착용할 것인지의 선택 기준은 전적으로 치료 방법의 효율성에 달려 있다. 최선의 치료 결과를 가져오는 방법을 선택하는 것이 가장 바람직하다는 의미이다.

(1) 지속적 양압호흡기

착용 시 가장 효과적이다. 중등도 이상의 수면 무호흡증 치료 또는 심혈관 질환 동반된 모든 수면 무호흡증에 적용할 수 있다. 그래도 주의할 점이 있다.

첫째 CPAP이 적응증이 된다는 말은 CPAP만 해야 한다는 것과는 다르다. CPAP 이외의 치료가 효과적일 것으로 판단되면 다른 치료법을 택해도 무방하다.

둘째 CPAP은 착용 시에만 효과가 있다는 점이 문제가 될 수 있다.

예를 들어, 수면 무호흡 저호흡지수(한 시간당 호흡 이상 횟수)가 60이었던 사람이 CPAP과 수술을 한 경우를 생각해 보자.

CPAP 치료를 시작했으나, 최근 6개월 사용 기록을 분석해보니 하루 평균 4시간만 사용했고, 환자는 매일 6시간 정도 잤다. 수면 시간 중 2시간은 무호흡이 시간당 60번 존재하므로, 시술 후 무호흡 지수는 20에 해당한다.

반면 수술 후 완치되지 않았으나 무호흡 저호흡 지수가 60에서 20으로 감소했다면 효과는 CPAP과 비등하다는 논리를 펼 수 있다. 하지만, 잔여 무호흡은 심혈관질환 발병 위험을 높인다. 따라서 가장 이상적인 답은, CPAP을 매일 6시간씩 착용하는 것이다. 물론 이상은 현실과 다를 수 있다.

(2) 수술

1996년에 발표된 입천장-목젖-편도 등에 대한 수술 결과에 따르면 전체 성공률은 40% 안팎이다. 수술 성공의 정의도 수술 후 무호흡 지수 정상화가 아니라 무호흡 지수 20미만 감소(동시에 수술 전에 비해 50% 이상 감소) 등의 기준을 사용했다는 점이 한계가 있다. 과연 수술은 하면 좋지 않을까?

- 수술 전 치료효과가 있을 것이라고 예상된, 잘 선택된 환자는 틀림없이 효과적일 수 있다. 하지만, 수술 전에 치료 효과를 100% 신뢰할 정도로 예측할 수 있는 방법은 없다.
- 소아 수면 무호흡증의 경우 거의 완벽한 치료 효과를 보인다.
- 수술 후 반드시 추가 수면다원검사(수술 4~6개월 후)를 해서 치료 효과를 객관적으로 확인해야 한다. 주관적 증상 호전(코골이 또는 무호흡 감소, 주간 졸림의 감소)이 무호흡 저호흡 지수 변동과 일치하

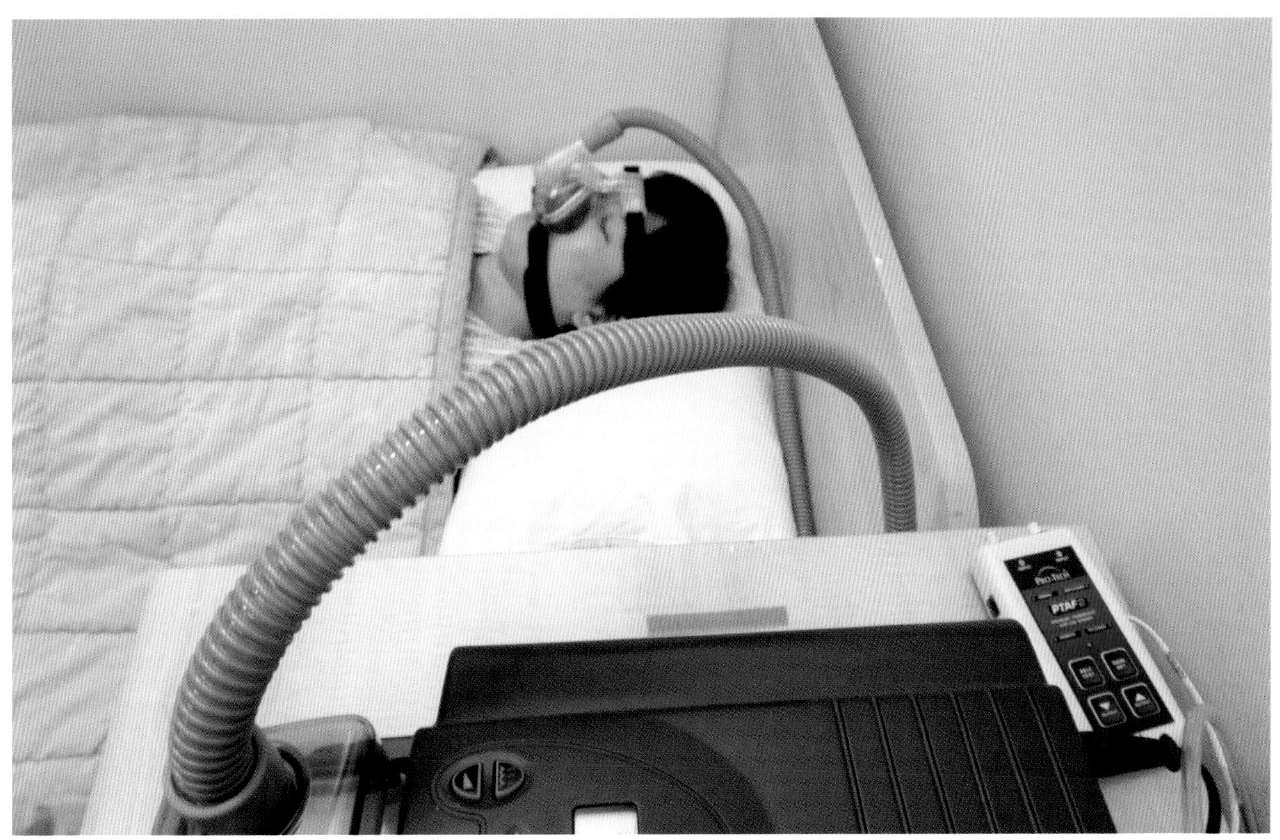

지 않고, 수술 전에 수술 결과를 신뢰할 수준으로 예측할 수 있는 방법이 존재하지 않기 때문이다. 결론적으로 수술은 잘 선택, 시행돼야 하며 수술 후에는 반드시 추가 수면다원검사를 통해 수술 효과를 객관적으로 확인해야 한다.

(3)치과 보조기

치과 보조기는 경증과 중간 정도의 무호흡증(무호흡 저호흡 지수 5~30)에 효과적일 수 있다. 비용과 불편함은 지속적 양압호흡기보다 적으나, 치료 효과는 수술과 비슷하다는 단점이 있다. 따라서, 심하지 않은 무호흡 환자이면서 수술의 효과가 적을 것으로 예측되거나 지속적 양압호흡기 치료가 불가능한 때 시행하는 것이 좋다. 이상과 같이 치료방법 선택은 어디까지나 치료 효과의 적정성 측면에서 결정돼야 한다. 현재, 수술이나 치과 보조기로 완치가 불가능한 다수 어른 수면 무호흡증 환자의 유일한 치료방법은 CPAP이다.

1. CPAP은 어떻게 고르나?

표준화된 CPAP 적용 과정은 아래와 같다.

첫째, 적정 압력과 호흡기 종류를 결정해야 한다. 진단을 위한 수면다원검사 후 두 번째 수면다원검사를 통해 적정한 압력과 호흡기 모드를 결정해야한다. 그 이후 정확한 처방이 가능하다. 일부에서 자동압 호흡기(autoPAP, APAP, auto-titrating or adjusting positive airway pressure : 환자 호흡상태에 따라 자동으로 압력을 높이고 낮추는 기기)를 1~2주 정도 착용하게 해서 이상적인 압력을 추정한 후 수면다원검사를 해서 처방 내역을 정하기도 한다. 일부는 자동압 기기로 압력을 정하거나 자동압 기기를 지속적으로 사용하게 하기도 한다. 다만 이 경우는 표준화된 진료 지침에서 어긋난다. 표준화된 지침에서는 바로 자동압 호흡기를 사용하지는 않기 때문이다. 두 번째 수면다원검사를 통해 바로 적정압과 호흡기 모드를 결정한다.

둘째, 치료의 적정성을 확보하는 것이다. 초기 담당 의사가 적정 압력과 호흡기 모드를 처방했다고 하더라도 최소 한두 달 정도 착용해봐서 처방이 적절했는지 확인해야 한다. 이 기간에는 기기를 임대해서 사용하는 것이 바람직하다고 본다. 이 기간 환자의 상태 변화와 호흡기에 기록되는 수면 무호흡 지수, 착용 시간 등을 통해 담당의사가 치료의 적정성을 확인한다.

셋째, 1~2달 정도 착용해본 후 기기를 구입한다. 기기 구입은 국내 대리점을 통할 경우 상대적으로 인터넷 구매보다 가격은 비싸지만 애프터 서비스나 지속적 관리 측면에서 유리하다.

2. CPAP을 사용하려면 코 수술을 먼저 받아야 하나?

코에 구조적 이상, 예를 들어 비중격 만곡(코뼈 휨), 비후성 비염 등이 있는 경우에 CPAP 착용에 어려움을 줄 수 있다. CPAP이란 것이 코를 통해 공기를 주입하기 때문에 이런 이상이 있으면 공기가 코 뒤쪽으로 잘 전달되지 않을 수 있고 상대적으로 공기 흐름이 강해서 CPAP 착용 중 중간중간 잠에서 깰 수 있다. 하지만, 이런 이상이 있다고 해서 CPAP 착용 전 일률적으로 수술이나 치료를 받아야 한다는 근거는 희박하다. CPAP을 1~2개월 착용해 본 후 이런 문제가 계속 문제를 일으키면 그 때 수술을 받아도 된다.

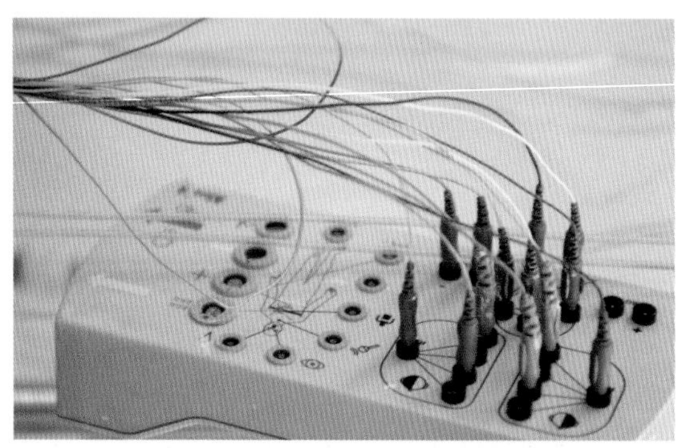

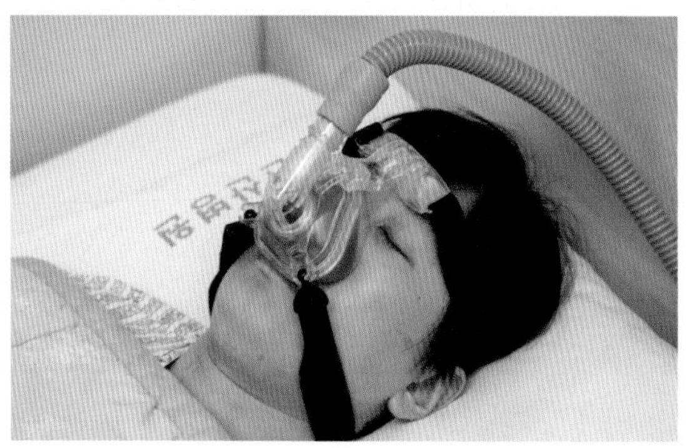

물론 일시적인 코감기나 알레르기 비염의 악화 등은 CPAP 착용을 어렵게 하므로 그때그때 치료를 받아야 한다.

3. CPAP을 차다가 중간에 나도 모르게 벗는 경우도 있나?

CPAP을 차고 자던 중 어떤 원인에 의해서 뇌가 깨는 경우가 있다. 깨는 원인은 매우 다양하다. 대표적 원인과 해결방법을 제시한다.

-기도를 열기 위해서는 일정한 압력으로 공기가 들어가야 한다. 압력이 셀수록 많은 양의 공기가 코로 주입된다. 이 압력으로 인해 기도 점막이 자극을 받아 뇌가 깰 수 있다. 압력을 조정하거나 호흡 중 압력 변화를 부드럽게 하는 기능이 있는 지속적 양압호흡기를 사용하는 것이 방법이 될 수 있다.

- 마스크 문제이다. 마스크가 피부를 자극하거나 땀이 차거나 마스크 주변이 들려 공기가 새어 나오는 경우이다. 마스크 착용방법을 바꿔보거나 다양한 형태의 다른 마스크로 바꿔본다.
- 자면서 입으로 바람에 새는 경우이다. 이 경우 코와 입을 동시에 가리는 마스크를 사용하거나 숨을 내쉴 때 기기 압력을 조금 낮추는 기능을 지닌 양압호흡기를 쓰는 것이 방법이다.
- 흉통, 복부팽만감, 두통 등이 발생하는 경우이다. 기도를 넓히기 위해 제공된 공기는 궁극적으로 폐로 들어가거나 식도를 통해 위로 들어간다. 이 경우 흉통이 발생하거나 복부팽만감(배부름, 아침의 트림 현상, 심한 경우 통증)이 발생할 수 있다. 이럴 때는 압력을 기도를 여는 정도의 최소로 낮추거

나 날숨 시 압력을 낮추는 기능을 가진 기기 또는 자동압 기기 등을 사용하는 것이 해결책이 될 수 있다. 두통은 폐에 많아진 공기가 뇌에 피를 쏠리게 해 발생하는 현상으로 드물다. 같은 방법으로 해결할 수 있다. 아침에 손발이 붓는 현상도 같은 원인이다. 이는 대개 크게 문제되지 않는다.

- 술을 마신 경우이다. 술을 마시면 평소보다 높은 공기압이 필요하다. 술 영향으로 기도가 더 좁아지기 때문이다. 일반적으로 CPAP은 일정한 압력으로 고정해서 사용하는데, 술을 마신 날은 이 압력이 부족할 수 있다. 이로 인해 호흡 이상이 생기고 호흡 이상이 다시 뇌를 깨우는 현상이 생길 수 있다. 절주(節酒)가 가장 효과적인 대안이나 현실적으로 불가능하다면 자동압 등을 고려해 볼 수 있다.

4. 코골이가 있으면 자동압 기기(AutoPAP)를 사용하면 되지 굳이 수면다원검사를 받고 고정압 기기를 사용해야 하는 이유가 무엇인가?

자동압 기기는 환자의 호흡 상태에 따라 압력을 자동으로 낮추고 높이기 때문에, 이론적으로는 다음과 같은 용도로 사용 가능하다.

수면 무호흡증의 진단

수면다원검사를 굳이 하지 않아도 하룻밤 자동압 기기(AutoPAP)를 착용하고 잔다. 기기에 호흡양상을 기록할 수 있는 기능이 포함되어 있어 호흡 이상 여부를 확인할 수 있다.

(현실) 자동압 기기의 기능을 전적으로 신뢰할 수 없다. 정상인이 자동압 기기를 착용하더라도 이상이 있는 것으로 판명하거나 환자에게 검사를 했는데도 이상이 없는 것으로 나오는 경우가 있다

수면 무호흡증의 치료

수면다원검사로 진단 후 바로 다시 수면다원검사(CPAP 양압 적정)를 받지 않고 바로 자동압 기기를 사용할 수 있다. 기계가 알아서 압력을 높이거나 낮출 수 있기 때문이다.

(현실)AutoPAP의 기능을 연구한 결과들을 보면 호흡이상에 신뢰할 수준으로 대응하지 못하는 경우가 허다하다. 기기가 압력을 이유 없이 높게 올리거나 호흡이상에도 불구하고 압력을 변경하지 않는 경우가 많다. 더욱이 모든 기기 회사가 특허 문제로 AutoPAP제품의 작동기법을 공개하지 않고 있다. 이런 상태에서 '무작위' 로 AutoPAP을 사용하는 것은 옳지 않다.

5. 수면 내시경을 많이 하는데 수면 무호흡증인 사람이 수면 내시경을 받아도 괜찮은가?

수면 무호흡 환자의 수면 내시경 안정성에 대해 체계적 연구 결과가 없어서 근거를 중심으로 얘기하는 어렵다. 수면 내시경 시 진정제의 종류와 용량이 위 내시경과 대장 내시경이 차이가 있지만, 대개의 진정제들이 완전한 마취 상태로 유도하지는 않는다. 그렇다 하더라도, 진정제 자체의 효과 또는 진정제로 인한 수면 영향으로 내시경 중 수면 무호흡증이 발생할 수 있다.

특히, 기존에 뇌졸중이나 심장질환(심근경색, 협심증, 부정맥 등)이 있으면 무호흡증으로 인해 심각한 부작용이 나타날 가능성이 있다.

따라서, 수면 무호흡 환자이면서 심각한 혈관질환이 함께 있으면 수면 내시경 시 담당 의사에게 상태를 미리 알려야 한다. 대장내시경을 받을 때는 평소 사용하는 CPAP을 사용하는 것을 권장한다.

6. CPAP을 차고 자다 잠결에 벗었는데 그 이후에는 코를 골지 않는다. 입에 밴드를 붙이고 자서 코로만 호흡해서 그런 것인가. 만약 그렇다면 CPAP을 착용할 필요가 없지 않나?

본인이 코골이를 느끼지 못하는 이유와 해석은 두 가지 가능성으로 생각해볼 수 있다.

첫째는 1997년도 발표된 연구에 따르면 'CPAP의 잔여효과' 라는 것이 있다. 27명의 무호흡증 환자를 대상으로CPAP을 착용하다 멈춘 수면 후반의 호흡이상 정도를 CPAP 착용 전 수면 후반과 비교해봤다. 그 결과 CPAP을 착용하다가 벗더라도 호흡 이상이 시간당 60회에서 35회로 감소하는 것이 확인됐다. 이를 잔여효과라 한다. 이 때문에 CPAP을 착용하다가 멈춰도 코골이나 무호흡 정도가 좋아졌다고 느낄 수 있다. 하지만, 이런 현상이 다음날까지 연장되지는 않는다. 따라서, CPAP이 필요한 환자는 이런 이유로 CPAP을 중단하는 것은 옳지 않다.

둘째 본인이나 함께 잠자는 사람이 코골이나 호흡이상을 신뢰할 수준으로 관찰하는 것은 불가능하다는 것이다. 단적으로 예를 보자. 작년에 일정 기간 내에 수술을 받은 10여명(그 기간의 모든 환자)의 효과를 보기 위해 다시 검사를 했다. 10명 중 2명을 제외하고는 본인이나 부인이 느끼기에 코골이나 무호흡증이 전부 또는 대부분 좋아졌다고 했다.

하지만, 수면다원검사 결과는 이와 정반대였다. 일부에서 수술전의 약 40% 정도까지 호흡이상이 감소한 경우도 있으나, 대부분은 그다지 좋아지지 않은 것으로 나왔다. 따라서, CPAP을 대신하기는 어렵다.

7. 기기에 보면 공기가 새는 양이 표시된다. 이를 보고 마스크가 잘못 써졌는지, 입을 벌리는지를 확인하던데 이것이 무슨 의미인가? 영어 'leak'란 무슨 뜻인가?

Leak란?

CPAP은 기기가 마스크를 통해 불어넣는 공기의 유속(flow rate:기기가 분당 불어넣는 공기의 양)에 따라 기도 내 압력(양압)을 결정한다. 이때 공기가 마스크 주변 환기구(external vent)를 통해 지속적으로 빠져 나오는데 이를 'leak' 라 하고, 단위 시간 당 빠져나오는 양(L/min)으로 표시한다.

즉, 'Leak' =A(기기가 불어 넣은 공기 중 폐에 들어갔다 나온공기) + B(기기가 불어 넣은 공기 중 우리 몸을 거치지 않고 바로 빠져나가는 공기)이다.

Leak가 필요한 이유는 우리가 내쉰 탁한 공기를 원활히 배출하여, 항상 신선한 공기를 호흡하게 하기 위해서이다. 또한, 압력을 높이기 위해 필요한 공기의 양이 실제 호흡에 필요한 공기의 양보다 많기 때문이기도 하다.

A의 양은 대개 일정하다고 가정한다. 렘 수면을 제외한 수면 중에는 대개 호흡량이 일정하기 때문이다. 반면 B는 가변적이다. 높은 압력이 필요해서 공기를 많이 불어주면 B의 값은 당연히 커진다. B값에 영향을 미치는 또 다른 변수는 마스크 종류이다. 어떤 마스크는 공기가 새어나가게 디자인되어 있는 경우도 있고, 반대의 경우도 있다.

(어떤 회사 제품은 메뉴에 마스크 설정 메뉴가 있다. 이는 마스크 마다 'leak' 의 변화를 의미한다. 'leak' 는 기도에 걸리는압력에도 영향을 미친다.)

따라서, 모든 기기 회사는 압력과 마스크 타입에 따른 표준 'leak' 데이터를 가지고 있는데 압력이 증가하면 커지는 패턴을 보인다.

이 'leak' 가 실제 치료에 있어서 갖는 의미를 살펴보자. 앞에서 말한 대로 Leak = A + B를 의도된 'leak(intentional leak)' 라고 한다. CPAP을 착용하면 당연히 발생하는 'leak' 이다. 하지만, 특정 압력대에서 정해진 leak(A+B)보다 측정된 leak가 커지는 경우가 있다.

Leak = A + B + C 가 되는 것인데, 이 때 C를 '의도되지 않은 leak' 라고 한다. C는 공기가 정상적 호흡흐름(기기 – 마스크 – 코 – 기도 – 폐– 기도 – 코 – 마스크 – 외부)를 벗어나 어디론가 새나가는 양이다. 자

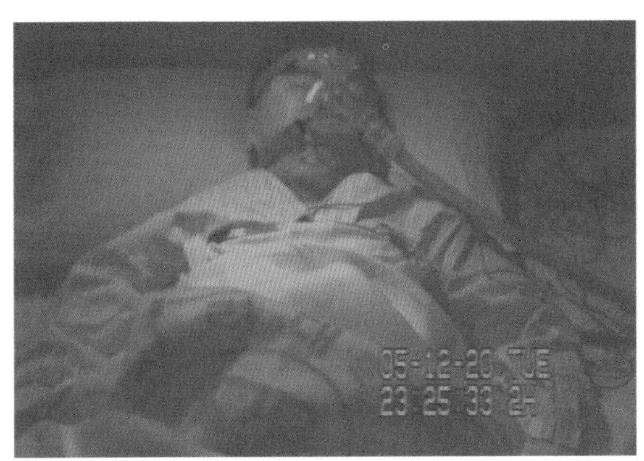

다가 머리를 뒤척여 마스크가 살짝 들렸을 때, 이 틈으로 공기가 새어나가기도 한다. 또한 코 마스크를 쓴 상태에서 입을 벌려도 입으로 공기가 새어나간다. 모두가 C를 유발한다. 즉 의도되지 않은(unintentional) 'leak'는 문제를 유발한다.

의도되지 않은 'leak'의 결과

공기가 새어나가면 기도 내 압력이 떨어진다. 그래서 모든 기기는 이를 극복하고자 불어넣는 공기의 양(유속)을 증가시킨다. 새어나가는 공기가 많지 않으면 기기의 이런 보상작용으로 압력이 어느 정도 유지될 수 있다. 하지만, 새는 양이 많으면 기기가 많이 불어 넣을수록 새어나가는 공기의 양도 더 커진다.
마스크 주변 또는 벌려진 입으로 새는 공기 자체도 문제를 일으킨다. 입을 마르게 하고, 마스크 주변 눈을 충혈시킬 수 있다. 각성도 빈번해진다.
또한, 기기가 보상을 위해 유속을 증가시키면 인두와 코 등을 자극을 받아 각성이 생기기도 한다. 더 심해지면 압력이 떨어져 무호흡 또는 저호흡이 생긴다. 그래서, 치료 중에 '의도되지 않은 leak'이 있는지 평가하고 그 원인을 찾아 해결하는 것이 중요하다.

Unintentional leak의 평가

요즘 나오는 데이터 기록 능력이 향상된 기기들은 시간당 leak를 저장한다. Leak = A + B (+ C)이다. 어떤 기기들은leak 전체 수치를 표시하기도 하고 어떤 기기는 C만 표시한다. 이 수치는 압력이나 마스크마다 다르므로 정상 범위를 벗어난 것인지는 기기 회사가 제공하는 데이터를 참조해서 판정한다. 처방한 의사는 이에 대한 정보를 갖고 있다.
C만 표시하는 기기는 정상 작동 시에는 0 L/min이 될 것이다. 그렇지 않으면 'unintentional leak'이 있다는 것을 의미한다. 어떤 경우든 'unintentional leak'으로 인해 CPAP 치료가 문제되면 원인을 찾아 해결해야 한다.

Unintentional leak와 'full-face mask'

앞에서 말했듯이 'unintentional leak'의 원인이 구강 호흡(코 마스크를 쓴 상태에서 입을 벌리는 경우)에만 있는 것은 아니다. 잠자면서 자세를 바꾸면서 마스크가 뜨는 경우도 있고 마스크 날이 살짝 찢어지거나 모양이 변형된 경우에도 이런 일이 생긴다. 따라서 원인에 따라 대처법이 달라져야 한다. 원인이 구강호흡이라면 다음과 같이 대처한다.

- 가열가습기를 사용한다.
- 입과 코를 함께 덮는 마스크를 사용한다.

구강호흡은 저절로 호전될 수도 있다. 구강 호흡을 하는 환자의 약 80%는 CPAP에 적응되면 2개월 후 구강 호흡이 현격하게 감소한다고 한다.

8. CPAP 착용 중 의미 있을 만큼(약 20㎏쯤) 체중을 줄였다면 CPAP 압력을 조절해야 하는가?

체중이 의미 있게 줄었다면 이전보다 낮은 압력으로도 무호흡증을 예방할 수 있다. 다만 체중이 줄었다고 해도 본인이 압력이 높아서 생기는 증상 즉, 중간에 자주 깨거나 낮에 졸리거나 입으로 바람이 새는 현상을 느끼지 않는다면 수면다원검사를 받을 필요는 없다. 하지만 이같은 증상을 경험한다면 수면다원검사를 다시 받아 압력을 조절할 필요가 있다.

지속적 양압호흡기 치료에서 주의할 점

적절한 공기압력 결정이 가장 중요

지속적 양압호흡기를 잘 사용하면 코골이, 수면 무호흡 등을 정상으로 회복시킬 수 있다. 감소된 산소농도도 정상으로 회복시키며 깊은 잠에 이르게 해 낮 동안의 졸음과 이로 인한 자동차 사고 등도 예방 할 수 있다. 이외에도 무호흡 동안에 증가된 폐동맥 압과 전신 혈압도 감소시킬 수 있다.

공기압력을 불어넣어 목안이 좁아지지 않게 해

수면 동안에 생기는 무호흡의 대부분의 원인은 목 주변의 근육의 힘이 약해져서 호흡을 할 때 목안의 공간이 좁아져서 생기는 것이다. 따라서 이에 대한 치료로 수면동안에 마스크를 쓰면서 이 마스크로 공기압력(양압)을 불어 넣으면 자는 동안에 목 안의 공간이 좁아지는 것을 줄여서 무호흡이 생기지 않게 하는 것이다.

수면다원검사 받아야

지속적 양압호흡기로 치료할 경우 가장 적절한 양압을 확인하는 것이 중요하다. 너무 높은 압력으로 호흡하면 불편할 것이고 너무 낮은 압으로 숨을 쉬면 양압기 치료 효과가 없다. 따라서 코골이와 무호흡을 없애고 감소된 산소 포화도를 향상시키고, 뇌파에서 각성을 최대한 감소시킬 수 있는 가장 적절한 압력을 결정하는 것이 치료에 매우 중요하다.
이 압력을 결정하기 위해서는 지속적 양압호흡기를 사용하면서 수면다원검사를 한다. 대개의 경우 적절한 양압은 12cmH_2O 이하이며 20cmH_2O를 넘는 경우는 드물다. 12cmH_2O이상 요구 되는 경우에는 안면 마스크 주변으로 공기가 새지 않는지를 잘 확인한다. 동일한 환자에서도 적절한 양압은 전신 조건에 따라 변화하므로 장기간 치료할 경우 반복 수면다원검사를 통하여 처방 압력이 적정한지 여부에 대한 주기적인 점검이 필요하다.

치료 성공률 100% 가까워

지속적 양압호흡기를 사용하면 치료 성공률은 거의 100%에 가깝지만 여러 가지 이유(불편함 등) 때문에 계속 잘 사용하는 경우는 약 70% 정도다.
지속적 양압호흡기를 잘 사용하면 코골이, 무호흡 등을 정상으로 회복시킬 수 있고 감소된 산소농도도 정상으로 회복시키며 깊은 잠에 이르게 해 낮 동안의 졸음과 이로 인한 자동차 사고 등도 예방 할 수 있다. 이외에도 무호흡 동안에 증가된 폐동맥 압과 전신 혈압도 감소시킬 수 있다. 장기간 양압기를 사용하면 수면 무호흡 환자의 생존률도 향상시킬 수 있다.

선택적으로 양압 증가시킬 수 있어

대부분 지속적 양압호흡기는 숨을 내쉬는 동안에 양압을 유지하지만, 일부는 숨을 들이 마시거나 내쉴 때 모두 양압을 사용하기도 한다. 최근에 코를 골거나 목구멍이 지나치게 좁아질 때만 압력이 증가되어 환자가 편하게 잠을 잘 수 있게 해주는 장치도 사용되고 있다.

불편함, 부작용 크게 줄어

일부 마스크로 인한 안면 밀폐 공포증 혹은 착용의 불편 때문에 지속적 양압호흡기를 회피하기도 한다. 부작용은 비충혈, 비점막의 건조감이나 자극 증상이 나타날 수 있으며, 이 경우는 습도조절 장치를 기계에 부착하거나 비충혈 완화제, 항히스타민제 혹은 부신피질 호르몬제의 국소 사용으로 치료가 가능하다. 공기가 새어 눈을 자극할 수 있으나 마스크 소재가 새로이 개발되어 이러한 부작용은 많이 감소되었다.

구강내 장치의 치료 효과

좁아진 목을 넓혀주는 다양한 장치들 나와있어

현재까지 수면 무호흡증에 가장 효과적인 치료법으로는 CPAP이 널리 알려져 있다. 하지만 CPAP 치료를 받고 있는 환자들의 약 10~50% 정도가 사용 시의 불편함 때문에 치료를 중단하는 것으로 보고되고 있다. 이에 따라 다른 대안 치료법들이 연구되어 왔는데 구강 내 장치 치료가 관심을 끌고 있다.

구강 내 장치 치료는 다른 치료법들에 비해 제작 과정이 쉬우며 환자가 쉽게 사용 가능한 비침습적, 가역적인 치료라는 장점이 있다.

구강 내 장치에는 연구개를 들어 올려주는 연구개 거상 장치, 혀를 전방으로 당겨주는 혀 유지 장치, 하악을 전방으로 위치시켜주는 아래 턱 전방이동 장치 등 크게 3가지 유형이 있다. 이들 장치는 재 위치된 조직들을 안정화시켜 주고, 기도의 협착이나 막힘을 막아주며 특히 인두근과 이설근의 근 긴장도를 증가시킨다. 이들 중 초기에 사용되던 연구개 거상 장치와 혀 유지 장치는 불편함으로 인해 현재는 널리 사용되고 있지 않다. 활발하게 연구가 진행되고 있는 유형은 아래턱 전방 이동 장치이다.

아래 턱 전방 이동 장치는 상악과 하악 치아에 각각 부착해 하악을 전방으로 위치, 유지시켜주는 장치이다. 아래 턱 전방이동 장치가 수면 무호흡증에 작용하는 원리는 하악의 전방 위치를 통하여 기도의 직경이 증가되며, 이로 인하여 흡기 시 음압에 대한 기도의 협착 저항성이 증가한다는 것이다.

실제 두부 계측 방사선 촬영술을 이용한 실험 결과, 아래턱 전방 이동장치를 사용하면 구개수와 혀의 위치가 변화되어 혀와 연구개 후방의 공간이 증가한다는 결과가 보고돼 있다.아래 턱 전방 이동장치의 효능은 많은 학자들의 연구에서 보고되었듯이 호흡장애 지수, 산소 불포화도, 수면의 질 개선에 크게 도움이 되는 것으로 알려져 있다. 또한 여러 CPAP과의 비교 실험 결과를 보면 CPAP이 아래턱 전방 이동장치보다 높은 치료 효능을 가지는 것으로 보이나, 환자의 치료 협조도 면에서는 아래 턱 전방 이동장치가 훨씬 더 높은 협조도를 나타내는 것으로 보인다. 그러므로, CPAP의 장착에 협조도가 떨어지는 환자들에게는 구강 내 장치가 효과적인 대안일 수 있다.

CPAP의 장착에 협조도가 떨어지는 환자들에게는 구강 내 장치가 효과적인 대안일 수 있다. 그러나 턱관절 질환이 있는 경우, 장치를 유지하는데 필요한 치아가 충분하지 않은 경우, 중등도 이상의 치주 질환이 존재하는 경우, 하악의 최대 전방 이동량이 제한된 경우 에는 제한적이다.

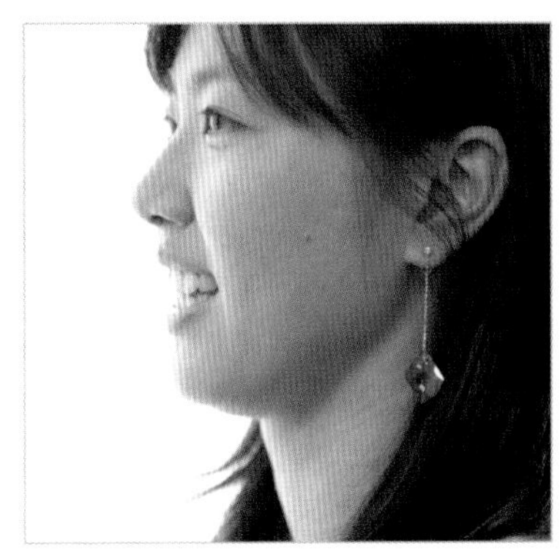

턱관절 질환이 있는 경우, 장치를 유지하는데 필요한 치아가 충분하지 않은 경우, 중등도 이상의 치주 질환이 존재하는 경우, 하악의 최대 전방 이동량이 제한된 경우에서는 사용이 제한된다. 부작용으로 턱 관절 및 관련 근육과 치아, 구강 연조직 등의 통증, 턱 관절의 잡음, 교합의 변화 및 부조화 등이 발생할 수 있다. 이런 부작용을 최소화하고 치료효과를 극대화하기 위해서는 아래턱 전방 이동 장치 치료에 적합한 환자가 선택돼야 하며, 약 6~12개월 간격으로 주기적인 관리가 필요하다.

수면다원검사 왜 여러번 받게 하나?

수면질환 치료 잘 됐는지 여부 확인키 위해

코골이나 수면 무호흡증에 대한 대중의 인식이 높아지면서 야간 수면다원검사를 시행하기 위하여 병원을 찾는 사람도 점점 늘어나고 있다.

야간 수면다원검사는 수면 무호흡을 진단하기 위한 최적의 검사이며, 수면 무호흡 이외에도 기면병, 주기성 사지운동장애, 불면증 등 수면장애 진단에서 가장 기초가 되는 검사이다. 다만 아직까지는 건강보험이 적용되지 않아 비용이 다소 비싸다는 단점이 있다. 그러나, 잠을 충분하게 잘 자는 것은 삶의 질 향상에 도움이 되기 때문에, 수면장애가 의심되면 수면다원검사를 고려해 볼 수 있다.

치료가 성공적이었는지를 보기 위한 가장 보편적인 방법은 수면 무호흡증의 심한 정도를 나타내는 지수인 수면 무호흡지수의 호전 정도를 확인하는 것이다. 다만, 수면 무호흡 지수가 호전되지 않았다고 해서 치료가 실패한 것이라 단정하는 것은 바람직하지 않다.

야간 수면다원검사를 해서 코골이나 수면 무호흡증으로 진단된 경우, 증상이 가벼우면 특별한 치료 없이 체중감량과 수면 중 체위변경만으로도 해결될 수 있다. 그러나 치료가 필요한 상황이라면 통상적으로 지속적 양압호흡기 착용, 이비인후과적 수술, 구강 내 장치 등 세 가지 중 하나를 선택한다. 야간 수면다원검사 결과를 바탕으로 어떤 치료법이 환자에게 더 적합할 것인지를 의사가 판단하고 추천을 한다.

그런데, 치료가 진행되는 도중에 담당 의사로부터 수면다원검사를 다시 해보자는 권유를 받는 경우가 종종 있다. 비싼 비용을 지불하고 이미 검사를 받았는데, 왜 또 검사를 하자고 하는 것일까?

앞서 언급한 세 가지 치료법 중, 상기도 양압 호흡기를 치료방침으로 결정한 경우에는 환자에게 가장 적합한 상기도 양압 호흡기의 압력을 결정해야 한다. 따라서, 상기도 양압 호흡기를 시험적으로 착용한 채로 야간 수면다원검사를 해서 얼마의 압력을 설정하는 것이 수면 무호흡증 치료에 적합한 지를 각 개인별로 알아보는 것이 필요하다.

치료방법으로 이비인후과적인 수술이나 구강 내 장치를 하기로 결정한 경우라면, 수술이 끝나고 상처가 아문 이후 혹은 구강 내 장치를 착용하고 어느 정도 적응이 된 이후에 치료 결과가 성공적이었는지 여부를 확인하기 위해 야간 수면다원검사를 한 번 더 하기도 한다. 치료가 성공적이었는지를 보기 위한 가장 보편적인 방법은 수면 무호흡증의 심한 정도를 나타내는 지수인 수면 무호흡지수(수면 중의 무호흡과 저호흡의 횟수를 총 수면 시간으로 나눈 값)의 호전 정도를 확인하는 것이다.

예를 들어, 치료 시작 전 수면 무호흡지수가 30인 환자가 치료 이후에 5미만으로 줄어드는 식이다. 다만, 여기에서 수면 무호흡지수가 호전되지 않았다고 해서 치료가 실패한 것이라 단정하는 것은 바람직하지 않다. 경우에 따라서는, 수면 무호흡지수 자체는 호전되지 않았으나 코골이나 수면 중 평균 산소포화도 농도 등의 수치가 호전되었을 수도 있기 때문이다. 수면 무호흡 지수 자체도 중요하긴 하지만, 수면 중 평균 산소포화도 농도는 야간 수면 중에 산소가 체내에 얼마만큼 공급되고 있는지를 알려주는 지수이기 때문에, 이 또한 중요하다. 따라서 치료가 성공적이었는지 여부는 어느 한 가지 수치만을 가지고 판단하는 것이

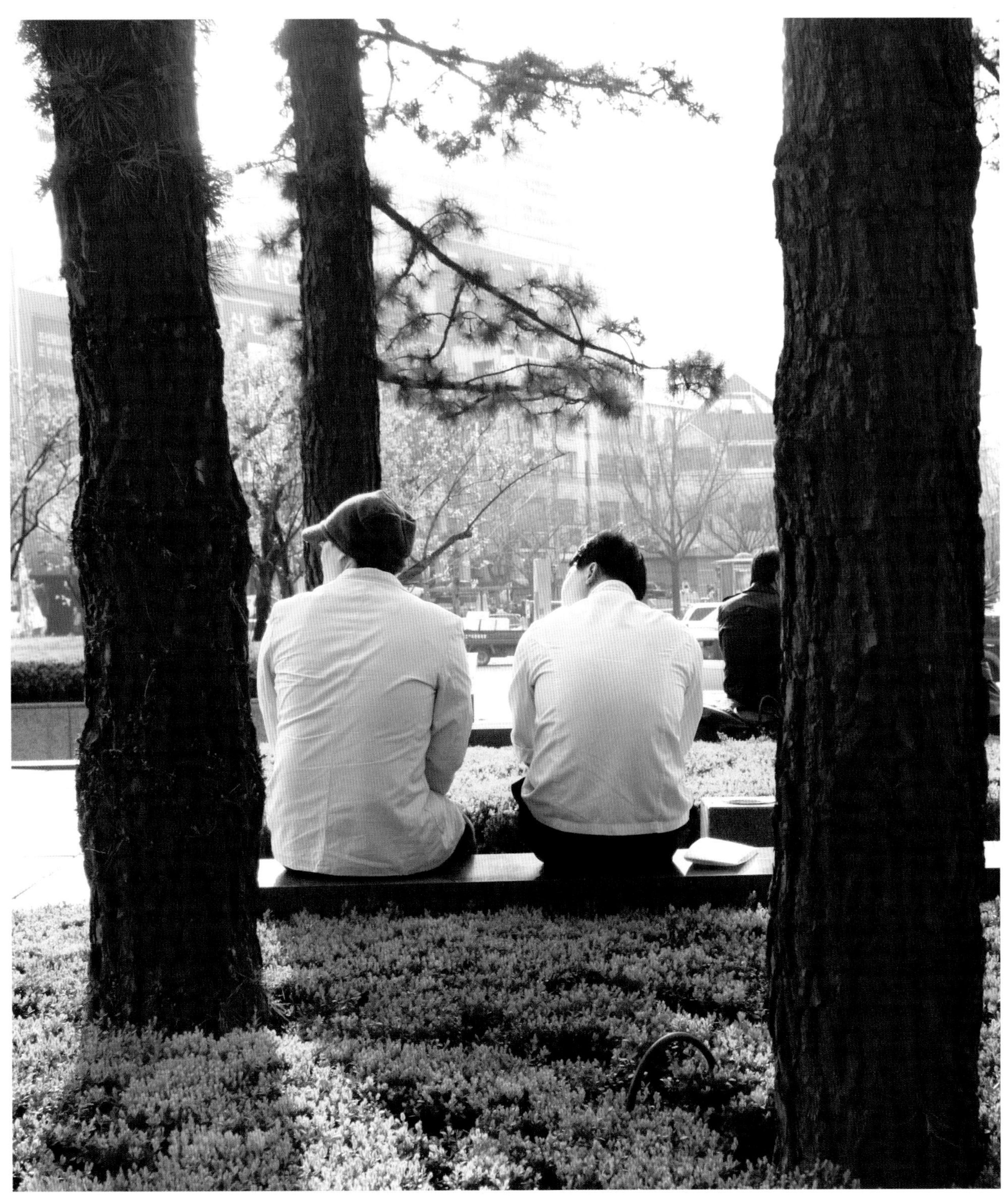

아니라, 야간수면다원검사상 나타나는 여러 지표들을 종합하여 의사가 판단을 내린다.

수면 무호흡증과 코골이에 대한 좀 더 적절한 치료를 위해서는, 치료 전 뿐만 아니라 치료 이후에도 야간 수면다원검사를 통하여 수면의 상태를 평가하는 것이 좋다. 아직은 비용 문제로 야간 수면다원검사를 자주 하는 것이 어렵긴 하지만, 앞으로는 더 수월해질 것이다. 그리고 그것이 의사뿐만 아니라 환자 입장에서도 적절한 치료방법을 선택하고 치료결과를 평가하는 데 중요할 것이다.

현대인의 수면질환

불면증 원인과 치료법

1 스트레스·약물·음료·질병 등이 불면증 부른다
2 불면증 방치하면 불안장애 등 정신질환 위험
3 불면증·수면 과다증은 우울증의 주요 증상
4 잠자려고 마신 술, 불면증 악화시킬 수 있다
5 수면제 꼭 필요할 때 소량으로 짧게 사용
Health Q&A. 불면증

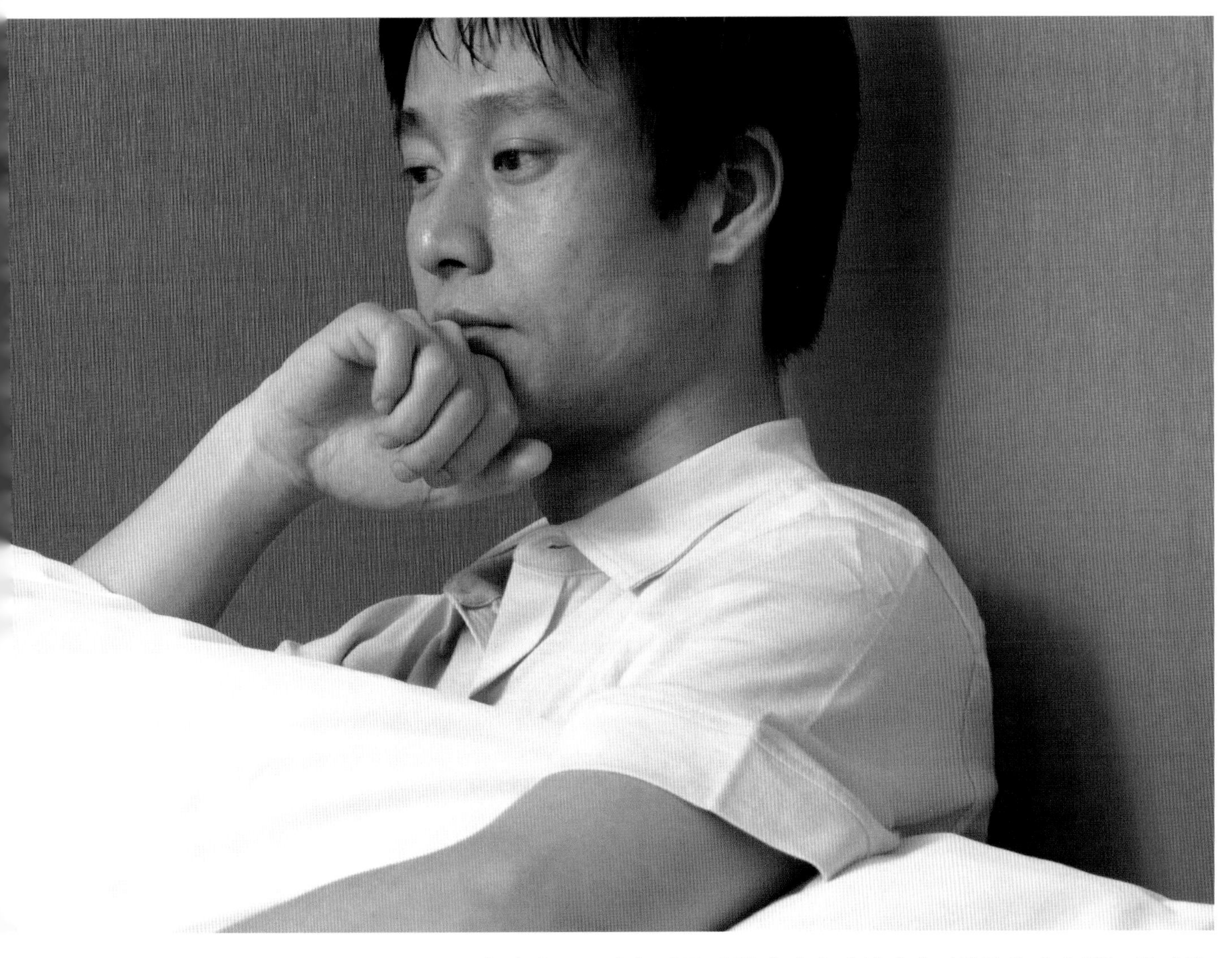

습관적으로 잠을 이루지 못하거나 만성적 수면부족을 호소하는 불면증.
불면증은 우울증, 불안장애 등 정신장애와 밀접한 연관이 있다.
불면증을 해소하려고 알코올이나 약물에 의존하면 오히려 더 나빠질 수 있으므로
전문의의 상담과 처방이 꼭 필요하다.

집필진 : 김성완 전남대병원 정신과 교수 **윤진상** 전남대병원 정신과 교수 **이일근** 서울브레인신경과 원장 **홍승철** 성빈센트병원 정신과 교수

불면증의 원인

스트레스·약물·음료·질병 등이 불면증 부른다

64세의 남성이 수면클리닉을 찾아왔다. 20여 년 전에 친구에게 빌려준 돈을 받지 못한 이후 불면증이 시작한 뒤 꼬박 20여 년 간을 불면증으로 고생한다고 했다. 잠자리에 들면 돈을 빌려준 일이 후회되고 이와 관련된 여러 가지 생각이 들면서 걱정이 되고 초조해졌다. 밤에 잠을 잘 이루지 못해 낮에 피곤했으나 누워도 전혀 잠이 오지 않았다. 환자는 점차 낮이나 밤이나 잠을 자는 것에 몰두하였고 불면증은 더욱 악화되었다.

자고 일어나도 잔 것 같지 않은 증상과 새벽에 일찍 깨어나서 다시 자기 힘든 것도 불면증의 증상이다. 일시적인 경우엔 일주일 이내에 증상이 좋아지지만 한달 이상 지속되면 불면증으로 진단된다. 불면증에는 여러 가지 원인이 있으나 정신적 스트레스에 의한 경우가 많다.

20여 년간 이러한 증상으로 동네의원과 여러 대학병원에서 수면제 등을 처방 받았으나 만족할 수면상태를 경험한 적이 없다고 한다. 그는 잠을 자지 못할까 두려워 콜라, 커피 등의 카페인 음료는 전혀 마시지 않았고 피우던 담배도 끊었으나 여전히 깊은 잠을 이루지 못했다. 자다가 깨면 다시 잠들기 어려웠고 아침에 일어나면 잠을 잔 것 같지 않았다. 성격적으로 완벽한 면이 있었으나 그다지 심하지는 않았다.

전국민 17%가 주 3회 이상 불면증 경험

잠의 질과 양을 평가하는 검사를 원하여 수면다원검사를 받게 했다. 그 결과 자신이 생각한 것보다 잘 잔다는 말을 듣고 약간 안도했다. 검사 결과를 보면 잠을 자주 깨며 깊은 잠을 자기 힘든 상태를 보였다. 하지만 잠을 자는 효율은 88% 정도로 거의 정상범위였다. 그는 자신이 하루 2시간 정도 밖에 못 잔다고 느끼고 있었지만, 실제로는 훨씬 많이 자고 있었다.

불면증은 모두가 알고 경험한 바와 같이 잠이 들기 힘들고 자주 깨는 병이다.

자고 일어나도 잔 것 같지 않은 증상과 새벽에 일찍 깨어나서 다시 자기 힘든 것도 불면증의 증상이다. 일시적인 경우엔 일주일 이내에 증상이 좋아지지만 한달 이상 지속되면 불면증으로 진단된다.

불면증에는 여러 가지 원인이 있으나 정신적 스트레스에 의한 경우가 많다. 일단 불면증이 생기면 스트레스가 없어져도 불면증이 지속되는 경향이 있다. 불면증이 지속되는 데는 여러 요인이 작용한다. 예를 들면 불면증상이 되풀이 되는 것에 대한 불안, 불면으로 인한 낮 동안의 어려움(집중력저하, 의욕감퇴, 졸림증 등), 잠에 대한 너무 많은 생각과 관심, 잠이 줄어 건강을 해칠지 모른다는 두려움 등이 잠을 잘 자야겠다는 강박증이나 불안증을 유발하고 이것이 반복되면서 불면증이 만성화된다. 사례에서 본 환자는 잠을 잘 자기 위해 모든 수단과 방법을 다 사용하고 있었다.

국내 수면장애 실태조사를 보면 전국민 중 17% 정도가 주 3회 이상 불면증상을 갖고 있으며, 나이가 들수록 그 수가 많은 것으로 나타났다. 놀라운 것은 불면증을 앓는 사람들의 60% 정도가 5년 이상 불면증을 시달리고 있어 불면증이 만성화되는 경우가 많음을 보여준다.

불면증이 있으면 밤에 잠을 잘 못 자는 것은 물론 낮 동안에 졸린 증상을 비롯해 불안, 초조, 의욕저하, 집중력 감퇴, 사고의 가능성 증가 등의 여러 가지 증상이 나타난다. 불면증에 걸리면 밤은 물론 낮에도 괴로움이 지속된다.

최근 연구결과에서는 불면증이 지속되면 우울증이 걸릴 확률이 2배 증가하고 불안장애에 걸릴 확률은 3배정도 증가한다고 보고되고 있다. 불면증이 지속되다가 조울증으로 이행되는 경우도 종종 본다. 어떤 환자는 20여 일 동안 잠을 못 자고는 기분이 좋아져 말이 많아지고 신용카드를 마구 쓰고 다니는 등의 조울증 증상을 보여 입원치료를 받았다. 불면증 지속은 우울증을 비롯한 불안증, 조울증 등의 정신장애를 유발할 수 있으므로 조기 진단과 치료가 필요하다. 불면증 치료에 앞서 무엇이 불면증을 일으켰는지를 아는 것이 중요하다.

스트레스 외에도 중추신경계 자극약물과 음료, 하지불안증후군이라는 수면장애, 신체적 질환, 고혈압 약 등 복용약물 등이 모두 불면증을 일으킬 수 있는 요소이다. 치료가 잘 안되면 수면 전문의를 찾고, 수면다원검사를 통해서 수면의 질과 양을 평가 해보는 것이 치료방향 설정에 중요하다. 특히 1년 이상 지속되는 만성 불면증 환자들은 꼭 수면 전문가를 찾아가라고 권한다. 불면증이 만성화되면 우울증을 비롯한 여러 정신장애의 원인이 될 수 있으므로 조기 치료가 중요하다. 나이가 들면 저절로 불면증이 온다고 생각하는 것은 잘못이다.

건강한 노인들이 잠을 잘 자는 것을 보면 나이가 들어서 생기는 불면증을 나이 탓으로 돌리는 것은 이치에 맞지 않으며, 자칫하면 병을 키우게 될 수 있다. 나이 들어 생긴 불면증은 수면 호르몬으로 알려진 멜라토닌 분비의 저하, 전립선 비대로 인한 잦은 소변보기, 코골이 및 수면 호흡장애의 증가, 낮 동안의 활동저하, 우울증의 증대 등이 원인이 될 수 있다. 견디기 힘들 정도의 불면증이 있다면 반드시 치료를 받아야 한다.

결론적으로 불면증은 원인이 다양하고 만성화하는 경향이 있으며, 낮 동안의 기능을 저하시키고 삶의 질을 떨어뜨릴 수 있으므로 원인을 찾아서 치료를 조기에 하는 것이 중요하다.

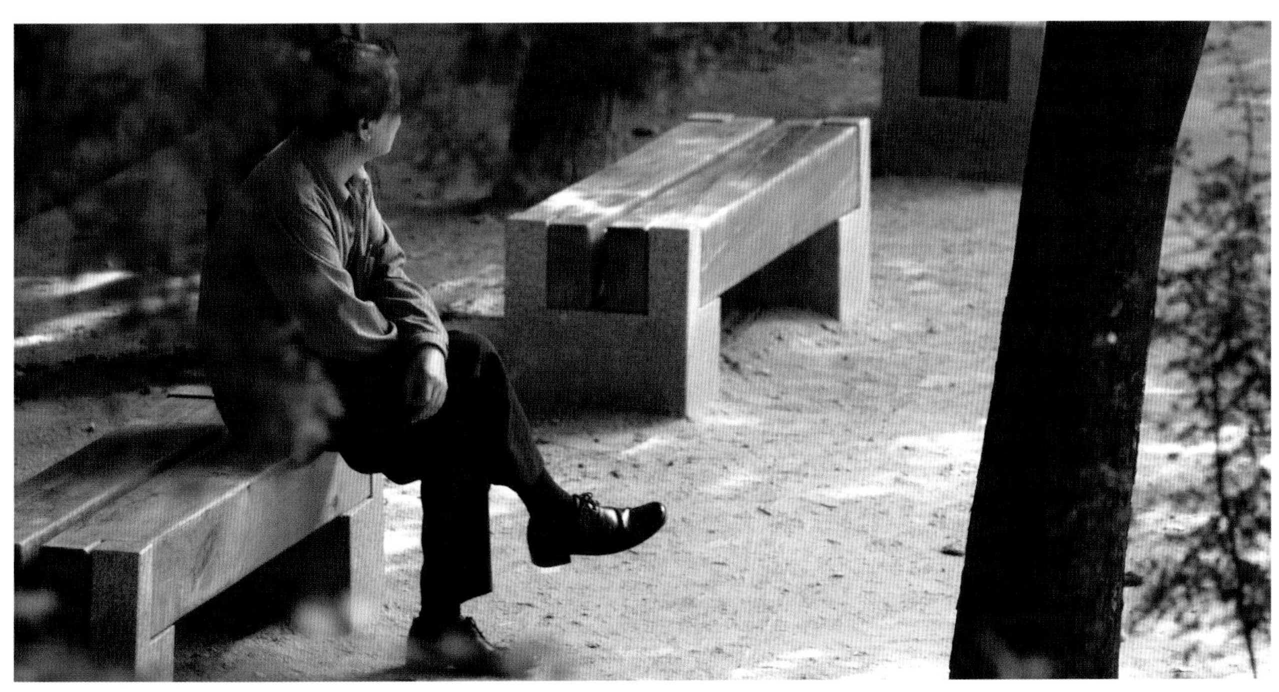

불면증과 정신건강

불면증 방치하면 불안장애 등 정신질환 위험

현대인은 피로하다

밤에 깊이 잘 자는 것은 신체 건강은 물론이고 정신 건강을 위해 중요하다. 숙면을 취하지 못하면 낮에 집중력이 떨어지고 쉽게 피로해지며 짜증스러워진다.

현대인들은 피로와 더불어 산다고도 말 할 수 있다. 방송이나 신문에서 피로회복제 광고를 쉽게 접할 수 있고, '만성피로증후군' 이라는 병명도 일상적으로 사용된다. 이는 특별한 신체적 질병이 없이도 피로가 오랜 기간 지속되는 경우를 일컫는데, 정작 피로의 가장 주요한 원인은 불면증과 우울증이다. 만성 피로의 80%가 이러한 정서적 요인에 기인한다. 밤에 깊은 잠을 자지 못하면 아침에 상쾌하게 일어나기 어렵고 하루 종일 피곤하게 된다. 여기에 우울증까지 있으면 무기력감과 의욕상실이 더해져 피로감은 더욱 크게 느껴진다.

피로의 가장 주요한 원인은 불면증과 우울증이다. 밤에 깊은 잠을 자지 못하면 아침에 상쾌하게 일어나기 어렵고 하루 종일 피곤하게 된다. 여기에 우울증까지 있으면 무기력감과 의욕상실이 더해져 피로감은 더욱 크게 느껴진다. 불면증은 우울증의 가장 흔한 증상 중 하나이다. 우울증 환자의 80~90% 이상에서 불면증을 경험한다.

불면증과 우울증은 서로 밀접한 관계가 있다. 불면증이 있는 사람은 우울증 발생의 위험성이 매우 높아진다. 미국에서 약 8000명을 대상으로 1년간 추적 조사한 연구에서 불면증이 지속된 경우 불면증이 없는 경우에 비해 새로운 우울증 발생이 40배나 높았다. 불면증이 빈번하거나 수면 중 자주 깰 수록 우울증 발생 가능성이 높았다. 또한 불면증은 우울증의 가장 흔한 증상 중 하나이다. 우울증 환자의 80~90% 이상에서 불면증을 경험한다. 따라서 불면증이 있을 때 우울증에 대해서도 꼭 검진 받아봐야 한다. 불안과 불면증도 서로 영향을 주고 받는다.

큰 시험이나 중요한 일을 앞두고 잠을 이루지 못한 경험을 한 번쯤은 해보았을 것이다. 일상 생활에서 느끼는 보편적인 불안은 물론이고 범불안장애, 공황장애 등의 불안장애도 불면증의 원인이 된다. 불안과 걱정은 각성을 유발하고 인체 내에 수면 유도를 위해 필요한 신경전달 체계의 작동을 방해한다. 따라서 불안이 조절되지 않으면 잠이 쉽게 들지 않고 깊은 잠을 자기 어렵다. 이러한 경우 이완요법, 복식호흡, 인지치료, 약물치료 등으로 불안을 조절하는 것이 숙면을 취하는 중요한 방법이 된다. 반면 불안과 불면을 조절하기 위해 술을 마시는 것은 당장에는 수면 유도에 효과가 있을지 모르나 궁극적으로는 깊은 수면을 방해해 만성적인 불면상태에 이르게 할 수 있다. 더욱이 술에 의한 수면 유도 효과는 내성이 쉽게 발생해 점점 많은 양의 술을 찾게 되어 결국 알코올 중독에 빠지는 경우가 적지 않아 주의해야 한다.

불면증이 있으면 잠을 잘 자는 사람들에 비해 불안장애가 17배 이상이나 높다고 보고되었다. 노르웨이에서 장기간 진행된 11년간의 역학연구에서도 만성 수면장애가 있는 사람들의 불안장애 발생이 유의하게 높았다.

특히 수면장애가 지속된 사람들에서 새로운 불안장애 발생이 높았는데, 이는 불면증이 불안장애의 원인과 위험인자로 작용할 수 있다는 점을 시사한다. 따라서 불면증이 만성화되지 않도록 조기에 치료하는 것은 불안장애, 우울증과 같은 정신의학적 문제가 발생하는 것을 예방하기 위해서도 중요하다.

재앙, 생명을 위협하는 충격적인 사건, 전쟁 등의 외상적 경험을 하고 난 후 발생하는 일련의 다양한 정신의학적 문제를 외상 후 스트레스장애라고 부른다. 외상의 재 경험, 회피, 증가된 각성이 주요 증상인데, 꿈을 통해 외상적 사건을 반복적으로 재 경험하고 증가된 각성 반응으로 인해 쉽게 잠들지 못하며 잠 든 이후에도 자주 깬다.

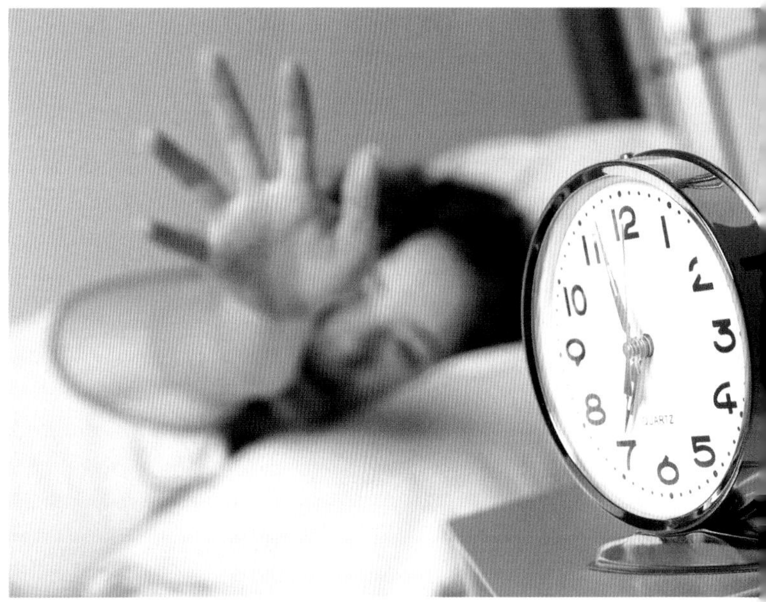

외상 후 스트레스장애도 잠을 방해

30대 여성이 큰 교통사고를 당하여 수술을 받은 후 재활치료를 위해 병원에 입원하였는데 도무지 편하게 잠을 잘 수 없어 정신과에 의뢰되었다. 사고 이후 잠들기가 어려워졌을 뿐 아니라 어렵게 잠이 들어도 주변의 조그마한 소음에도 깜짝 놀라 잠에서 깨버리기 일쑤였다. 또한 교통사고와 관련된 꿈을 하루에도 몇 번식 꾸어 괴롭다고 호소하였다. 외상 후 스트레스장애에서 보이는 전형적인 수면장애 양상이라고 할 수 있다. 외상적 경험에 대한 인지행동치료와 약물치료를 병행한 후 수면장애가 해결됐다.
일상적인 스트레스도 수면 장애의 원인이 된다. 특히 근심과 걱정이 있으면 자연스럽게 잠이 드는데 방해가 되고, 깊이 잠들지 못한 채 꿈을 자주 꾸는 경우도 있다. 40대의 말기 난소암 환자가 최근 꿈이 많아져 자고 나도 개운치 않다고 호소하였다. 꿈속에서 어린 막내 딸을 잃어버려 당황해 하며 찾다가 잠에서 깨어나곤 했다. 자신의 건강이 악화되면 엄마 없이 남겨질 막내 딸에 대한 염려가 꿈에 반영된 결과일 것이다. 마음속의 근심에 대해 충분히 표현하도록 하면서 염려가 줄어들었고 꿈 때문에 깨는 경우도 점차 감소하였다. 조울병으로 불리는 양극성 정동장애에서도 불면증이 흔하게 나타난다. 특히 조울병의 조증 시기에는 의욕과 자신감이 넘치면서 밤에 잠을 자지 않고 공부나 일을 하는 경우가 많다. 잠에 대한 욕구 자체도 감소해 평소보다 잠을 2~3시간 적게 자는데도 에너지가 넘쳐 피곤을 못 느끼는 경우도 있다. 이처럼 양극성 정동장애의 조증은 특징적인 수면장애와 함께 시작된다.
조울병의 우울증은 이와 반대로 잠이 지나치게 많아지고 무기력해져 전체적인 수면 시간이 평소보다 증가해 대조를 이룬다. 회복된 조울병 환자가 재발하게 될 때 가장 먼저 나타나는 증상이 수면장애인 경우도 많다. 또한 수면장애는 조울병 재발의 촉진인자로 작용해 조울병 증상을 악화시키곤 한다.
수면은 정신건강의 척도이다. 불면증이 정신건강의 이상을 알리는 신호로 가장 먼저 나타나는 경우가 많기 때문이다. 또한 만성적인 수면장애는 고혈압, 심장병, 당뇨 등 신체 질병을 잘 일으킬 뿐 아니라 우울증, 불안장애 등의 정신의학적 질병의 원인이자 위험요소가 된다. 뿐만 아니라 불면증은 여러 정신의학적 질병의 경과에 부정적인 영향을 미치고 재발을 촉진하며 삶의 질과 기능을 저하시킨다. 따라서 수면장애가 나타나면 정신건강에 문제가 생긴 건 아닌지 꼭 확인해야 하고, 불면증이 만성화되어 정신의학적 합병증을 발생시키지 않도록 조기에 치료하는 것이 중요하다. 깊이 잘 자는 것은 몸과 마음에 가장 좋은 보약이고, 우리 삶을 평안하고 건강하게 하는 기본 조건이다.

우울증과 수면장애

불면증·수면 과다증은 우울증의 주요 증상

우울증의 주 증상은 의욕이 감퇴되고 우울하여 일상생활을 하는데 어려움을 느끼는 것이다. 아울러 우울증이 시작될 무렵에 잠을 못 자는 증상이 동반되는 경우가 80% 이상이다. 우울증 환자의 대부분은 잠들기 힘들거나 자주 깨는 불면증을 호소한다.

우울증 초반에 잠이 많아

50대 초반의 여성이 수면클리닉을 찾아왔다. 남편과 결별한지 10 수 년이 넘었고 이후 혼자 살면서 보험설계사 일을 하고 있었는데 몇 개 월 전부터 낮에 졸린 증상과 더불어 잠이 너무 많아졌다고 했다. 환자는 자신의 증상이 혹시 낮에 심하게 졸린 병인 기면병이 아닌가 싶다고 했다.

수면 다원검사와 낮 검사를 했으나, 검사 결과 기면병이라는 단서를 발견할 수는 없었다. 수면다원검사 결과 렘 수면이 좀 빨리 출현하였고, 잠이 중간중간 깨는 특징을 보였다.

치료에 대한 반응과 경과를 관찰해본 결과 이 환자는 기면병과 관련된 수면 과다증이 아니고 우울증과 관련된 수면 과다증이었다. 환자가 표면적으로는 잠이 많은 증상을 호소하였으나 몇 달 전부터 의욕이 떨어지고 일하기가 힘든 증상이 있다는 것을 말한 것은 클리닉을 몇 번 방문한 뒤였다.

일반적으로 우울증의 주 증상은 의욕이 감퇴되고 우울하여 일상생활을 하는데 어려움을 느끼는 것이다. 아울러 우울증이 시작될 무렵에 잠을 못 자는 증상이 동반되는 경우가 80% 이상이다. 우울증 환자의 대부분은 잠들기 힘들거나 자주 깨는 불면증을 호소한다. 우울증 환자 중에서 수면과다증을 호소하는 경우는 수면 증상의 15%를 차지한다. 우울증 환자의 수면 특징은 깊은 수면이 저하되고 얕은 수면이 증가되며 자주 깨고 꿈꾸는 수면으로 알려진 렘수면이 정상인들보다 일찍 출현하는 특징을 갖는다.

주관적으로는 꿈이 많아졌다고 하기도 하고, 저녁에 자려고 하면 여러 가지 좋지 않은 생각이 지속되어 잠들기가 힘들어진다는 호소를 한다. 새벽에 일찍 깨어 다시 잠들기 힘들다는 증상은 고전적으로 내인성 우울증의 특징적인 수면으로 알려져 왔다.

우울증의 주 증상이 불면증이기도 하지만, 우울증이 없어도 불면증이 지속되면 우울증 발생이 2배 이상 더 높다는 연구결과가 나와 있다. 따라서 불면증을 잘 치료해주는 것이 우울증의 발생을 줄이는 중요한 요소이기도 하다. 우울증의 진단은 다음과 같은 증상이 2주 이상 나타날 경우에 가능하다

- 지속되는 우울감과 절망감
- 모든 활동에서 흥미의 상실
- 피로감, 무기력, 활동 저하
- 식욕과 체중 변화
- 불면증 혹은 수면 증가
- 초조 혹은 둔하고 느려짐
- 죄책감, 무가치하다는 느낌
- 집중력, 주의력저하, 비정상적인 우유부단함 (이랬다 저랬다 결정을 못 내림)
- 자살 또는 자살 시도

나이에 따라 우울증 증상은 다르게 나타날 수 있다. 먼저 소아청소년들부터 살펴보면 짜증, 반항, 등교거부, 성적 저하, 여러 가지 신체 증상, 약물 남용, 청소년 비행, 고3 병 등으로 나타난다. 중년에서는 건강염려증, 죄책감, 의심, 절망감, 공허감, 건망증 등

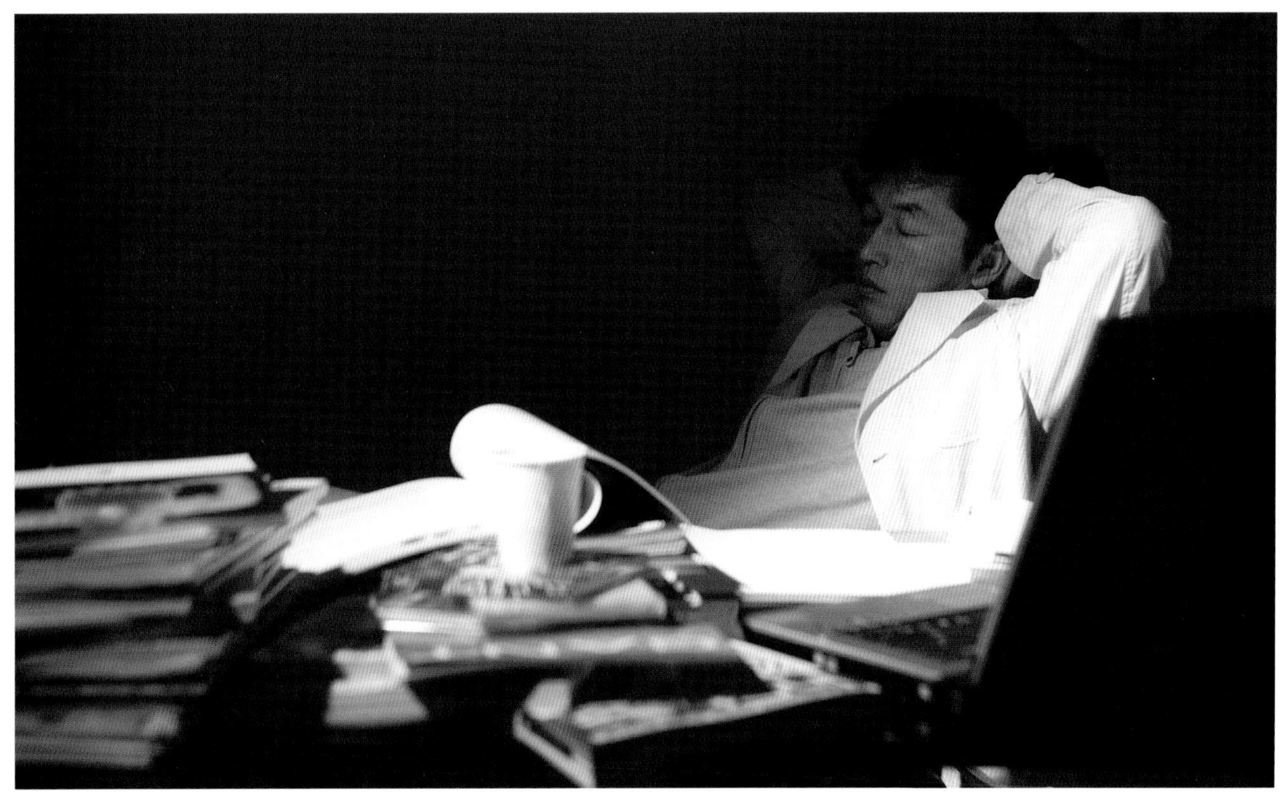

의 증상을 보인다. 특히 중년 여성들에게는 빈 둥지 증후군이나 홧병 등을 비롯해 안면 홍조, 야간 발한, 수면 장애, 질 건조감, 우울감, 불안 등의 증상을 보이기도 한다.

항우울제가 우울증과 불면증 모두에 효과

중년 남성들은 기억력과 집중력 장애, 명예 퇴직이나 감원에 대한 불안감, 사회적 압박감, 낮은 성취감, 인생에 대한 회의 등으로 나타나며 자존심 때문에 치료받는 시기를 놓치거나 술로 해결하려는 경향이 있다. 노인에서는 모호한 신체증상, 불면, 불안, 집중력과 기억력 저하(집중력 저하) 등의 증상을 보인다.
우울증의 치료에는 항우울제란 약물이 매우 효과적이다. 항우울제는 우리 몸에서 생성되는 세로토닌과 노르에피네프린과 같은 신경전달 물질을 보강해주는 작용을 한다. 우울증에 걸리면 이런 물질들이 부족하거나 작용이 약해지기 때문에 이들을 강화해주는 약물은 우울증 치료에 기본적인 요소이다. 불면증이 동반된 우울증에는 진정작용이 강한 항우울제로서 치료를 하는데 우울증에 효과가 있을 뿐 아니라 진정 작용으로 인해 잠을 잘 자게 해주는 역할을 한다. 일반적으로 우울증으로 오는 불면증이나 수면장애는 우울증이 좋아지면 동반되어 좋아진다고 한다. 따라서 이런 경우에는 우울증 치료에 집중하는 것이 중요하다.
현재까지 개발된 많은 항우울제는 성기능을 떨어뜨리는데, 이는 꿈꾸는 수면으로 알려진 렘(REM : rapid eye movement) 수면 억제와 밀접한 관계가 있다. 보통 전체 수면시간에서 렘수면이 차지하는 비중은 20~25% 정도가 되는데, 항우울제를 복용하면 렘수면이 20~30% 정도 감소된다. 렘수면 시의 생리적인 특징 중의 하나가 남성의 경우 성기가 발기되는 것인데, 렘수면이 억제되면 발기가 덜 되고 이것이 성기능의 저하를 유도한다. 최근에는 렘수면을 억제하지 않는 항우울제가 개발됐다. 이는 성기능을 저하시키지 않는 장점이 있어 성 기능이 문제가 되는 환자들의 치료제로 사용되고 있다. 결론적으로 우울증 증상으로 수면장애(불면증, 수면과다증)가 나타나며 이러한 수면장애는 우울증의 평가와 치료 때에 반드시 고려돼야 할 중요한 증상이다.

불면증의 비 약물치료

잠자려고 마신 술, 불면증 악화시킬 수 있다

"수면제를 복용하지 않고 잠을 잘 수 있으면 좋겠다." 불면증으로 고생하면서 수면제를 복용하는 사람들이 공통적으로 상담하는 내용이다. 실제로 불면증 치료 과정에서 대부분의 수면 유도 약물 복용 기간은 8주를 넘기지 않을 것을 권고한다.

잠자리에 들고 10분 이상 잠이 잘 안 오면 자리에서 일어나 단순한 일을 찾아 하면서 잠이 올 때를 기다린다. 잠들기 위해 담배를 피우는 것은 좋지 않으며, 특히 저녁 7시 이후에는 담배를 피우지 않는다. 물론 완전한 금연이 최선. 잠자리에 들기 전 3시간 이내에는 많은 양의 음식이나 음료를 섭취하지 않도록 한다.

하지만 불면증의 괴로움은 이런 권고를 무시하고 장기간 수면제를 복용하지 않을 수 없게 만든다.수면제에 대한 습관성과 의존성을 예방하기 위해서 단기간만 사용하고, 사용할 경우에도 최소 용량이 좋다는 것을 알기는 하지만 현실적인 괴로움이 실행을 어렵게 만든다.

의사들도 불면증 환자들의 이같은 괴로움을 알기 때문에 환자의 수면제 처방 요청에 대해 약물 복용 원칙대로 단호하게 거절하기 어렵다.

수면 유도 약물을 뚝 끊기는 어렵다고 하더라도 최소 용량으로 사용하는 것이 바람직하다. 이를 위해 약물 외에 좋은 수면에 도움이 되는 것이 무엇인지, 또 좋은 수면을 유도할 수 있는 방법은 무엇인지 알아본다.

광(光) 요법

자고 깨는 것은 동떨어진 두 개의 현상이 아니라, 서로 연관되어 교대로 나타나는 '주기현상' 이다. 잠을 잘 자려면 잘 깨어 있어야 하고, 잘 깨어 있으려면 잘 자야 한다. 인류는 태양계의 지구에 살면서 수백 만 년 동안 밤낮과 태양계의 한 달, 일 년에 적응해왔다. 즉 해가 지면 잠들고 해가 뜨면 깨어나는 단순한 반복이 생체주기로 확립된 것이다. 이것을 다른 용어로 생체시계, 일주기성이라고 한다. 하지만 이런 주기성은 만들어질 때와 마찬가지로 환경 변화에 의하여 변한다. 예를 들어, 에디슨이 전구를 발명한 이후에 인류의 저녁 시간은 낮처럼 밝게 바뀌었고, 이에 따라 취침 시간은 저녁에서 밤으로 이동했다. 요즘은 보통 밤 10시부터 12시 사이에 잠자리에 드는 것이 보편화됐다. 많은 수면 의학자들이 현대인들은 만성적인 수면부족 상태에 빠져있다는 의견을 피력하는 데에는 이러한 환경 변화가 반영돼 있다.

광 요법은 아주 밝은 빛을 사용하여 불면증의 잘못된 수면 주기를 바람직한 주기로 점차 변화시키는 치료이다. 불면증 수면 주기를 정확히 파악한 후 일정표에 따라 단계적인 광요법을 실시하면 바람직한 주기로 맞추어 갈 수 있다.

멜라토닌

인간이 빛을 느끼는 것은 대부분 망막을 통해서 이루어진다. 망막은 대뇌 시상하부, 송과선에 빛의 양을 전달하여 수면 관련 호르몬 멜라토닌 생산을 조절한다. 밝을 때는 멜라토닌 분비가 줄어들고 어두울 때는 멜라토닌 분비가 증가한다. 멜라토닌 호르몬 분비 주기는 밤낮 주기와 대개 일치하며, 잘못된 수면-각성 주기는 광 요법과 더불어 멜라토닌 호르몬 복용을 통해서도 조절이 가능하다. 당연히 두 가지 방법을 병용하면 기대 효과를 더 높일 수 있다.

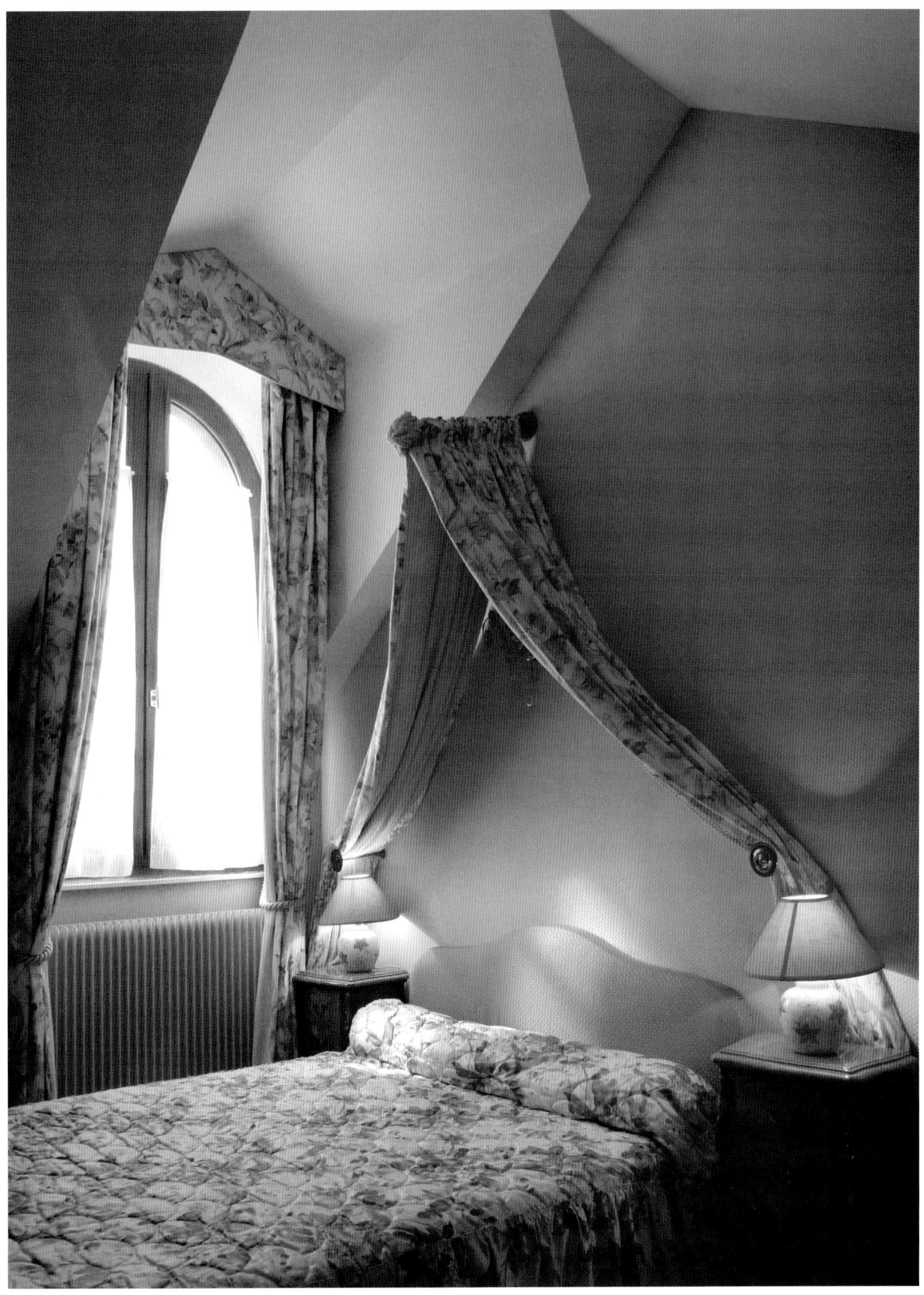

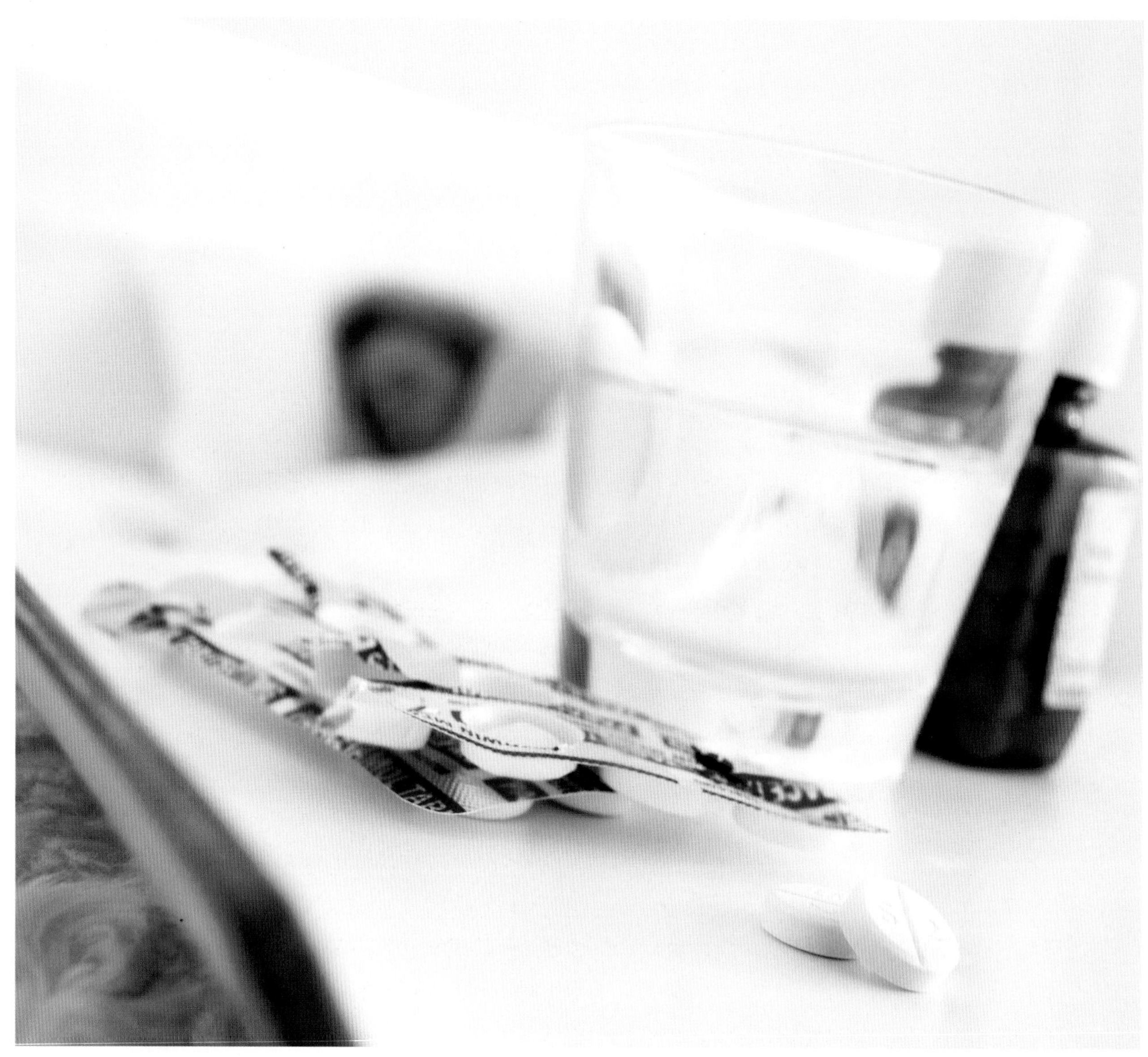

인지행동 치료

불면증 치료 과정에 가장 선행되어야 할 사항은, 우리의 수면과 각성 현상이 어떤 것인지 이해하고 자신의 수면 습관이 어떤 문제점을 안고 있으며 건강과 효율적인 시간 관리를 위해서 수면 습관을 어떤 방향으로 변화시켜야 하는지를 스스로 알고 치료를 위해 필요한 것을 행동에 옮기는 것이다. 이러한 일련의 과정을 인지 행동요법이라고 한다. 불면증 환자와 의사는 인내심을 갖고 이 모든 과정을 차근차근 따라가야 한다.

광요법, 멜라토닌, 수면 유도제, 인지 행동 치료 등 다양한 치료 방법을 불면증 상태와 실제 생활환경에 적절히 조합하여 적용하면 좋은 효과를 기대할 수 있다.

수면 위생 관련 항목들

"잠을 잘 자려면 어떻게 해야 하나요?" 병원에서 받을 수 있는 불면증 치료 외에 자신의 수면에 문제가 있다고 생각되는 사람들은 스스로 시행할 수 있는 수면 보조 요법이 있다. 같은 시간 동안 자더라도, 효율적인 숙면을 취하여 자고 난 후 피로를 말끔하게 회복하기 위해서 지켜야 할 사항들을 수면 위생이라고 한다. 중요 항목을 정리하면 다음과 같다.

1) 낮잠을 피한다. 불가피하게 낮잠을 잘 경우에는 15분 이내로 제한한다.

2) 휴일을 포함하여 매일 잠자리에 누워있는 시간을 각자 상황에 맞게 일정하게 유지한다.
3) 운동을 매일 규칙적으로 하되 잠들기 전 6시간 이전에 심한 운동을 끝낸다. 예를 들어, 매일 11시에 잠든다면 오후 5시 이후에는 심한 운동을 피한다.
4) 밤중에 일어날 경우에는 어두운 조명을 사용해 밝은 빛에 노출되는 것은 가능한 피한다.
5) 아침에 일어난 후 30분 이내에 밝은 환경(가능하면 햇빛)에 노출되도록 한다.
6) 시계를 잠자리에서 보이지 않도록 한다.
7) 침실은 어둡고 조용하고 쾌적한 실내 온도가 유지되도록 한다.
8) 잠자리에 들고 10분 이상 잠이 잘 안 오면 자리에서 일어나 단순한 일을 찾아 하면서 잠이 올 때를 기다린다.
9) 잠자리 바닥이 너무 딱딱하거나 푹신하지 않도록 한다. 침대는 잠을 잘 때만 사용하고 다른 일을 침대에서 하지 않도록 한다.
10) 잠들기 위해 담배를 피우는 것은 좋지 않으며, 특히 저녁 7시 이후에는 담배를 피우지 않는다. 물론 완전한 금연이 최선.
11) 커피, 홍차, 콜라, 초콜릿 등을 통한 카페인 섭취는 적을수록 좋다.
12) 술은 수면을 방해하므로 가급적 삼가며, 최소한으로 제한한다.
13) 잠자리에 들기 전 3시간 이내에는 많은 양의 음식이나 음료를 섭취하지 않도록 한다.

이상의 수면 위생 항목은 더 많이 지킬수록 잠을 더 잘 수 있다. 다만 항목이 여러 가지이고 모두 지키기는 어렵기 때문에 각 항목에 대해 이해하고 가능한 많은 항목을 지키려는 노력이 필요하다. 물론 못 지키는 항목에 대해 스트레스를 받지는 말아야 한다.

불면증을 잘 일으키는 약물

"저는 저녁 때 술 한 잔 마시면 잠이 잘 옵니다. 술을 마시지 않으면 정신이 또렷하고 잠이 안 와요."

많은 분들이 불면증 상담 중에 이런 말을 한다. 음주에 의해 긴장이 풀어지고 정신이 몽롱해지면서 잠이 들기는 쉽지만, 잠이 들고 난 후에는 알코올 효과에 의해 잠이 오히려 방해를 받는다. 평상시에 없던 코골이가 나타나며, 가벼운 코골이는 무호흡증으로, 무호흡증은 더 심한 무호흡증으로 악화되면서 혈액의 산소농도가 낮아진다. 특히 수면 후반부에 수면의 품질이 저하된다.

이처럼 수면의 품질을 떨어뜨리는 약물에 대해서는 주의를 기울일 필요가 있다. 대표적인 것이 기관지 확장 약물(천식 약물), 카페인, 에스트로겐(여성호르몬), 파킨슨씨 병 약물, MAO억제 약물, 집중력 결핍증 약물, 항우울제, 부신피질호르몬, 교감신경계약물, 항경련 약물, 갑상선 약물 등 다수의 중추신경계 약물과 호르몬 관련 약물들은 수면과 깊은 관계를 가지고 있다.

지금까지 언급한 몇 가지 지식과 주의 사항을 상식처럼 기억하고 일상생활, 집안과 침실 환경, 불면증 치료 과정, 기타 약물 복용 과정 등에 적용하면 더 이상 수면제에 의존하지 않거나 이전보다 훨씬 적은 양만 복용해도 만족스러운 잠을 잘 수 있을 것이다.

불면증의 약물치료

수면제 꼭 필요할 때 소량으로 짧게 사용

불면증 치료는 처음부터 수면제를 복용하기보다는 수면 위생의 개선이나 비 약물 치료를 우선 시도해 보는 것이 바람직하다.

하지만 약물치료를 무조건 거부할 필요는 없다. 약물치료의 장단점을 잘 안다면 유용하게 사용할 수 있기 때문이다. 불면증의 약물 치료 목적은 수면의 양과 질을 개선시켜 주간의 각성과 기능을 향상시키는 데 있다. 수면제 사용은 불면증의 종류에 따라 다음과 같은 원칙으로 유용하게 사용할 수 있다.

수면제의 사용 기간은 원칙적으로 단기간이다. 불면증이 일과성이면 1~3일 정도, 단기간이면 3주 이내의 수면제로 충분하다. 하지만 만성불면증으로 부득이 하게 수개월 이상 수면제의 사용이 필요하다면 매일 밤 연속적인 사용은 피하고, 1주에 2~4회만으로 제한해야 한다.

첫째, 일과성 또는 상황적 불면증이다. 이는 일상생활과 환경의 변화에 의해서 야기되며, 보통 수 일 내에 그친다. 예컨대, 다음 날 중요한 발표나 행사를 앞 둔 경우, 신체질환이나 입원 같은 급성 스트레스, 그리고 비행시차, 교대근무와 같은 수면 스케줄의 변화를 들 수 있다. 이런 경우 약물치료가 꼭 필요한 것은 아니다. 하지만 불면증으로 다음날 생활에 장애가 생기거나 과거의 경험에 비추어 불면증이 심할 것으로 예상한다면 수면제를 단기간 사용할 수 있다.

둘째, 단기간 또는 급성 불면증이다. 이는 수 주간 지속될 수 있으며, 흔히 직업이나 가정사와 관련된 스트레스에 의해서 야기된다. 예컨대, 심각한 신체질환, 직장 해고, 재정적 손실, 이혼, 사별 등을 들 수 있다. 급성 불면증은 초기에 조절되지 않으면 스트레스가 해소된 이후에도 지속되는 경우가 있다. 즉 스트레스 기간에 불면증과 함께 습득된 비적응적 행동 때문에 불면증이 만성으로 이행될 수 있다. 따라서 스트레스가 지속되는 동안에는 불면증의 만성화를 방지하기 위해서라도 수면제를 단기간 사용할 수 있다.

셋째, 장기간 또는 만성 불면증이다. 짧게는 1~2 개월, 길게는 수년간 지속되며, 신체적 또는 정신적으로 다양한 요인이 관여한다. 흔한 원인으로는 정신·생리적 조건화, 우울증 같은 정신장애, 하지불안증후군, 수면 스케줄 장애, 알코올처럼 중추신경계를 억제하는 약물의 지속적인 사용, 만성적인 신체 질병 등이다. 치료는 불면증의 원인 제거가 우선이지만 수면제를 장기간 사용하는 경우가 의외로 흔하다. 수면제의 사용 기간은 원칙적으로 단기간이다. 따라서 의사들은 보통 수면제를 2주 이상 처방하지 않는다. 불면증이 일과성이면 1~3일 정도, 단기간이면 3주 이내의 수면제로 충분하다. 하지만 만성불면증으로 부득이 하게 수개월 이상 수면제의 사용이 필요하다면 매일 밤 연속적인 사용은 피하고, 1주에 2~4회만으로 제한하는 것이 좋다. 이러한 수면제의 간헐적 사용은 약물의 내성과 의존을 방지하기 위함이다.

좋은 수면제는 있으나 완벽한 수면제는 없다

좋은 수면제란 수면을 빠르게 유도하고, 잘 유지시키며, 수면의 질이 정상 수면과 같아야 한다. 또한 약물의 잔재 효과로서 다음 날 졸음, 기억력 저하, 둔한 몸놀림 등과 같은 일상생활의 지장이 발생하지 않아야 한다. 알코올이나 다른 약물과의 상호작용, 약물 중단에 따른 반동 불면증, 약물에 대한 내성과 의존 등 유해한 효과 역시 전혀 없어야 한다. 현재 사용 가능한 다양한 수면제들은 과거의 수면제에 비해 더 안전하다. 하지만 완벽한 수면제란 아직 없다.

일반적으로 모든 약물은 그 용도가 정해져 있다. 수면제는 불면증에만 사용하도록 허가 받은 약물이다. 따라서 불면증에는 허가된 수면제만을 사용해야 한다. 하지만 수면제로 허가 받지 않는 약물도 진정효과가 크기 때문에 때로는 불면증 치료에 사용된다. 대표적인 경우가 진정작용이 강한 항불안제 및 항우울제이다. 의사는 환자의 특성과 불면증의 특성을 함께 고려하여 이런 약물을 처방한다.

한편 일반인은 의사의 처방 없이도 쉽게 구입할 수 있는 항히스타민제, 진통제, 생약제 등은 물론 심지어는 알코올을 수면 보조제로 흔히 사용한다. 하지만 이런 약물들은 효과, 안전성, 용량 등에서 수면제로서 충분히 검증되지 못했다.

이런 약물들, 특히 알코올을 함부로 불면증에 사용하면 오히려 불면증을 악화 또는 만성화시킬 수 있음을 유념해야 한다.

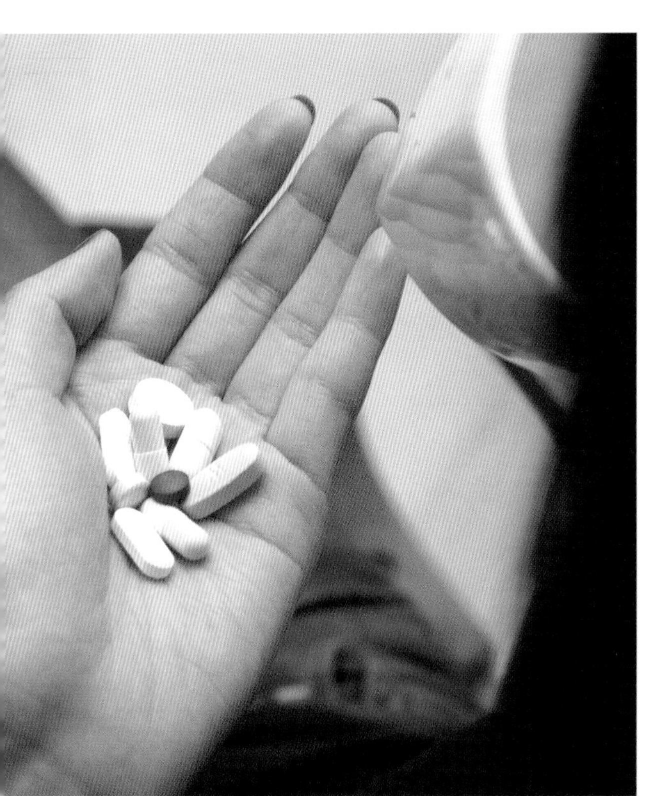

수면제는 반드시 의사와 상담을 거쳐 처방 받아야 한다. 의사는 환자의 특성과 불면증의 특성은 물론 약물의 특성을 고려하여 가장 적절한 수면제를 고르고 이에 따른 용법을 결정하기 때문이다.

수면제의 사용을 신중히 해야 하는 경우도 있다. 수면 무호흡증, 심한 코골이나 호흡기 질환으로 인한 불면증에서 수면제의 사용은 호흡기능을 억제하여 오히려 위험할 수 있다. 이외에도 알코올이나 약물 남용 가능성이 있는 사람, 쇠약한 노인, 임신부, 그리고 야간에 각성 유지가 필요한 당직 의사, 소방수, 경찰 등도 수면제 복용에 유의해야 한다.

불면증을 흔히 통증에 비유한다. 불면증은 통증처럼 일종의 증상이기 때문이다. 통증을 제대로 치료하려면 통증의 원인을 치료해야 한다. 불면증의 치료도 그 원인이 되는 신체적, 생리적, 심리적 또는 환경적 문제를 찾아 이를 제거하는 것이 원칙이다.

불면증의 원인이 때로는 복합적이고 분명하지 않다. 설령 원인이 분명하더라도 수면제 외에는 당장 해결할 방법이 마땅찮은 경우도 있다. 이런 경우 당연히 수면제를 유용하게 사용할 수 있다. 하지만 이는 통증 환자에게 통증의 원인과는 무관하게 진통제가 우선 고통을 덜어주는데 유용한 상황과 유사하다.

수면제는 원인 치료제라기보다는 대증요법제이다. 불면증의 원인도 모르는 채 수면제를 습관적으로 사용하는 것은 분명 바람직하지 않다. 수면제에 대한 의존성을 높이고 불면증 자체를 만성화시키기 때문이다. 수면제는 수면위생의 개선과 비 약물 치료에 병행하여 가능한 소량으로 짧은 기간 사용되어야 하며, 자신이 복용하는 수면제의 특성과 장단점을 잘 알아야 한다. 자신의 불면증이 수면제에 의해서 지배 받는 상황이 발생되어서는 안 된다. 자신이 스스로 수면제를 조절할 수 있어야 한다.

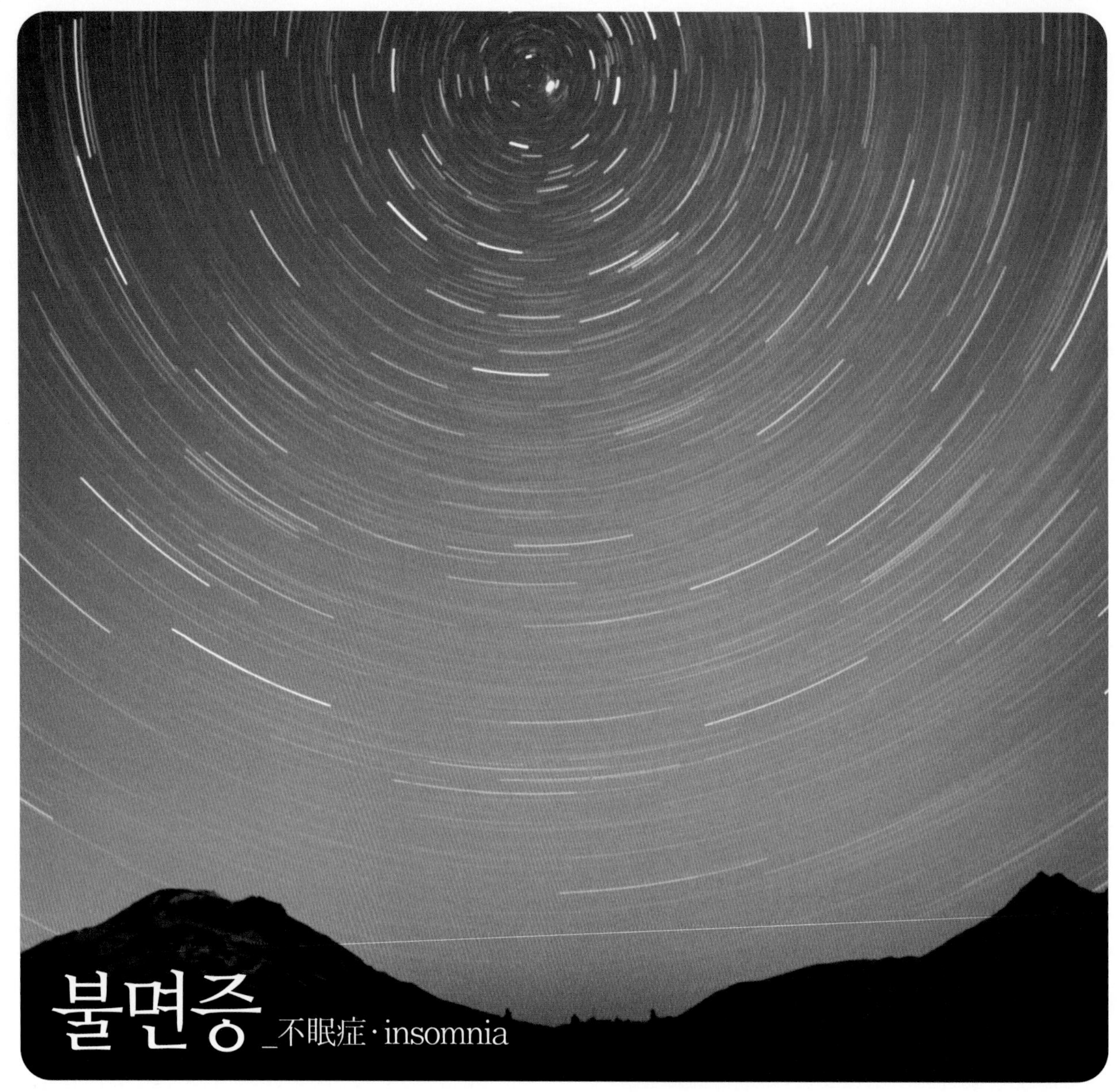

불면증 _不眠症 · insomnia

Q 41세 직장인입니다. 낮 동안의 피로로 잠을 자려고 누워서 눈을 감아도 잠은 오지 않고 눈만 감고 있는 상태로 한 밤을 지새웁니다. 얕은 선잠상태를 지새고 아침에 일어나면 온몸이 욱신거리며 의욕이 없습니다. 이러한 상황이 반복되어 낮 시간의 활동이 힘든데 어떻게 해야 할까요?

A 이 상황은 정신생리적 불면증에 해당합니다. 대개는 불안이나 우울증이 정상적인 수면을 방해합니다. 안락하고 이완된 상태에서 온전한 수면이 이루어진다는 건 너무나 당연한데, 문제는 심리적인 긴장을 어떻게 해소하느냐입니다. 일단 긴장 해소는 자신이 해내야 하는 몫입니다. 이때 자극 조절과 이완요법을 이용해 수면을 돕는 것입니다. 수면연구회에서 제안하는 '건강한 수면을 위한 십계명'을 참고한다면 많은 도움이 될 것입니다.

Q 현재 21살의 학생인데 잠에 대한 공포증이 생겼습니다. 1년 전 걱정거리로 며칠 밤잠을 설쳤었는데, 그 후로 불면증이 계속 된 것 같습니다. 한 달에 3주는 불면증에 시달린다고 봐야 하는데, 낮잠이 밤잠을 설칠까

봐 힘들게 참고 운동도 꾸준히 했지만 소용없었습니다. 약국에서 약도 사다 먹어봤지만, 약 먹고 잠 못 드는 시간에는 훨씬 더 괴롭습니다. 이제 잠이 무서운데, 이 상황을 어떻게 해야 할까요

A 우선 이 고통이 빨리 끝나야 한다는 마음이 오히려 치료를 방해하지 않을까 우려됩니다. 현재 상태라면, 심리적인 부분이 중요 원인일 것으로 보입니다. 잠을 자려고 애쓸수록 몸과 마음은 더 긴장되고 각성상태가 증가해 잠은 더욱 오지 않게 됩니다. 이런 경우 대체로 일시적으로 잠 못 이루게 하는 사건이 있기 마련입니다. 쉽지 않겠지만 잠에 대한 불안감을 떨치고 몸을 최대한 이완시키고, 수면 클리닉을 방문하기 바랍니다.

Q 불면증 치료 7개월째인데 여전히 잠을 잘 못 이룹니다. 불면증과 우울증 진단을 받았고, 항우울제 복용 후에 약 4시간 정도 잡니다. 여전히 힘든 편하지 않은데, 어느 정도나 지나야 완치될 수 있나요?

A 불면증과 우울증은 같이 동반되는 경우가 많습니다. 만성적으로 불면증과 우울증이 발생되었다면 무엇이 먼저인지 구분하기 힘든 경우가 간혹 있습니다. 7개월 정도 우울증을 치료를 받아 왔는데도 불면증이 계속된다면, 불면증이 주된 증상일 가능성도 있습니다. 또 일부 우울증 약물은 잦은 각성을 유발해 수면의 질을 저하시키기도 합니다. 우선 불면증의 배경에 다른 문제가 동반되어 있는지 확인 하는 필요합니다. 수면무호흡증, 하지불안증후군, 주기성 사지운동증, 수면시간이 앞으로 당겨지거나 뒤로 밀리는 수면위상장애 등과 같은 수면장애가 원인이 되는지 수면다원검사와 같은 검사를 통해 확인하고 적절한 치료를 해야 합니다. 이러한 과정의 결과, 다른 이유가 없다면 불면증 자체를 조절하면 된다. 이때는 약물만이 아닌 학습으로 하는 자극 조절법 같은 방법들로 치료를 도울 수 있습니다. 불면증과 우울증은 치료 가능한 병이므로 무엇보다 자신감을 회복하고 진단과 치료에 임하는 것이 중요합니다.

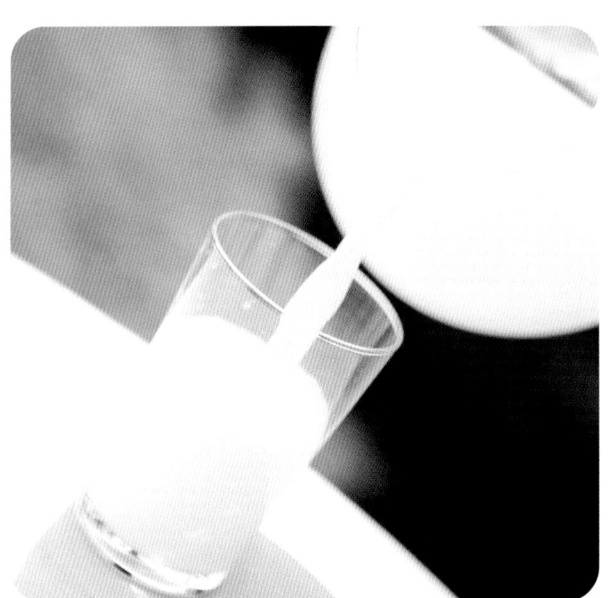

Q 35세 가정주부인데 항상 새벽 3~4시 사이에 잠에서 깹니다. 악몽을 꾸는 경우도 있고 그냥 깨는 경우도 있습니다. 그렇게 깨면 다시 잠들기가 힘듭니다. 게다가 요즘은 온몸이 꼬이는 듯하고 귓가에서 핸드폰 진동소리 같은 소리가 맴돕니다. 아침에 일어나면 몸이 항상 무거운데, 잠이 부족한 것 같아 낮잠을 자려 해도 잠을 못 잡니다. 이것이 불면증인가요?

A 각자의 수면 시간은 본인이 각성하는 정도와 잠이 오는 정도의 평형 점에서 정해집니다. 즉 오랜 기간에 걸친 습관으로 형성되는데, 이때 어느 정도는 유전적인 영향도 있습니다. 따라서 어느 정도 잠이 많고 적은 체질은 어쩔 수 없는 것이고, 스트레스나 잘못된 수면습관 같은 오랜 환경적 영향은 본인의 노력에 의해 어느 정도 개선이 가능합니다. 현재 상태로 보아 정신적인 부분과 관련이 있을 수 있습니다. 또 새벽에 깨는 경우는 식도역류나 소화성 궤양 같은 소화기 질환과도 관련됩니다. 일단 수면습관이 잘못된 것은 없는지 체크리스트로 확인하고, 숙면을 위한 수칙들을 규칙적으로 수개월 꾸준히 지켜가시기 바랍니다. 그래도 해결되지 않으면, 수면전문가와 상담해 약물치료를 취해볼 수도 있습니다.

Q 1주일에 한 두 번 정도 잠이 안 와 수면제를 복용합니다. 아직 큰 문제는 없었지만, 자주 수면제를 복용하는 것 같아서 걱정됩니다. 이 정도로 수면제를 복용하는 것은 괜찮은가요?

A 규칙적인 생활과 운동을 해볼 것을 권합니다. 수면제를 자주 사용하는 것은 좋지 않지만, 1주일에 1~2회의 사용은 괜찮습니다. 그러나 그 이상이 되면 습관성 같은 문제도 있을 수 있고, 사용하다가 갑자기 중단하면 잠이 오지 않을 수도 있으니 복용량이 늘지 않으면 괜찮습니다. 수면제의 종류에 따라 작용시간과 효력의 차이가 있습니다. 반드시 전문가의 처방을 받고 복용하도록 하십시오.

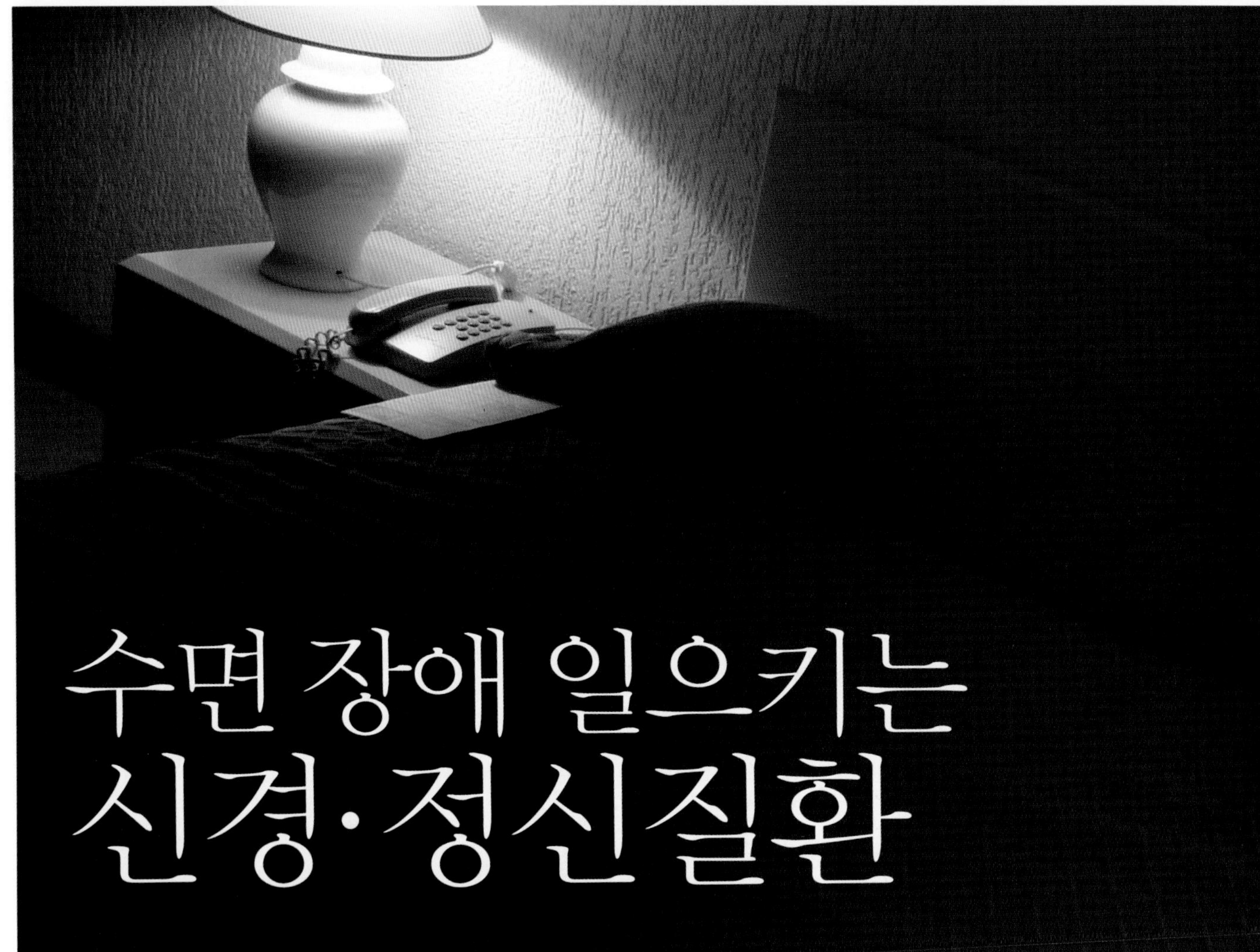

수면 장애 일으키는 신경·정신질환

기면병

1 식사 · 운전 중에 잠에 빠지기도…
신경전달 물질 부족이 원인

2 기면병 환자의 65~85%는 약물로 호전

하지불안 증후군

3 "다리 불편하고 불쾌해 잠을 못 자겠어요"

4 철분 보충하고 도파민 효현제 복용하면 효과적

Health Q&A

5 꿈 속에서 헤딩슛하다 장롱 들이받은 이유는?

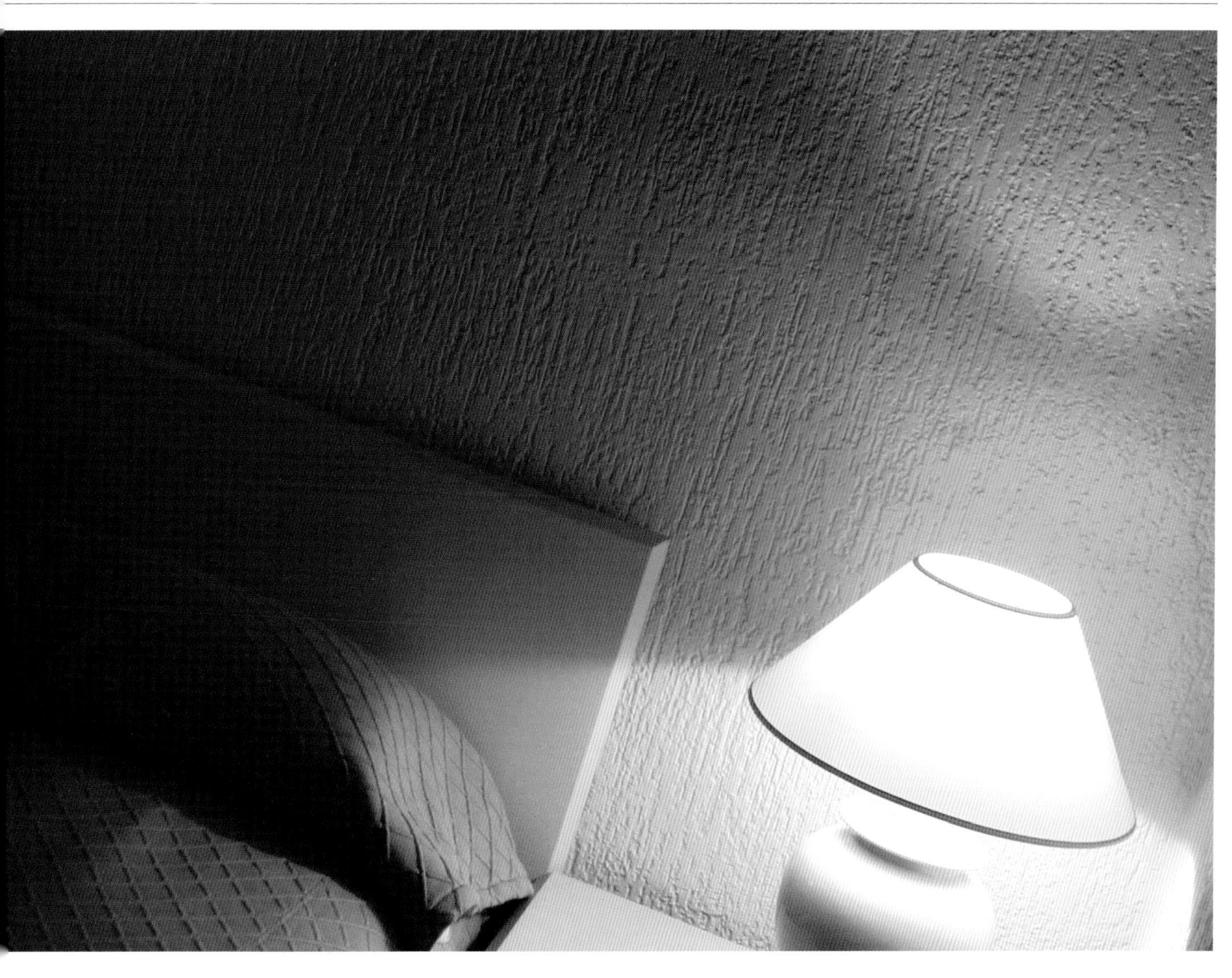

기면병과 하지불안증후군 등 신경정신질환과 관계된 수면장애는
정상적인 사회생활을 못하게 할만큼 심각한 경우가 많다.
그 밖에 잠자다가 비명을 지르는 수면 공포도 수면장애의 일종이다.

집필진 : **김명규** 전남대병원 신경과 교수 **윤인영** 분당서울대병원 정신과 교수 **정기영** 고려대안암병원 신경과 교수
주은연 삼성서울병원 신경과 교수 **홍승철** 성빈센트병원 정신과 교수

너무 졸린 것도 병이다 – 기면병

식사 · 운전 중에 잠에 빠지기도…
신경전달 물질 부족이 원인

기면병의 특징적인 증상은 낮에 주체할 수 없는 잠이 와서 회의, 공부, 시험, 운전, 대화 등을 할 수 없는 것이다. 대부분 이들 증상으로 수면클리닉을 찾는다. 졸린 증상은 여러 수면장애에서 나타날 수 있으나, 기면병에서만 독특하게 나타나는 증상은 '탈력발작' 이라는 증상이다.

기면병 때문에 직장에서 해고당한 경우도 있어

24세의 여성이 TV에 방송된 기면병 소개 프로그램을 보고 수면클리닉을 찾아왔다. 주 증세는 일을 할 때도 참을 수 없이 잠이 쏟아진다는 것이었다. 평소 자주 졸고 피곤해하여 주위 사람들로부터 게으르고 정신력이 약하다는 이야기를 들었다고 했다. 2년 전 한 법무사 사무실에 취직하여 서류 심부름을 하였으나 일하는 중에 수시로 졸거나 잠이 들었다는 것. 웃다가 다리에 힘이 빠져 주저 앉거나 앉은자리에서 일어나지 못하는 일이 거의 매일 있었다고도 하였다.

1년 만에 직장에서 근무태만이란 이유로 해고당하였으며, 최근에는 운전 중에 쏟아지는 졸음을 참을 수가 없어 중앙분리대에 부딪칠 뻔한 사건까지 있었다고 한다. 이때부터 졸림증에 대해 심각하게 걱정하기 시작했다고 하였다. 특히 이 환자는 졸린 증상 외에도 웃을 때 거의 항상 양쪽다리에 힘이 풀리고 얼굴 근육에서 힘이 빠지는 것과, 재미있는 이야기를 할 때나 들을 때에 눈 주위의 근육의 힘이 풀려 눈이 돌아가는 느낌이 있다는 것은 독특한 증상이었다.

병의 진단과 심한 정도를 평가하기 위해 야간의 수면다원검사와 낮에 졸림 정도를 알 수 있는 입면 잠복기 반복검사를 했다.

야간 수면다원검사에서 환자는 거의 30분 간격으로 자주 깨었으며 꿈꾸는 수면으로 알려진 렘(REM)수면이 잠이 들자 마자 출현하였다. 이것은 기면병에서 볼 수 있는 특징적인 소견인데, 보통 사람들은 잠들고 80~120분 후에 렘 수면이 출현한다.

낮 검사는 졸린 정도가 심한 것을 보는 검사로서 2시간 간격으로 20분씩 4~5차례씩 수면 검사실에서 잠을 자도록 하면서 얼마나 빨리 잠이 드는 지와 짧게 잠을 자면서 꿈꾸는 잠이 얼마나 자주 나타나는지를 보는 검사이다. 졸린 사람들은 언제든지 잠이 빨리 들 것이라는 전제와 기면병의 특징으로 꿈꾸는 잠이 짧은 낮잠 동안에도 나타나는지를 측정하기 위해 고안된 검사이다.

불을 끄고 자라는 지시를 내린 지 8분 이내에 잠이 들고 4회 검사 중에 2회 이상 꿈꾸는 잠이 나타나면 기면병이라고 진단을 내릴 수 있다. 이 환자는 잠이 드는데 걸린 시간이 평균 1.9분이었고, 꿈의 횟수는 4회 검사에서 4회 모두 출현하였다. 정도가 심한 기면병이었다.

가족력을 물어보던 중에 환자의 아버지는 피로감, 주간 졸림증, 의욕저하 등의 증상으로 인해 서울 소재 모 대학병원에서 우울증 진단을 받아 외래 치료 중이라고 하였다. 환자의 아버지가 가진 증상 중에 웃을 때 힘이 빠지는 증상이 있다는 말을 듣고 그 아버지에게도 낮 검사와 유전자 검사를 시행하였다. 낮 검사에서 잠드는데 평균 걸린 시간은 5분이었고 꿈의 횟수는 4회가 출현하여 기면병 진단을 내릴 수 있었다. 환자 아버지의 피로감과 의욕저하 증상도 실

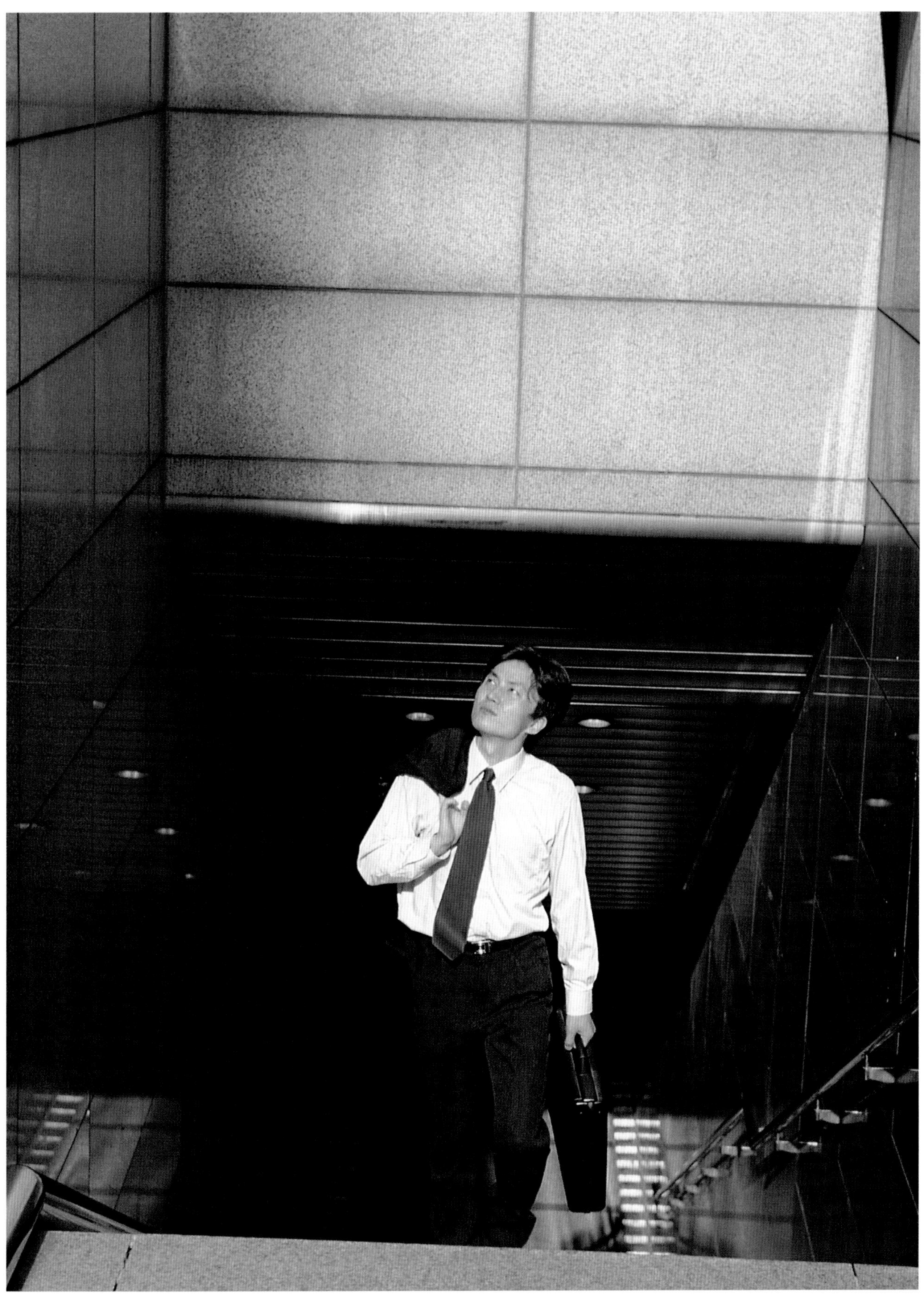

은 기면병으로 인한 증상이었던 것이다.
유전자 검사를 시행하였는데 모두가 양성으로 나와 기면병을 확진하는데 도움을 주었다. 이 두 사람은 현재에도 지속적으로 치료를 받고 있으며 약물치료 효과로 사회생활을 하는데 어려움이 줄었다고 한다.
기면병의 특징적인 증상은 낮에 주체할 수 없는 잠이 와서 회의, 공부, 시험, 운전, 대화 등을 할 수 없는 것이다. 대부분 이들 증상으로 수면클리닉을 찾는다. 졸린 증상은 여러 수면장애에서 나타날 수 있으나, 기면병에서만 독특하게 나타나는 증상이 있다. 바로 '탈력발작'이라는 증상이다.
웃거나 화가 날 때, 농담을 주고 받을 때 무릎 및 다리 얼굴 근육의 힘이 빠져서 주저 앉거나 얼굴이 찌그러지게 되는 증상인데 수초에서 수분 동안 나타난다. 환자가 수면클리닉에 올 때는 낮에 졸린 증상을 주로 호소하는 것이 대부분이며, 탈력발작은 의사가 환자에게 물어보고 유무를 확인하게 된다.
졸린 증상을 가지고 병원을 찾는 환자에게 반드시 물어서 확인해야 하는 증상이다. 기면병에만 특징적으로 나타나며 이런 탈력발작 증상이 있을 때 기면병 유전자의 양성인 경우가 90%이상 되므로 탈력 발작 증상이 동반되었는지를 아는 것은 치료와 예후를 위해 아주 중요하다.
그 밖에도 잘 무렵에 가위에 눌린다든지, 뭔가가 보이고 들린다는 환청, 환각증상이 나타날 수도 있다. 밤에는 자주 깨기 때문에 아침에 일어나 잔 것 같지

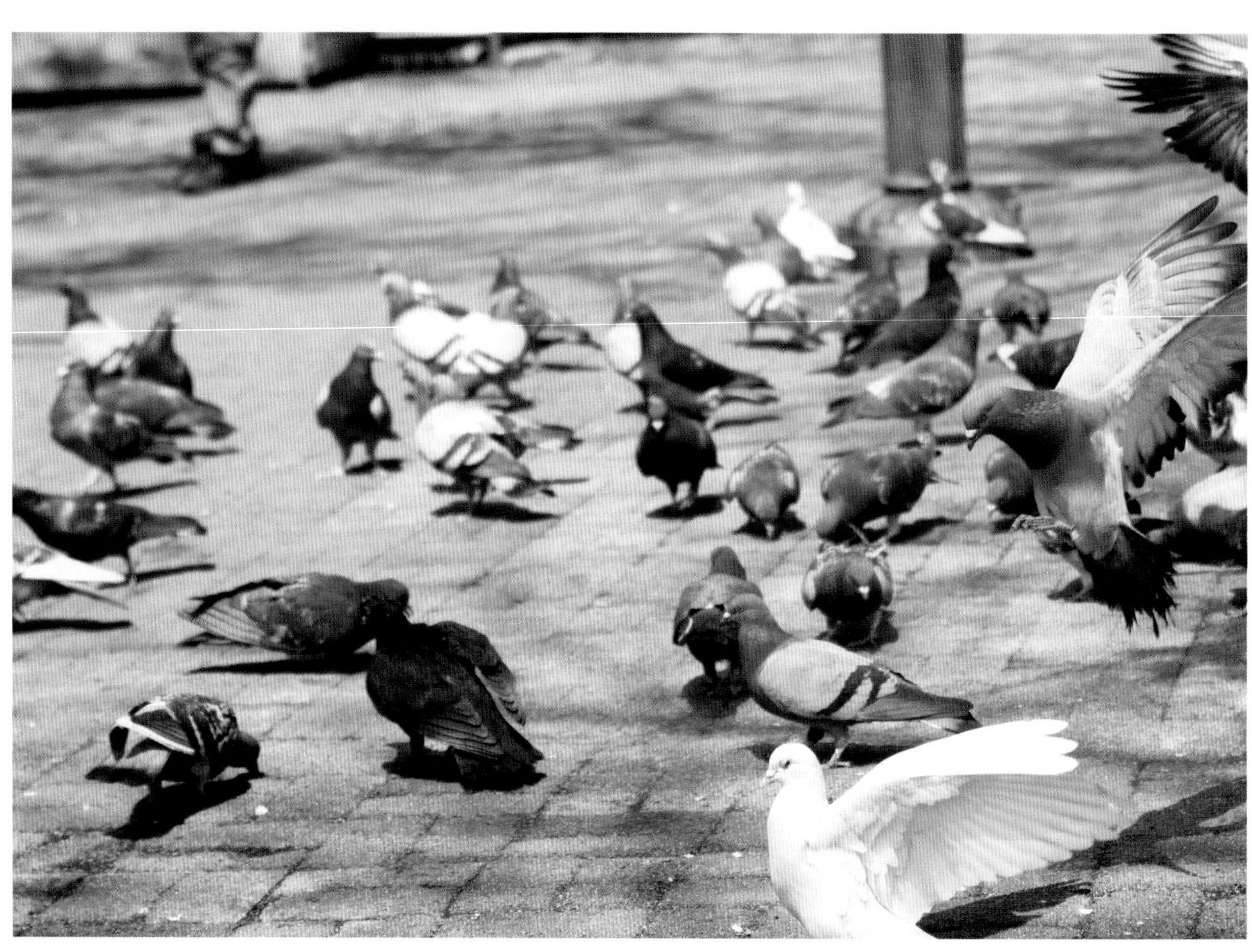

않고 개운치 않다는 증상을 호소하는 경우가 많다. 유전자 중에서는 'HLA-DQB1＊0602' 가 아직은 가장 강력한 기면병 유전자로 알려져 있다. 이는 기면병 환자에서 90% 가까이 나타난다. 물론 병이 없는 일반인들에서도 약 13% 정도가 양성이므로 이 유전자가 있다고 모두 기면병이라고 할 수는 없다. 하지만 졸린 증상이 있을 때 다른 수면장애와 감별을 위해 유전자 검사는 중요한 의미를 갖는다. 가족 중에 기면병이 있을 확률이 높은 것도 유전자의 영향으로 설명이 가능하다.

신경전달 물질 히포크레틴 부족이 원인

1999년 미국 스탠포드대 미노 교수팀은 기면병의 원인이 뇌에서 생성되는 신경전달 물질인 히포크레틴(hypocretin)이 부족하여 생기는 것이라고 발표한 바 있다. 히포크레틴은 각성을 유지시키는 신경전달 물질인데 기면병 환자들은 잘 생성되지 않아, 체내 농도가 110pg/mL이하(정상은 200pg/mL이상)가 된다. 생성이 안 되는 이유는 히포크레틴을 분비하는 세포 수가 기면병 환자들은 줄어 들어 있기 때문이라고 한다. 위의 환자의 경우도 히포크레틴 수치가 40pg/mL 이하로 아주 낮았다.

발병 시기가 10대 중반에서 후반으로 중·고등학교에 다닐 때부터 증상이 나타났다는 경우가 대부분이다. 때로는 3~6세의 이른 나이에 발병하는 경우도 있고, 40세가 넘어서 발병하는 경우도 있다. 중·고등학생이 낮에 심하게 졸리다고 우선 기면병을 의심해 보아야 한다. 기면병의 첫 증상은 졸리다고 하면서 성적이 떨어지는데 이유는 기면병에 걸리면 졸린 증상뿐 아니라 집중력이 현저히 저하되기 때문이다.

국내에서 고령의 기면병 환자 중에는 현재 80세가 넘는 경우가 있는데, 13세 때부터 기면병 증상을 앓고 있다고 하니, 67년 동안 기면병을 앓아오고 있는 셈이다.

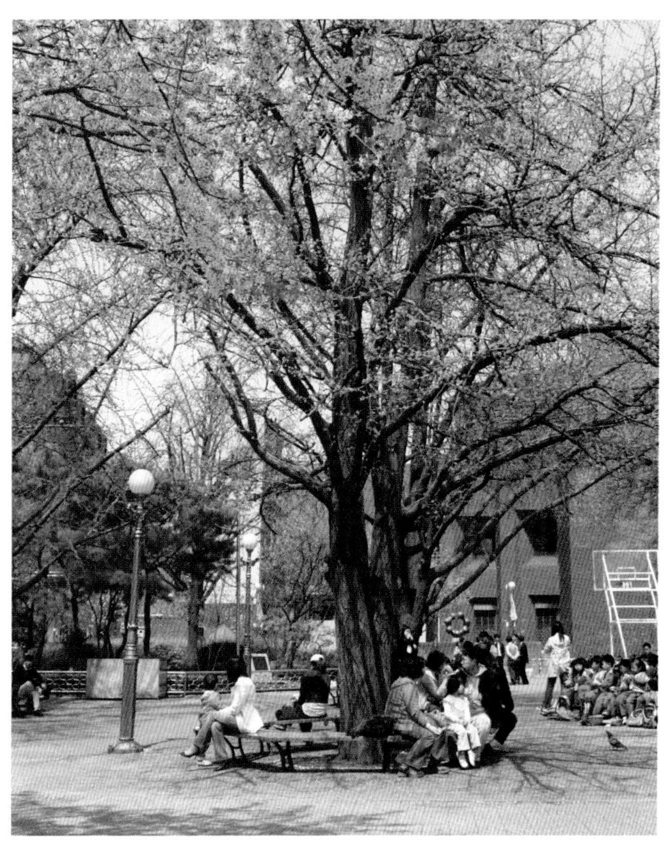

졸린 증상으로 수면클리닉을 찾아오면 우선 기면병을 의심해보아야 한다. 하지만 잠을 충분히 자고도 졸린 지 탈력발작이 있는지 증상이 10~20대에 나타났는지를 알아보는 것이 중요하다. 코골이와 수면 무호흡이 심할 경우에도 기면병만큼 심하게 졸리다는 경우를 흔히 보며, 다리가 저려서 잠을 잘 못 자는 경우에는 보통 하지불안증후군 진단을 내리는데, 이 경우도 낮에 졸린 증상을 호소하기도 한다. 밤의 수면 시간이 현저히 짧아서 낮에 졸린 경우도 있으므로 잠이 부족해서 낮에 졸린 지를 자세히 문진하는 것이 중요하다. 확진이 꼭 필요하면 유전자검사(HLA-DQB1＊0602)와 히포크레틴 검사를 할 수 있다. 이 유전자나 히포크레틴의 저하는 기면병에서만 나타나며 졸림증을 유발하는 다른 수면장애에서는 나타나지 않기 때문이다.

결론적으로 기면병은 치료 약물이 매우 효과적이므로 조기 진단하여 조기에 치료를 하면 지나친 졸림이나 집중력 저하로 학교 성적이나 사회적 기능이 저하되는 것을 막을 수 있다.

기면병의 행동 · 약물치료

기면병 환자의 65~85%는 약물로 호전

낮에 참을 수 없는 졸음이 쏟아져서 사고를 낸 적이 있다. 밤에 잠을 충분히 잤어도 주간 졸림의 호전이 없다. 짧은 낮잠으로도 주간 졸림이 크게 호전된다. 이런 증상이 뚜렷하게 나타난다면 기면병(嗜眠病)을 의심해 봐야 한다. 기면병은 과도한 주간 졸림증, 탈력발작, 가위눌림, 입면시 환각, 수면 곤란 등의 증상을 특징으로 하는 질환이다. 국내에도 70만 명 이상의 기면병 환자가 있을 것으로 추정되나 현재 병원에서 치료받는 환자 수는 1만 명 이내로 대부분의 기면병 환자들은 본인의 증상을 실병으로 인식하지 못해 치료를 받고 있지 않다. 기면병은 행동치료와 약물치료를 병행해야 한다.

기면병의 치료는 궁극적으로는 약물요법이 주축이 된다. 각 증상에 따라 서로 다른 처방이 필요하다. 과도한 주간 졸림증을 극복하기 위해 메칠페니데이트, 암페타민, 페몰린등의 교감신경 작용약과 모다피닐, 카페인 등의 비교감 신경작용 약이 처방된다.

행동 치료

규칙적인 취침 시간과 기상 시간을 지켜서 정상적인 수면 · 각성 주기를 유지하고, 아울러 가족을 포함한 주변 사람들의 이해와 협조를 구하는 게 우선이다. 가능하면 오전과 오후 일정한 시간에 15분 이내의 낮잠을 자게 하면 한동안 개운한 상태를 유지할 수 있으므로 주간 활동을 유지하는데 도움이 된다. 숙면을 위해 수면에 방해가 될 수 있는 알코올 복용이나 격렬한 야간 운동은 피하는 것이 좋다.

고 탄수화물 식사는 졸림을 악화시키므로 운전을 앞두고 있을 때 등에는 주의가 요구된다. 기면병은 다른 만성 질환 수준의 치료가 필요하므로 환자와 가족, 그리고 회사 관계자들의 질병에 대한 이해와 환자에 대한 배려가 필요하다. 또한 환자로 하여금 지지그룹과 유대를 형성하고, 기면병 환자 모임에 참여하도록 하는 것이 매우 효과적이다.

약물 치료

기면병의 치료는 궁극적으로 약물요법이 주축이 된다. 각 증상에 따라 서로 다른 처방이 필요하다. 과도한 주간 졸림증을 극복하기 위해 메칠페니데이트, 암페타민, 페몰린 등의 교감신경 작용약과 모다피닐, 카페인 등의 비교감 신경작용 약이 처방된다.

교감신경 작용약물은 신경접합부에서 도파민, 노르아드레날린, 그리고 세로토닌 등의 분비 증가와 재흡수을 억제시킴으로써 모노아민의 전달을 증강해 교감신경계를 활성화, 기면병 환자의 65~85%에서 주간 졸림증을 호전시킨다. 특히 메칠페니데이트(상품명 : 페니드, 콘서타 등)은 현재 미국에서 기면병 환자의 주간 졸림 치료제로서 가장 널리 처방되고 있는 약물이다. 반감기가 3~4시간으로 발현 시간이 빠르며, 부작용이나 내성의 발생이 다른 교감신경 작용약에 비해 적다고 알려졌다. 약제의 종류는 5, 10, 20mg로 하루 60mg까지 사용할 수 있고 하루 최대 60~80mg까지 복용 가능하다. 그러나, 하루에 3회 이상 복용해야 하는 불편함과 신경과민, 두통, 불면증, 식욕부진, 심계항진 등의 교감신경 항진 증상이 부작용으로 나타날 수 있다.

대표적인 비교감신경 작용약인 모다피닐(프로비질)

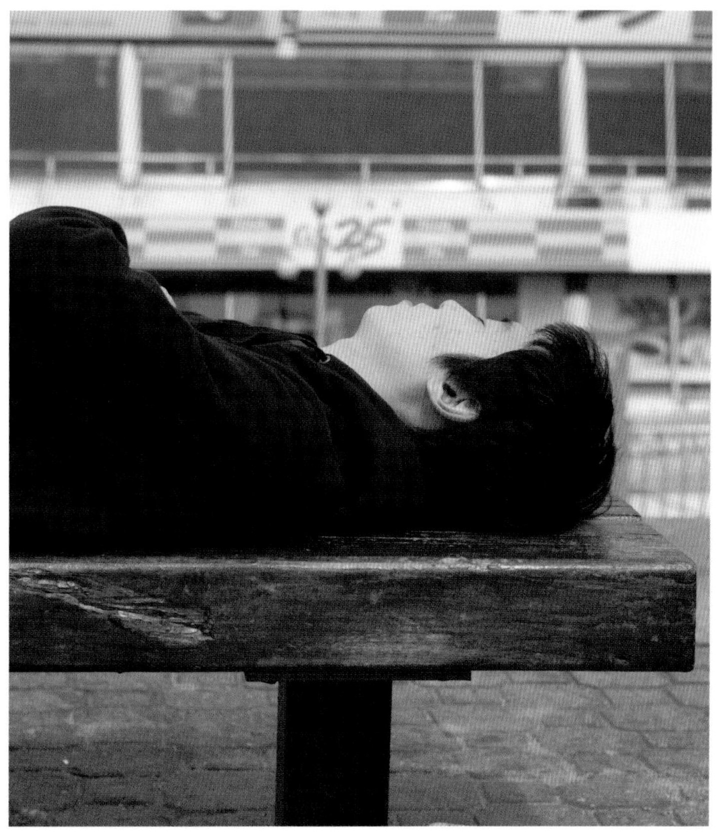

은 반감기가 15시간 이상으로 하루에 한번 복용하면 되므로 기존의 약물보다 복용하기 간편하다. 90% 이상이 간에서 대사되므로 간장애가 동반된 환자는 사용량을 줄여 조심스럽게 복용해야 한다.

모다피닐의 작용 기전은 아직 정확하게 밝혀져 있지는 않지만 대뇌를 전반적으로 자극하는 다른 각성제들과는 달리 시상하부 근처에서만 국한적으로 작용하여 더 효과적이며, 심계항진과 같은 부작용이 적게 나타나는 것으로 알려져 있다.

약을 끊은 뒤에 반동적으로 발생되는 졸림도 상대적으로 적고, 야간 수면 구조에 영향을 주지 않는다는 것도 장점이 된다. 부작용으로 두통, 식욕부진, 체중감소 등이 있으나, 대개 일시적인 것으로 알려져 있다. 비교감신경 작용약의 하나인 카페인은 수면을 유도하는 아데노신 수용기를 억제시켜서 각성을 증진시킨다. 인스턴트 커피 한 컵에는 대략 40~100mg의 카페인이 포함되어 있으므로 오전 시간 동안 한 잔의 커피 복용은 각성 유지에 도움이 될 수 있다. 그러나, 카페인의 반감기는 3~12시간이므로오후 늦게 마시면 오히려 불면증을 유발시킬 수 있다.

한편 감정 변화에 의해 턱 또는 양쪽 무릎 또는 몸 전체의 힘이 빠지는 탈력발작은 수면 중에만 나타나는 렘수면에만 나타나는 증상으로 알려져 있다. 탈력 발작을 포함한 입면 시 환각, 가위눌림 등의 렘수면 관련 증상들의 치료에는 삼환계 항우울제와 선택적 세로토닌 재흡수 억제제가 효과적이다. 삼환계 항우울제 중 유럽에서 가장 많이 처방되는 클로미프라민과 이미프라민은 졸음이 유발되므로 주로 취침 전 복용한다. 위장 장애, 입 마름, 변비, 어지럼증, 불면증, 손 떨림, 저혈압이 부작용으로 나타날 수 있다. 세로토닌 재흡수 억제제로 플루옥세틴, 파라옥세틴 등이 있으며, 기존의 삼환계 항우울제보다 부작용이 훨씬 적은 것으로 알려져 있다. 그 외 선택적 세로토닌-노르에피네프린 재흡수 억제제(SNRI)인 벤라팍신은 최근 미국에서 탈력발작 치료제로 가장 많이 처방되고 있다. 아직 국내에는 들어오지 않았다.

탈력발작에 대한 효과가 탁월하여 현재 유일하게 미국 FDA에서 허가된 치료제로 GHB, 자이렘(Xyrem)이란 약물이 있다. GHB는 수면 유도에 관여하는 내생적인 물질로서 GHB를 복용한 기면병 환자에서 주간 졸림증, 탈력 발작, 가위눌림, 입면 시 환각, 야간의 불량한 수면이 호전됨이 보고되었다. GHB의 약물효과는 빠르나 반감기가 짧아 취침 직전 복용하고 수면 중 다시 복용해야 하는 불편함이 있다. 또 간 독성이 있고, 적정 용량 이상에서 간질 발작 또는 사망도 보고된 바 있어 의료진과 함께 환자들도 충분한 교육을 받은 후 허가 받은 기관에서 처방하도록 되어있다.

하지불안증후군이란?

"다리 불편하고 불쾌해 잠을 못 자겠어요"

고등학교 교사 N(36 · 여)씨는 몇 년 전부터 밤에 자려고 가만히 누워 있으면 종아리에 뭔가 말로 표현할 수 없는 이상한 느낌과 불편함을 느껴 잠 들기가 쉽지 않다. 자꾸 다리를 움직이고 싶은 충동이 일고, 다리를 조금 움직여주면 시원한 느낌이 들면서 증상이 일시적으로 완화됐다가 잠시 가만히 있으면 다시 불편함이 반복되는 증상이다.

하지불안증후군 환자는 잠들기가 어렵거나 자꾸 잠을 깨게 돼 불면증을 호소하는 경우가 많다. 밤에 잠을 제대로 자지 못하므로 아침에 일어나기 어렵고 피곤하며, 낮에 졸리고 의욕이 저하되기 쉽다. 좀 더 심하면 낮에도 정적인 상태에서 하지 불편 증상이 나타나므로 책상에서 앉아 업무를 보거나, 회의하기, 영화보기, 장시간 운전하기, 장시간 여행하기 등이 어렵다.

그래서 밤마다 남편이 다리를 주물러 주고 심지어는 종아리를 가볍게 때려 줘야 겨우 잠이 들 수 있다고 한다. 또 수면 중에 잠시 깨면 다리의 불편한 증상으로 다시 잠 들기가 어려운 경우가 많다고 한다. 이런 증상들은 초기에는 밤에 자기 전에만 나타났으나, 점차 낮에도 사무실에 가만히 앉아서 일할 때에도 나타나기 시작해 자주 다리를 움직여 주어야 한다고 한다. N씨는 그저 체질적으로 그런가 보다 하고 그냥 불편하고 힘들게 지나다가 우연히 '하지불안증후군'에 관한 뉴스를 접하고 수면클리닉을 방문했다.

N씨는 다리를 주무르지 않고 편하게 잠이 드는 것이 소원이라고 하소연할 정도로 심한 고통을 받고 있었다. 심지어 N씨의 11살짜리 딸도 학교 수업시간에 가만히 앉아 있기 힘들어 주의가 산만하고 집에서 공부할 때도 20분 이상 책상에 앉아 있지 못한다고 했다.

무역회사 임원인 P(45)씨는 해외 출장이 많아 비행기를 자주 타야 하는데 장시간 비행기 여행이 너무 힘이 든다고 한다. 비행기 안에서 5~10시간 꼼짝없이 앉아 있어야 하는데 다리가 너무 불편하고 움직이지 못하기 때문이다. 또 임원회의가 장시간으로 길어지면 사장이 있는 자리에서 자꾸 일어날 수도 없어 속으로만 애를 태운다.

위의 사례처럼 움직이지 않고 정적인 상태에서 사지에 불쾌한 감각이 나타나고 자꾸 움직이고 싶은 충동이 일면서 움직여주면 증상이 일시적으로 완화되며 증상이 낮보다 밤에 심해지는 증상을 하지불안증후군이라고 한다. 환자들은 하지(간혹 상지에서도)에 불편한 감각을 주로 호소하는데, 저녁이나 밤에 다리가 근질근질 하다거나, 뭐가 기어 다니는 것 같다거나, 저리다거나, 막연히 불편하다고들 한다. 심지어는 통증을 호소하는 경우도 더러 있다. 이러한 이상 감각은 종아리 깊은 곳에서부터 일어나 어쩔 수 없이 다리를 떨게 만든다. 이러한 불편함에서 해방되기 위해 살을 긁거나 주무르고, 발을 펴보지만 증상을 다소 줄일 뿐 근본 해결책이 안되고 잠에서 깨는 것이 유일한 탈출구인 경우가 많다. 이러한 이유로 하지불안증후군 환자는 잠들기가 어렵거나 자꾸 잠을 깨게 돼 불면증을 호소하는 경우가 많다.

원만한 직장 · 학교생활이 힘들어

밤에 잠을 제대로 자지 못하므로 아침에 일어나기 어렵고 피곤하며, 낮에 졸리고 의욕이 저하되기 쉽다. 좀 더 심하면 낮에도 정적인 상태에서 하지 불편 증상이 나타나므로 앞의 사례에서처럼 책상에서 앉아 업무를 보거나, 회의하기, 영화보기, 장시간 운전하

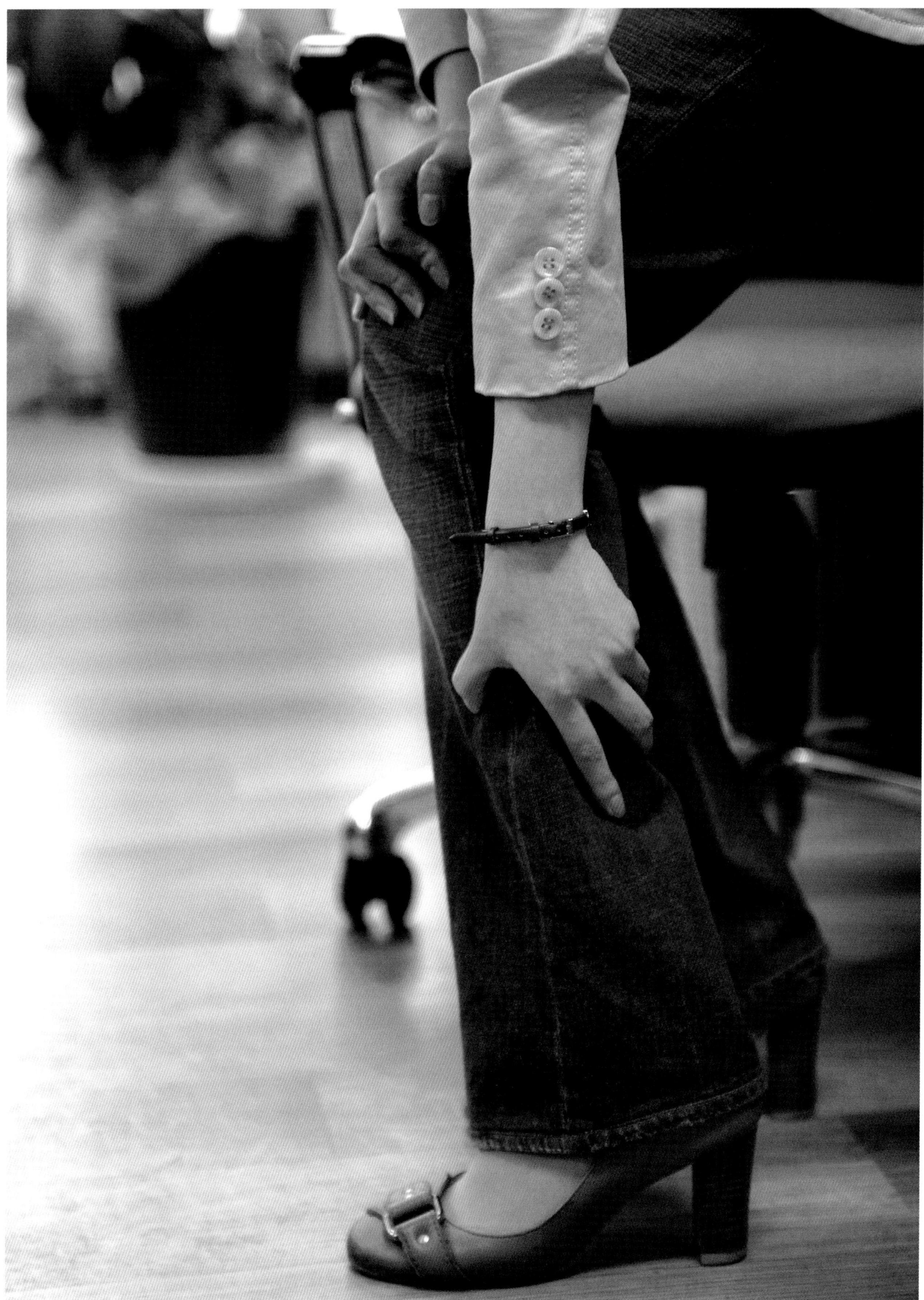

기, 장시간 여행하기 등이 어렵다고 호소한다.
이런 증상들로 인해 원만한 직장 생활이나 대인 관계가 어려워지고, 우울증의 빈도가 높아지며, 결국은 삶의 질이 현저히 저하된다고 한다. 특히 아이들의 경우 주의력 장애나 학습 장애 등의 증상을 호소하는 경우가 많고 수업시간에 산만하다고 선생님께 자주 꾸중을 받아 아이가 학교에 가기 싫고 자신감이 결여되기 쉽다.

하지불안증후군, 얼마나 많은가?

외국에서 일반인들을 대상으로 유병률을 조사한 연구결과를 보면 2.5~15%까지 매우 다양하나, 주의 깊게 관찰하면 임상에서 흔히 볼 수 있는 운동장애이다. 무작위 추출된 5000명의 성인 남녀를 대상으로 전화 인터뷰한 국내의 연구에 의하면, 심각한 수준의 증상을 갖고 있다는 비율이 약 7.5%로 외국의 연구 결과와 유사했다. 이는 하지불안증후군이 매우 흔한 신경 질환임을 보여준다. 한 가지 놀라운 사실은, 이렇게 증상이 심한 환자 중에서 단지 약 15% 정도만 치료를 받은 경험이 있다고 답해 제대로 진단과 치료를 받지 못하고 고통 받는 사람들이 대다수라는 것이다. 성인들처럼 체계적인 역학 조사 자료는 불충분하지만 소아들에게도 하지불안증후군이 나타날 수 있다. 소아들의 경우 성장통이나 주의력 결핍장애로 오인받을 수 있다. 실제로 예전에 성장통이라고 간단히 넘겼던 아이들의 상당수가 사실은 소아 하지불안증후군이었다는 연구 보고도 있다.

원인은 무엇인가?

하지불안증후군의 원인은 아직 정확하게 밝혀지지 않았다. 크게는 특별한 이유 없이 발생하는 특발성(유전적 요소들이 중요한 원인적 역할을 할 것으로 봄)과 내과적, 신경과적, 그리고 약물에 의해 2차적으로 발생하는 경우가 있다.
2차적 원인으로는 임산부의 20%, 혈액투석 환자의 20~65%, 철 결핍성 빈혈의 31%, 말초신경병의 5.2%로 보고돼 있다. 또 조기에 발병하는 경우에는 가족력을 가진 경우가 더 많고, 노년에서의 발병은 특발성보다는 이차성인 경우가 많기 때문에 그 원인을 찾아봐야 한다.

어떻게 진단하나?

저녁 때나 침대에서 하지의 불편한 이상감각이 생기고, 움직이면 이 증상이 사라지는 병력이 있으면 거의 이 병으로 진단할 수 있다. 정상인에서도 스트레스가 많거나, 심한 운동을 한 뒤에 흔히 나타난다. 아울러 요독증, 당뇨병, 말초신경병에서도 비슷한 증상이 나타날 수 있다. 이런 경우 객관적으로 감각소실이 있거나, 심부건 반사가 감소하거나 신경 전도 검사에서 이상을 보인다. 정좌 불능증, 즉 항도파민 제제를 복용하거나 파킨슨병에서 보이는 이 증상은 종종 하지불안증후군과 혼동되는 경우가 있다. 2003년 진단 기준이 미국 국립보건원에서 가진 전문가 회

하지불안증후군 필수 진단 기준

첫번째 기준 다리에 불편하고 불쾌한 감각이 동반되거나 이 감각에 의해 다리를 움직이고 싶은 충동이 있다. 때로 이같은 움직이고 싶은 충동은 이상 감각이 없이도 나타나고, 다리부위에 더해 팔과 다른 몸 부위에서도 나타난다.

두번째 기준 움직이고자 하는 충동이나 불쾌한 감각들이 눕거나 앉아있는 상태 즉, 쉬거나 활동을 하지 않을 때 시작되거나 심해진다.

세번째 기준 움직이고자 하는 충동이나 불쾌한 감각들이 걷거나 스트레칭과 같은 운동에 의해 최소한의 운동을 지속하는 한, 부분적으로 또는 거의 모두 완화된다.

네번째 기준 움직이고자 하는 충동이나 불쾌한 감각들이 낮보다는 저녁이나 밤에 악화되거나 저녁이나 밤에만 나타난다. 이러한 뚜렷한 경향이 점점 없어지지만 과거력 상 반드시 이러한 상황이 있어야 한다.

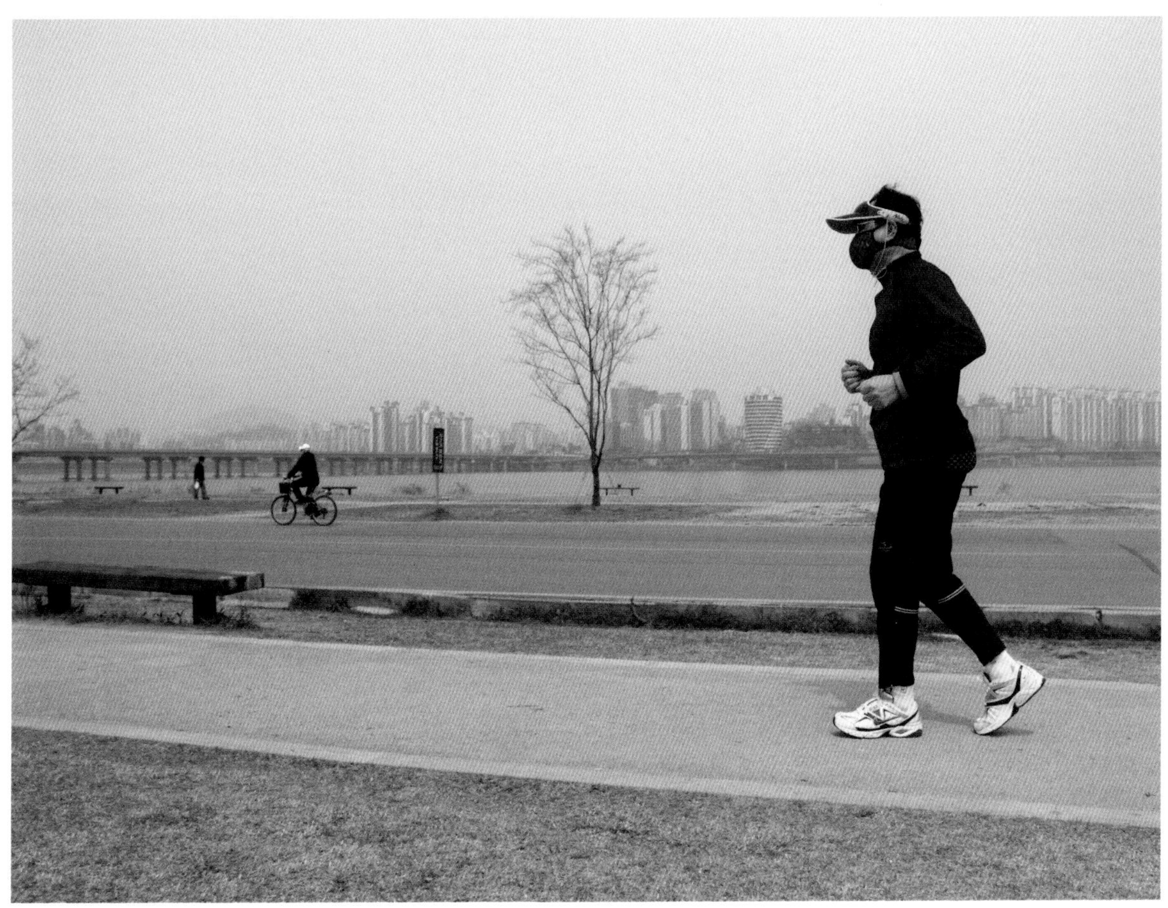

의에서 제안된 '하지불안증후군 필수 진단 기준' 을 모두 만족하면 하지불안증후군으로 진단한다.

진단에 도움되는 임상 양상들(보조 진단 기준)

이들 양상은 진단의 필수 요소는 아니지만 진단 결정을 내리는데 도움이 된다.

- 하지불안증후군 가족력

여러 연구를 종합하면 원발성 하지불안증후군(RLS) 환자 중 50% 이상이 가족력을 가지고 있으며, RLS 환자는 RLS 친척을 둘 확률이 대조군 보다 3배, 특히 조기 발병 RLS환자는 6배 높았다. 가족력은 진단에 도움이 된다.

- 치료에 대한 반응

여러 대조군 연구들이 RLS 환자의 대부분이 도파민성 약제에 치료반응을 보인다는 사실을 보고하고 있다. 이들 약제들은 감각 및 운동증상 모두에 효과적이었다. 도파민성 약제를 투여한 환자의 약 90%가 어떠한 유형이든 증상이 감소한 것으로 보고됐다. 이런 점에서 도파 반응성 근긴장 이상증(dopa-resposive dystonia)와 같은 개념으로 약에 대한 반응이 진단에 유용한 정보가 될 수 있다.

- 수면 중 주기적 사지 운동
(PLMS : periodic limb movements in sleep)

RLS로 진단된 환자의 약 80%가 수면다원검사에서 수면 중 주기적 사지운동(PLMS)을 보인다고 한다. 하지만 RLS와 관련이 없는 PLMS도 있을 수 있는데 수면 무호흡증이나 수면 발작과 같은 다른 수면 장애와 연관되어 있는 경우가 많다. 따라서 비록 PLMS가 RLS의 특이적 요소는 아니지만, PLMS 지수가 증가하는 것은 RLS 진단을 지지하는 소견이 될 수 있다.

기타 진단에 필요한 검사들

앞서 언급한 바와 같이 하지불안증후군은 2차성 원인을 찾는 것이 치료에 매우 중요하다. 임상적 진단은 위 진단 기준표에 의거해 비교적 어렵지 않지만,

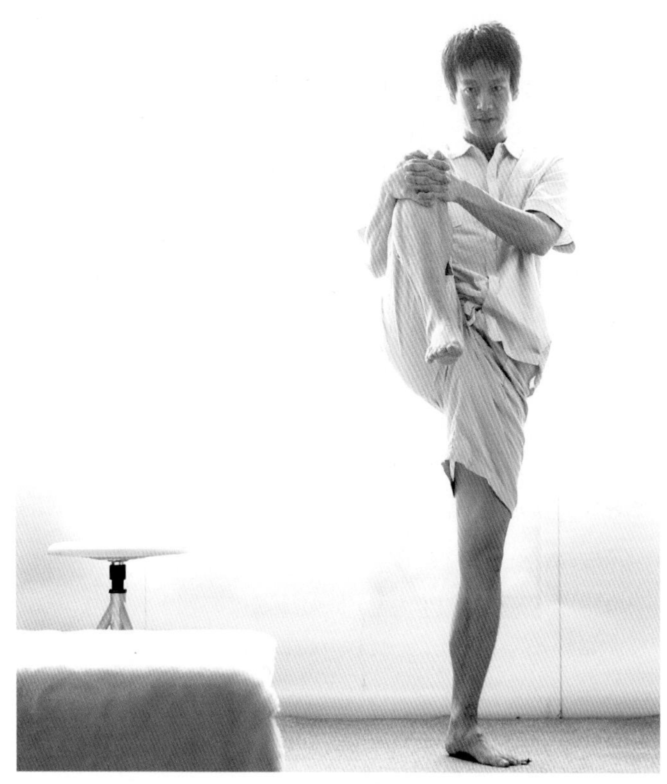

다양한 2차성 원인을 찾는 과정이 필요하다. 따라서 철분농도, 간 기능, 신장 기능, 소변 검사, 내분비 검사, 혈당 검사 등의 혈액 검사가 필요하다. 아울러 말초신경병이 의심될 경우는 신경 전도·근전도 검사도 필요하다. 또 동반된 다른 수면 질환을 진단하거나 배제하려면 수면다원검사가 필요할 수 있다.
특히 하지불안증후군을 객관적으로 증명하기 위해서는 취침 전 한 시간 동안 가만히 다리를 뻗게 하고 다리를 움직인 횟수를 기록하는 검사가 도움이 된다.

원인은 도파민 활동의 감소

하지불안증후군은 중추 신경계의 도파민 활동의 감소에 기인하는 것으로 보고되고 있다. 이는 도파민성 약물에 대한 반응, 기능적 진단영상학적 소견과 도파민성 신경 물질의 이상을 보이는 질환에서 RLS와 PLMS를 더 많이 관찰할 수 있었다는 것에 근거를 두고 있다. RLS의 경우 철 결핍과의 관계가 제기되면서, 철분이 2차성 RLS에서 중요한 역할을 한다는 사실이 알려졌다. 철은 도파민의 전구 물질인 레보도파를 도파민으로 변환시키는 효소를 활성화시키는데 필요하다.
RLS 증상의 일중 주기와 혈청 철 변화의 일주기가 일치한다. 또한 RLS 환자의 뇌 척수액 내 저장 철분인 페리틴이 감소하고 트레스페린이 증가한 것으로 미루어, 뇌의 철 저장이 감소했거나 대뇌의 철 이용도에 이상이 있음을 시사하고 있다.

증상 가벼울때는 마사지, 운동 등 효과

치료는 먼저 증상의 경증을 파악해 이에 따라 치료 방침을 정한다. 증상이 심하지 않고 밤에 가끔 나타나는 경우는 약물치료보다 비약물 치료를 권한다. 비약물 치료로는 발과 다리 마사지, 족욕, 가벼운 운동(걷기·스트레칭·체조) 등이 효과가 있다. 좀 더 증상이 자주 나타나고 수면장애까지 동반되면 수면 전문의의 진단을 받고 하지불안증후군의 전문 치료를 받는 것이 권장된다. 전문 치료제로는 우선 철분 결핍이 확인되면 철분 제제를 투여해 철분을 보충해 주어야 한다. 철분이 정상 범위라도 저장 철의 함량을 올려 주면 증상이 좋아진다는 보고가 많다. 도파민 제제는 2~3년 전 미국 FDA에서 공인된 치료법으로 하지불안증후군의 증상 개선에 신속하고 탁월한 효과를 나타낸다. 약 복용 후 하루 만에 증상이 좋아지기 시작하며, 대체로 1~2 주 이내에 상당한 호전을 보인다. 만일 약의 용량을 적절히 사용했는데도 불구하고 증상이 개선되지 않으면 하지불안증후군이 아닌 다른 질환을 의심해 봐야 한다. 약의 용량은 파킨슨병에 사용하는 용량의 1/4~1/2 정도의 소량이며, 이 정도만 투여해도 잘 조절된다. 그러나 장기간 도파민 제제를 복용할 경우 증상이 오히려 더 악화될 수 있으므로 반드시 전문가와 상의해 적절한 처방을 받는 것이 중요하며, 비 약물요법도 항상 병행토록 한다.

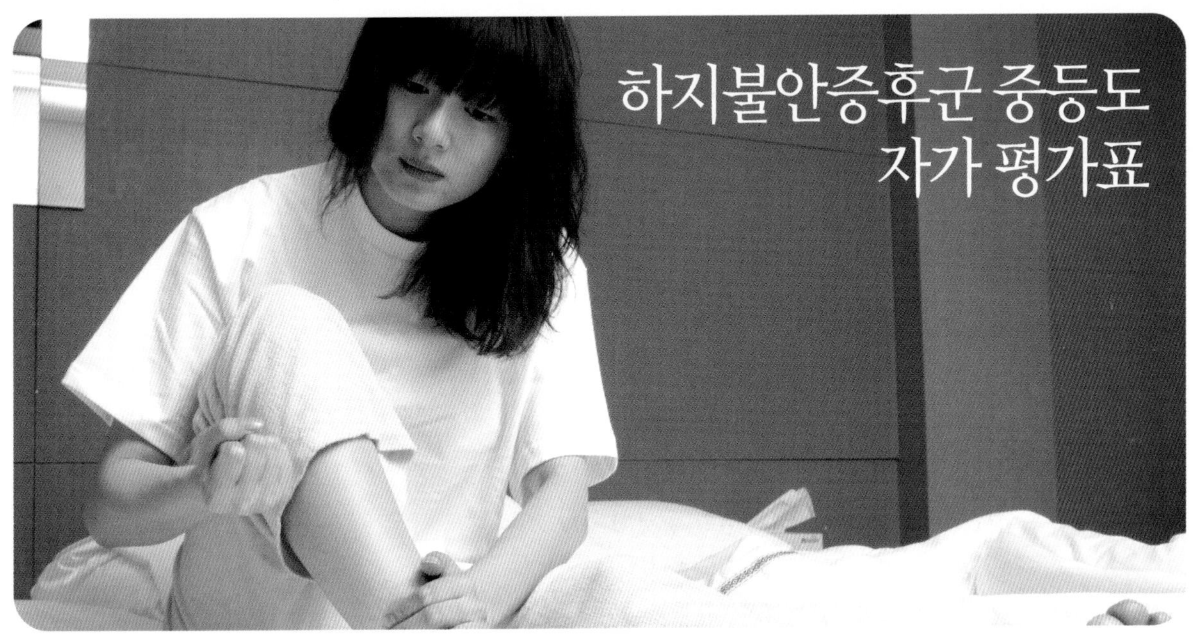

하지불안증후군 중등도 자가 평가표

1. 하지불안증후군으로 인한 당신의 팔다리 불편감은 어느 정도입니까?

(4) 매우 심함 (3) 심함 (2) 중등도 (1) 경함 (0) 없음

2. 하지불안증후군 때문에 움직이고자 하는 욕구는 어느 정도입니까?

(4) 매우 심함 (3) 심함 (2) 중등도 (1) 경함 (0) 없음

3. 움직임으로 인해 팔이나 다리의 불편함이 얼마나 좋아지나요?

(4) 전혀 좋아지지 않는다
(3) 약간 좋아진다
(2) 보통이다
(1) 거의 다 좋아진다
(0) 하지불안이 없고 이 질문에 해당되지 않는다

4. 하지불안증후군으로 인해 생긴 수면장애가 어느 정도입니까?

(4) 매우 심함 (3) 심함 (2) 중등도 (1) 경함 (0) 없음

5. 하지불안증후군으로 인한 피곤함과 졸림은 어느 정도입니까?

(4) 매우 심함 (3) 심함 (2) 중등도 (1) 경함 (0) 없음

6. 하지불안증후군이 전체적으로 얼마나 심한가요?

(4) 매우 심함 (3) 심함 (2) 중등도 (1) 경함 (0) 없음

7. 하지불안증후군이 얼마나 자주 나타납니까?

(4) 매우 심함 (주 6~7일 정도)
(3) 심함 (주 4~5일 정도)
(2) 중등도 (주 2~3일 정도)
(1) 경함 (주 1일 이내)
(0) 없음

8. 하지불안증후군 증상이 있을 때, 하루 평균 얼마나 심하게 증상을 경험합니까?

(4) 매우 심함 (하루 평균 8시간 이상)
(3) 심함 (하루 평균 3~8시간 정도)
(2) 중등도 (하루 평균 1~3시간 이상)
(1) 경함 (하루 평균 1시간 이내)
(0) 없음

9. 하지불안증후군이 만족한 가정, 사회생활, 학교생활 또는 직장생활 등 일상적인 활동에 얼마나 영향을 미치나요?

(4) 매우 심함 (3) 심함 (2) 중등도 (1) 경함 (0) 없음

10. 하지불안증후군으로 인한 기분장애(화남, 우울, 슬픔, 걱정스러움, 예민함)가 얼마나 심한가요?

(4) 매우 심함 (3) 심함 (2) 중등도 (1) 경함 (0) 없음

점수표 : ( )안은 해당 점수. 체크한 점수를 모두 합산한다.

0점	정상인
40점	가장 극심한 경우(11점 이상이면 약물 치료 필요)

하지불안증후군 어떻게 치료하나?

철분 보충하고 도파민 효현제 복용하면 효과적

하지불안증후군의 원인이 아직 뚜렷하게 밝혀지지는 않았지만, 도파민이라고 하는 신경전달물질의 부족으로 인해 하지불안증후군이 발생하는 것으로 보고 있다. 따라서 하지불안증후군 치료에 있어 가장 대표적인 약물로 도파민 효현제를 들 수 있다.

하지불안증후군의 치료는 비 약물 요법과 약물 요법으로 나누어 생각할 수 있다.

비약물 요법

1. 하지불안증후군과 연관되는 질환이 있는지 살펴보고 이를 교정해야한다. 체내에 철이 부족할 경우 하지불안증후군이 초래되거나 악화될 수 있으므로 혈액 중 철의 농도를 조사하여 부족하면 보충해 주어야 한다. 또한 사용하고 있는 약제에 의해 하지불안증후군이 악화될 수 있다. 대표적인 약물로 항우울제, 항히타민제, 항정신병약물 등을 들 수 있으며 필요하면 약물을 교체하여야 한다.
2. 커피, 술 등이 하지불안증후군을 악화시키므로 가능한 삼가야 한다. 적절한 운동은 하지불안증후군의 치료에 도움이 되지만 자기 전에 격렬한 운동은 피해야 하고 온욕을 하거나 다리를 마사지하면 효과적이다. 또한 좋은 수면 습관을 갖는 것도 하지불안증후군의 치료에 중요하다.

약물 요법

1. 하지불안증후군의 원인이 아직 뚜렷하게 밝혀지지는 않았지만, 도파민이라고 하는 신경전달물질의 부족으로 인해 하지불안증후군이 발생하는 것으로 보고 있다. 따라서 하지불안증후군 치료에 있어 가장 대표적인 약물로 도파민 효현제를 들 수 있다. 도파민 효현제는 체내에서 도파민의 신경전달을 촉진시키는 약물로서 도파민 효현제를 복용하면 하지불안증후군 환자의 80% 이상에서 치료효과를 기대할 수 있다. 흔히 쓰이는 도파민 효현제로는 '리큅' 과 '미라펙스' 가 있다. 두 가지 약물은 효과면에서 크게 차이가 나지는 않는다. 미라펙스가 리큅에 비해 작용시간이 길고 소량으로 효과를 나타내긴 하지만 어느 약물을 복용해도 하지불안증후군의 증상은 잘 조절된다. 부작용으로 오심, 어지러움, 불면, 피로감 등이 있지만 약물을 복용하기 힘들 정도로 부작용이 심한 경우는 거의 없

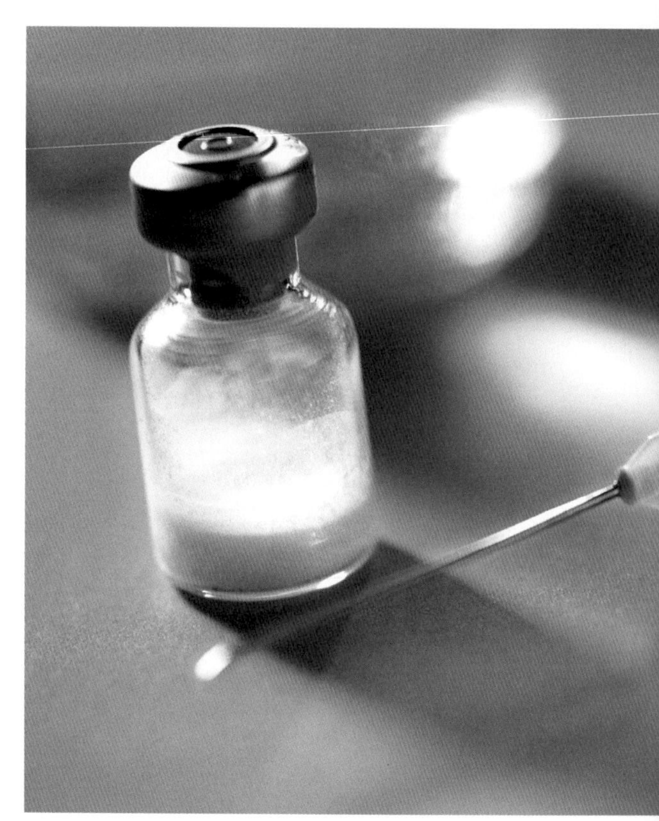

다. 최소량을 자기 전에 투여하기 시작하여 증상이 조절되는 정도를 보아가며 약의 용량을 증량하고 낮에도 증상이 심할 경우 아침에 약물을 복용하기도 한다.

2. 이전에 '시네멧' 이라고 하는 도파민 전구 물질을 사용하기도 했지만 그 사용이 줄어들었다. 작용시간이 짧아 아침에 일어날 때 하지불안증후군을 호소하는 경우가 있을 뿐 아니라 이 약을 장기 복용하면 증상이 심해지는 경우가 종종 있기 때문이다. 저녁 일찍 증상이 나타나고, 증상이 더욱 심해지고, 이상감각이 다리뿐만 아니라 팔과 몸에 나타나기도 한다.

3. 도파민 효현제를 사용하여 효과가 불충분하거나 부작용이 있으면 항전간제를 고려해볼 수 있다. '테그레톨', '뉴론틴' 등이 사용된다. 특히 뉴론틴은 도파민 효현제의 대체 약제 혹은 보조 약제로서 비교적 널리 처방된다. 다리의 이상 감각이 주로 통증과 연관된다면 뉴론틴으로 통증을 치료할 수 있을 것이다.

4. 신경안정제로 알려져 있는 '벤조디아제핀계' 의 약물도 하지불안증후군의 치료에 사용되고 있다. 하지불안증후군의 증상이 심하지 않을 때에 벤조디아제핀계 약물로 증상이 호전되는 경우가 있다. 또한 하지불안증후군 환자는 불면증이 동반된 경우가 많으므로 벤조디아제핀계 약물을 복용하면 수면을 잘 취할 수 있다. 가장 흔히 쓰이는 약물로 '클로나제팜' 을 들 수 있고 '발리움' 도 사용된다.

5. 이러한 약물로 효과가 없으면 코데인, 옥시코돈 등의 아편계 약물을 사용할 수 있다. 하지불안증후군의 증상 조절에 효과가 있어 외국에서 종종 사용되긴 하지만 국내에서는 드물게 처방된다.

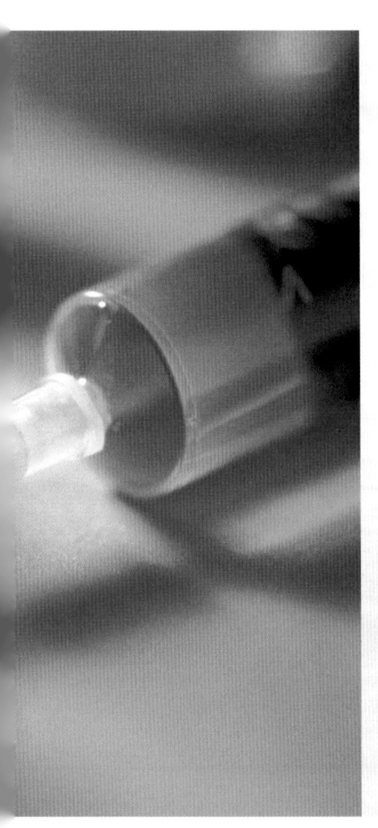

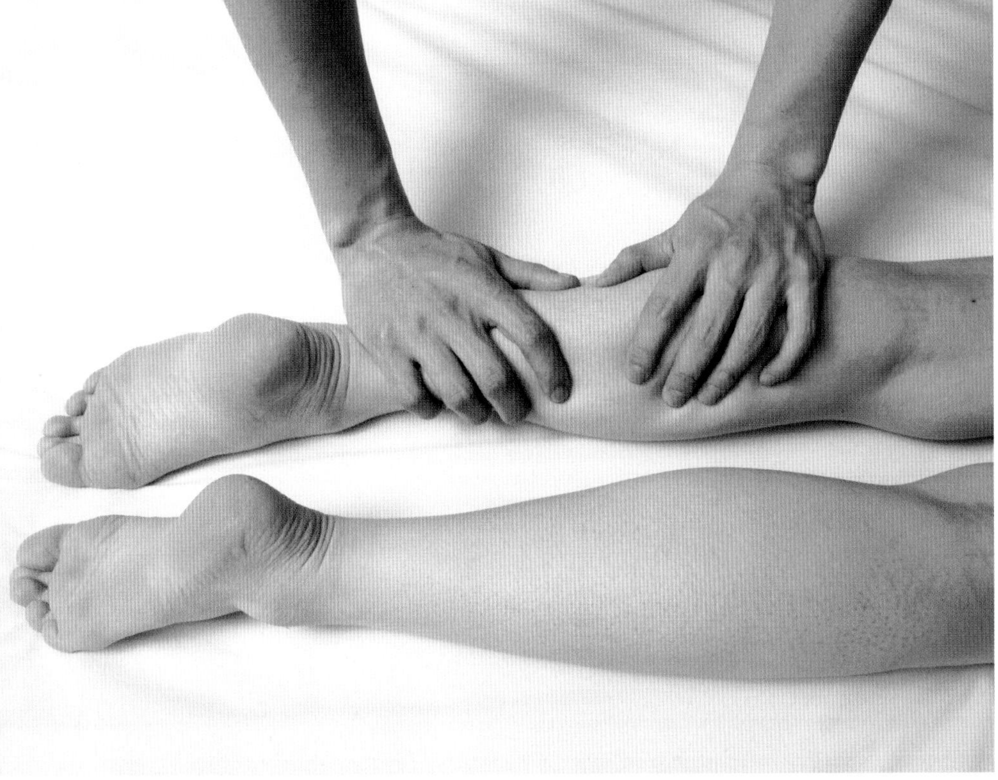

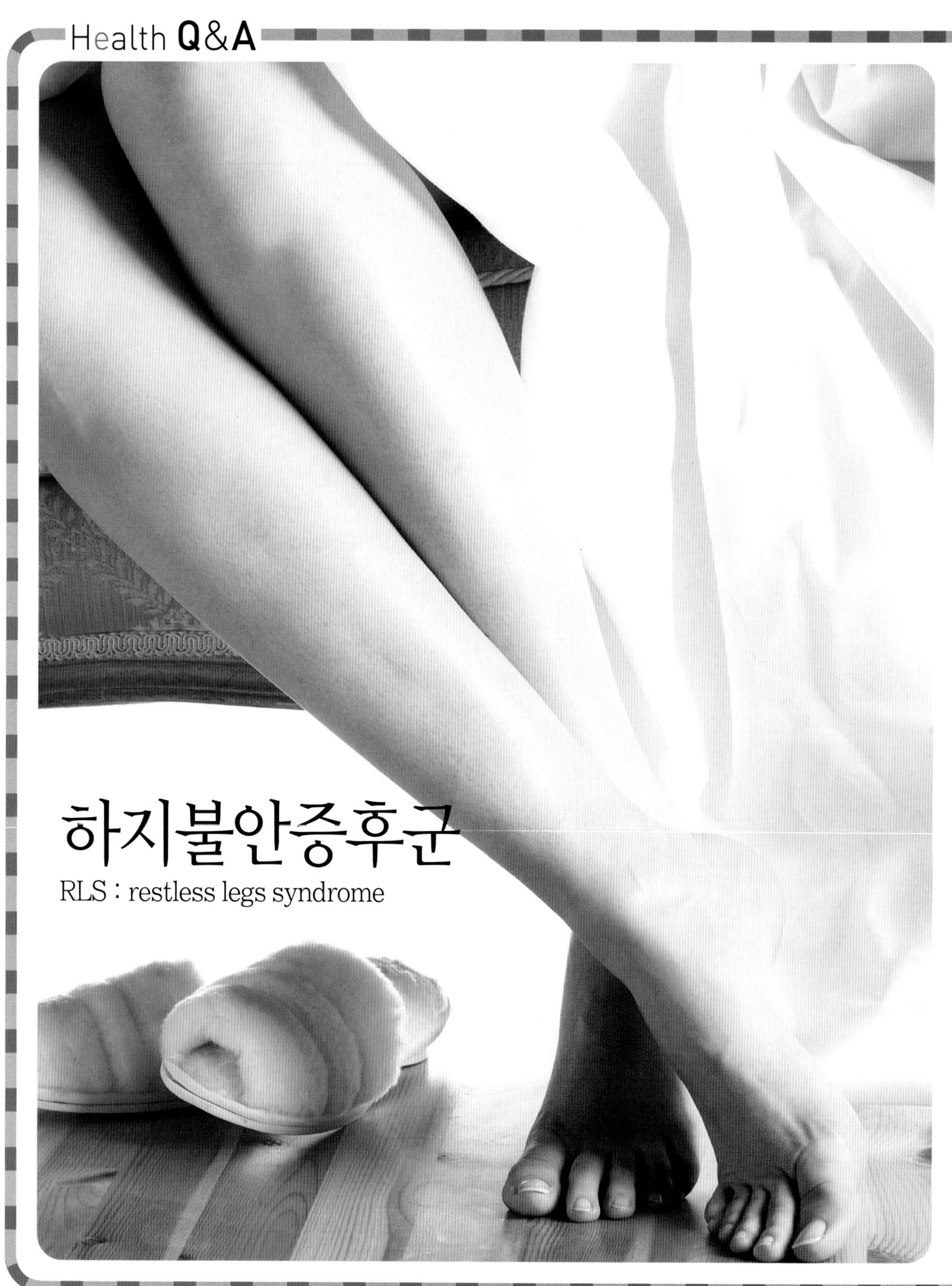

하지불안증후군

RLS : restless legs syndrome

Q 밤새도록 다리는 아프고, 불면증에 시달리다 병원에 갔더니 '하지불안증후군' 이라고 합니다. 대체 왜 생기는 것입니까?

A 하지불안증후군은 발병 원인에 따라 특발성 RLS와 이차성 RLS로 나뉩니다. 그 중 대부분을 차지하는 특발성 RLS의 정확한 원인은 밝혀지지 않았습니다. 그러나 연구자들은 중추신경계의 신경전달물질인 도파민 회로 기능에 문제가 있는 것으로 보고 여기에 초점을 맞춰 연구되고 있습니다. 동반질환이나 복용약물 등 명확한 원인이 있는 경우는 이차성 RLS로 분류하는데, 철분결핍, 빈혈, 말기 신부전, 갑상선 기능 저하증, 임신 등이 주요 원인으로 알려져 있습니다.

Q 어릴 때부터 손발이 저려서 잠을 못 이룹니다. 손발이 저려 매일 주물러 줘야 하고, 숙면을 못해 자다 말고 안방, 거실 등 잠자리를 바꿔가며 잠을 자야 합니다. 어디 가면 치료를 받을 수 있고, 얼마나 약을 먹어야 하는지 알고 싶습니다.

A 하지불안증후군은 하지에 불편한 느낌과 움직이고 싶은 충동이 느껴지고, 가만히 있으면 악화되고 야간에는 더 심해져 수면장애를 가져옵니다. 주로 장딴지 부분의 통증을 호소하는데, 다리를 펴거나 움직이면 일시적으로 증상이 없어져 몸을 자주 뒤척이고 잠을 잘 못 이룹니다. 증상이 심하면 피로로 축적되어 하루 종일 힘들고, 기억력도 감퇴됩니다. 그렇지만 하지불안증후군은 대체로 진단을 통해약물치료를 받으면 감쪽같이 호전될 수 있으므로 빠른 진단과 치료가 요구됩니다.

Q 주로 나타나는 증상들에는 어떠한 것이 있습니까?

A 가만히 앉아 휴식을 취할 때, 영화관이나 비행기와 같은 밀폐된 공간에서 장시간 앉아 있어야 할 때 다리를 움직이고 싶은 충동이 생깁니다. 특히 잠자려고 할 때 그러한 충동이 생깁니다. 이 같은 충동의 원인은 다리에서 느껴지는 불쾌감에 따라 반응하는 것입니다. 환자들이 호소하는 다리의 불쾌감은 다양하게 묘사됩니다. 벌레가 기어가는 것 같다, 타는 듯하다, 잡아당긴다, 따끔거린다, 저리다, 가렵다, 뭉친다, 전기 오는 것 같다 등으로 표현됩니다. 이러한 증상은 움직이면 완화되며 쉬고 있을 때, 특히 저녁이나 밤에 심해져 잠들기 힘들어집니다. 많은 RLS환자들이 잠자는 동안이나 깨어 있을 때 하지의 주기적인 경련성 움직임을 보이기도 합니다.

Q RLS는 반드시 치료해야 하나요?

A 외형적으로 보여지는 치명적인 질환이 아니라서 치료를 하지 않는 경향이 많습니다. 최근에 RLS 치료제들이 출시되면서 사람들의 RLS에 대한 관심이 과거보다 높아지긴 했지만, 아직 제대로 인식되지 못한 것이 현실입니다.

그렇지만 중요한 점은 RLS가 삶의 질에 크게 영향을 끼치는 질환이라는 것입니다. 2005년 미국에서 시행된 대규모 임상 연구에 따르면, RLS가 삶의 질에 미치는 영향은 제2형 당뇨병, 고혈압과 골관절염에 필적할 정도로 심각합니다. 또한 RLS로 인해 밤에 충분한 수면을 취하지 못하므로 낮에 심한 졸림과 피로감을 느껴 사회생활에 치명적인 영향을 줄 수도 있습니다. 그러므로 적극적인 치료를 통한 증상 개선으로 삶의 질을 향상시킬 필요가 있습니다.

Q RLS를 가져올 수 있는 질병들로 어떠한 것들이 있습니까?

A 발병의 특별한 원인이 있는 하지불안증후군을 이차성 RLS로 분류합니다. 이때 이차성 RLS를 가져올 수 있는 질환으로 철분 결핍, 빈혈, 엽산 결핍, 말기 신부전(ESRD), 갑상선질환, 당뇨, 말초신경병증 등을 들 수 있습니다. 철 결핍 시에는 의사의 처방으로 철분 보충제를 치료하며, 당뇨환자는 혈당강하제와 같은 약물치료를 하면 하지불안증후군의 증상을 완화시키고 개선시킬 수 있습니다.

Q 집에서 쉽게 할 수 있는 증상 완화 방법에는 어떤 것들이 있습니까?

A 걷기와 스트레칭, 다리 마사지, 온 찜질, 얼음 찜질, 뜨거운 목욕, 손발 근육 강화 운동, 요가나 명상으로 긴장 풀기와 같은 운동을 하면 일시적으로나마 불편함을 감소시킬 수 있습니다. 또 아스피린이나 가벼운 진통제, 카페인이 든 음식을 피하거나 금연하는 방법들도 증상 완화를 돕습니다. 비타민 E, 칼슘과 마그네슘의 섭취도 많은 도움을 줍니다. 집에서 하는 이상의 방법들로도 효과가 없다면 전문의 진단에 따른 도파민 작용제가 치료를 도와 빠른 효과를 나타냅니다.

특이한 수면 행동장애

꿈 속에서 헤딩슛하다 장롱 들이받은 이유는?

공직에서 물러나 부인과 함께 여유로운 노후 생활을 즐기고 있는 A씨에게 얼마 전부터 말 못할 고민거리가 하나 생겼다.

바로 잠자리에서 자신도 모르게 부인을 구타(?)하는 것. 잘 자다가 느닷없이 벼락을 맞은 부인의 반응 때문에 잠에서 깨어나긴 하지만 영문을 모르긴 A씨도 마찬가지. 처음엔 다니던 직장을 그만 둔 상실감으로 인해 평소 하지 않던 잠꼬대를 하는 것쯤으로만 여겼던 부인도 횟수가 거듭되자 아예 잠자리를 따로 마련하고 말았다.

꿈의 내용이 현실에 그대로 반영되는 사건수면이 바로 렘(REM)수면 행동장애이다. 원래 꿈이 많아 꿈 수면이라고도 불리는 렘수면기에는 근육 긴장도가 소실되어 손 끝 하나 까딱할 수 없다. 그러나 렘수면기에 비정상적으로 근육의 긴장도가 높아져 꿈의 내용이 실제 행동으로 나타난다.

각방을 쓰면서부터 부인이 봉변을 당하는 일은 없어졌지만, 이번엔 A씨가 문제. 어떤 날은 침대에서 떨어져 허리를 다치기도 하고 또 어떤 날은 자다가 벌떡 일어나 침대 옆의 장롱을 머리로 들이받는 바람에 한밤중에 응급실에 실려가 뇌 CT를 찍는 등 집안이 발칵 뒤집힌 적도 있다.

평소 인품 좋기로 소문이 자자한데다가 자타가 인정하는 잉꼬부부요 자상한 남편의 귀감이라 할 만한 A씨에게 무슨 일이 생긴 것일까? 다음은 인터뷰에서 밝힌 A씨의 말이다.

"실업축구 공격수 출신인 나는 축구에 대한 열정이 남다르다. 한마디로 꿈도 축구하는 꿈만 꿀 정도다. 사실 처음 사건이 발생했을 때에도 현란한 드리블로 상대편 수비수 두 명을 제치고 멋지게 '슛' 한 것까지는 생생하게 기억이 나는데, 누군가 깨우는 바람에 일어나 보니 아내가 얼굴을 감싸쥐고 코피를 흘리고 있었다. 그러고 보니 응급실 사건도 마찬가지다. 우리 편 선수가 멋지게 차 올린 공을 향해 있는 힘을 다해 뛰어 올랐는데…."

꿈이 현실에 반영되는 렘수면 행동장애

각성과 수면주기에 따른 인간의 하루살이는 각성기, 비 렘수면기, 렘수면기로 이루어져 있다. 각성과 수면은 칼로 무 베듯 각 시기마다 서로 명확하게 구분되는 것이 아니기에 각 시기의 특징들이 비정상적으로 섞여 수면 중 원하지 않는 행동양상으로 나타나는 것을 '사건수면' 이라고 한다.

A씨와 같이 꿈의 내용이 현실에 그대로 반영되는 사건수면이 바로 렘(REM)수면 행동장애이다. 원래 꿈이 많아 꿈 수면이라고도 불리는 렘수면기에는 온 몸의 근육 긴장도가 소실되어 손 끝 하나 까딱할 수 없는 것이 특징이다. 그러나 이러한 렘수면기에 각성기에서처럼 비정상적으로 근육의 긴장도가 높아져 꿈의 내용이 실제 행동으로 나타나는 것이다.

렘수면 행동장애는 대개 중년 남성들에게 잘 나타난다. 시간대별로는 새벽녘에 자주 발생하며 웬만한 부상을 입어도 잠에서 쉽게 깨어나지 않지만 일단 깨어나면 수면기에서 각성기로의 전환이 매우 빠르고 모든 것을 생생히 기억할 수 있다.

수면 중 보였던 폭력적인 모습은 평소의 인격과는 아무런 관련이 없으니 그저 꿈이 원망스러울 뿐이다. 알코올, 마약 등의 약물금단 또는 항우울제나 카페인 중독에 의해 갑작스럽게 발생하는 경우도 있지만

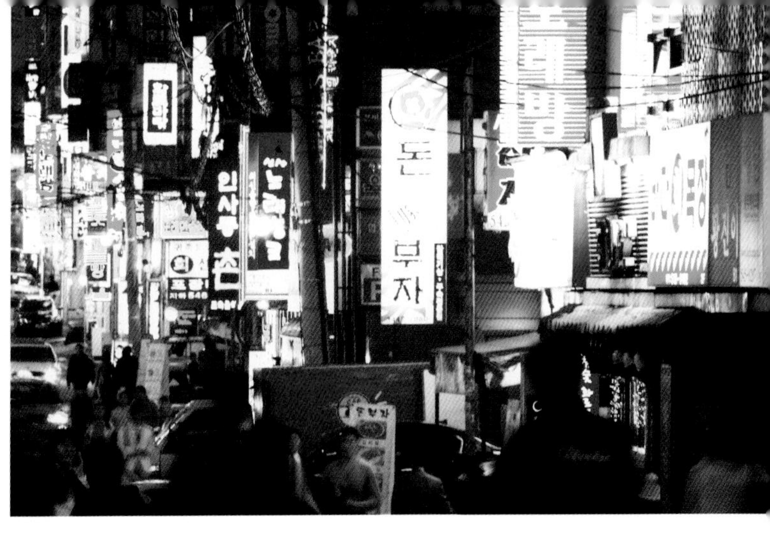

대개는 항우울제를 비롯한 중추신경계 작용 약물의 장기복용을 포함한 여러 원인이 복합적으로 작용해 생긴다. 또 특별한 원인을 찾을 수 없는 경우도 흔하다. 최근의 연구결과에 따르면 렘수면 행동장애가 파킨슨병 등 신경퇴행성 질환의 발병에 앞서는 일종의 전조 질환일 가능성이 높은 것으로 알려져 있다. 진단은 수면 중 폭력적인 행동에 대한 문진과 수면다원검사를 통해 가능하지만 다른 종류의 수면질환이나 경련성 질환과의 구별이 필요하다. 다행스럽게도 약물치료에 대한 반응은 좋은 편이다.

잠자다가 비명지르는 대학 신입생

올해 지방의 한 대학에 입학한 B군의 부모는 막내 아들이 대학에 합격한 기쁨에 앞서 객지로 유학 보낼 일이 걱정이다. 초등학교 시절부터 유독 잠버릇이 심해 잠자리를 온통 헤집고 다니긴 했지만 최근 들어 그 증상이 걱정스러울 정도로 심해졌기 때문이다. 잠자리에 든 2~3 시간 후면 어김없이 아들 방에서 들려오는 소름 끼치는 비명소리에 깨는 건 가족들에게는 이제 어느 정도 익숙해진 일상.

때로는 공포에 질린 모습으로 벌떡 일어나 달리다가 벽에 부딪히기도 하고 때로는 창문을 열고 밖으로 뛰쳐나가려고 하기 때문에 그렇잖아도 놀란 가슴이 더욱 오그라드는 것만 같다. 부모가 힘껏 말려보지만 그럴수록 증상이 더욱 심해지고 오래가는 것 같아 이러지도 저러지도 못하는 상황이다. 더욱 걱정인 것은 아침에 일어나면 지난밤의 일은 조금도 기억하지 못한다는 것. 그러니 기숙사가 됐건 원룸이 됐건 어찌 혼자 자도록 내버려둘 수 있을 것인가.

B군의 경우는 각성기와 비 렘수면기의 특징이 혼재되어 나타나는 사건수면으로 각성장애의 일종인 '수면공포' 이다. 아직 발생 기전은 알려지지 않았으나 유전적, 환경적 요인이 주된 요인으로 꼽힌다. 뇌가 반쯤은 깨어 있기 때문에 수면 중 매우 복잡한 행동도 가능하지만, 나머지 반쯤은 아직 비 렘수면 상태이기 때문에 그러한 행동을 자각하거나 책임을 질만한 각성 상태에 이르지는 못한다.

수면공포는 소년기에 잘 나타나지만 성인에서도 약 4~5%의 유병률을 보인다. 주로 비 렘수면기의 서파수면 중에 발생하며 잠든 후 2~3 시간 이내에 집중된다. 열병, 음주, 수면부족, 과로 및 정신적인 스트레스 등에 의해 유발되며, 수면제나 항히스타민제, 각성제, 항정신성 약물 등이 원인이 되기도 한다.

폐쇄성 수면 무호흡증후군이나 주기적 사지운동과 같이 수면 분절을 초래하는 수면 장애 질환과 동반될 수 있다. 대개 공황 상태에서 무시무시한 비명을 내지르며 일어나 벽을 치거나 주변을 뛰어 다니며 때로는 침실을 벗어나 집 밖으로 나가기도 한다.

잠에서 완전히 깨어난 것처럼 보이지만 여전히 주변 환경을 잘못 인식하고 있기 때문에 환자의 행동을 제지하려는 노력은 오히려 상황을 악화시킬 뿐이며, 일반적으로 다음날 아침에 일어나면 간밤의 일을 아무것도 기억하지 못한다. 대개 큰 사고로 이어지지는 않으나 때로는 본인은 물론 타인에게도 과격한 행동으로 인한 피해를 줄 수 있다. 진단은 역시 철저한 문진을 바탕으로 하지만 환자의 기억이 완전치 않으므로 목격자의 진술이나 홈 비디오의 도움을 받기도 하며 필요한 경우 수면다원검사를 시행한다.

각성장애 환자 중 대부분은 치료를 필요로 하지 않으며 나이가 들어감에 따라 증상이 사라진다. 과격한 행동으로 인한 피해가 우려될 때에는 항우울제나 벤조 다이아제핀계의 약물이 유용하다.

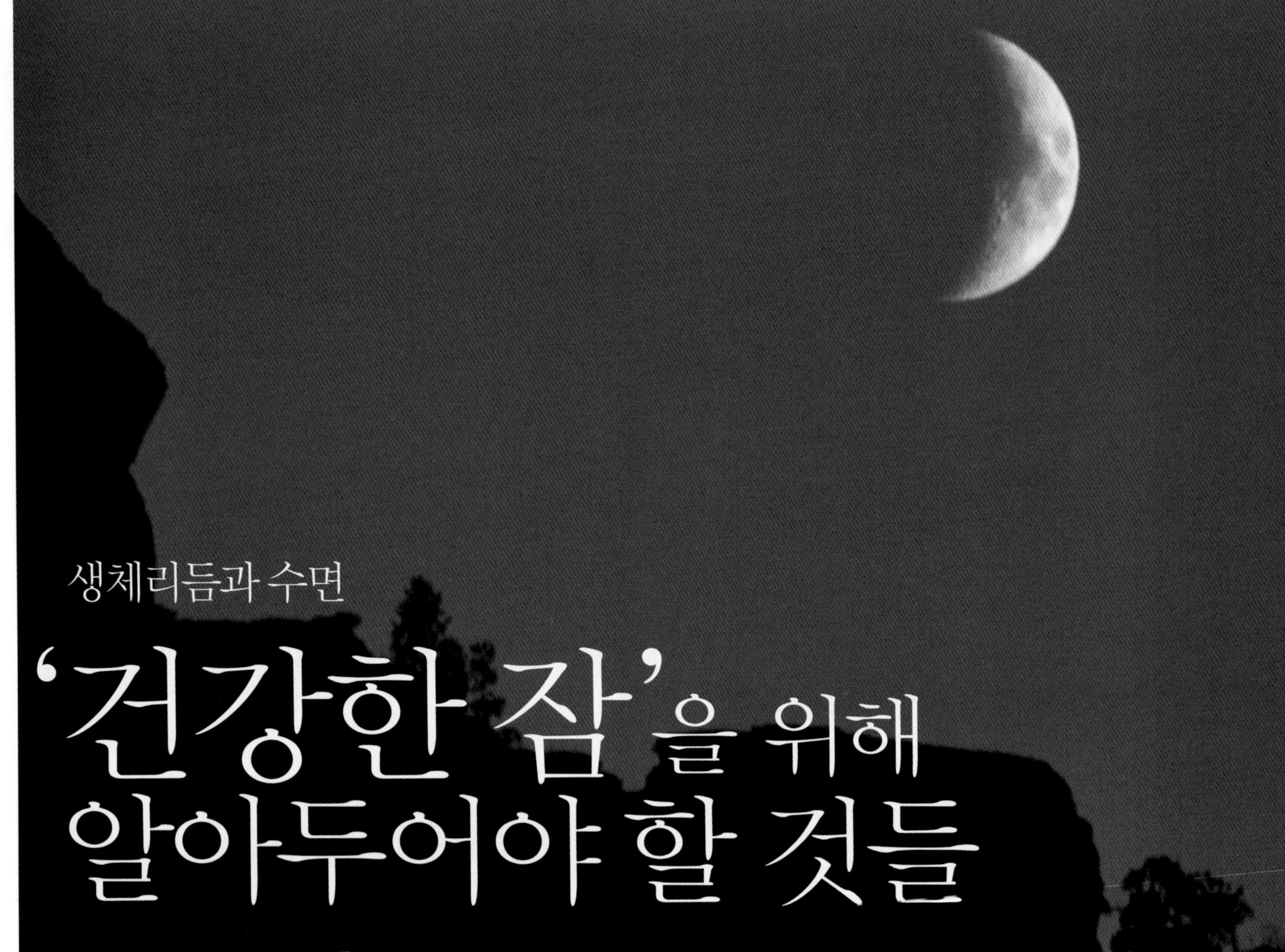

생체리듬과 수면

'건강한 잠'을 위해 알아두어야 할 것들

1 밤낮을 거꾸로 살면 일주기 리듬에 장애
2 나이들면 아침 잠이 없어지는 이유있다
3 '저녁형 인간', 쉽게 '아침형 인간'으로 못 바뀐다
4 시차적응 빨리 하려면 낮에 햇빛 많이 쬐라
5 빛으로 생체시계 정상화해서 수면장애 치료

아침에 일어나고 밤에 잠을 자는 것은 몸속의 생체시계에 의해 조절된다.
이 리듬이 깨지면 밤에 쉽게 잘 수 없으며, 자도 잔 것 같지 않은 수면장애를 겪는다.
특히 낮 동안 햇볕을 적절하게 쬐는 것은 건강한 수면을 위해 꼭 필요하다.

집필진 : **김지현** 단국대병원 신경과 교수 **박기형** 길병원 신경과 교수 **이정희** 강원대병원 정신과 교수
정석훈 서울아산병원 정신과 교수 **홍승봉** 삼성서울병원 신경과 교수

시차장애, 교대근무와 잠

밤낮을 거꾸로 살면 일주기 리듬에 장애

일주기 리듬이 어떤 원인에 의해 장애가 발생할 수 있다. 연령에 따른 변화도 중요한 원인이 될 수 있으며, 신체적으로 요구되는 수면시간과 사회적 요구 사이에 부조화도 원인이 된다. 개인의 일주기 리듬 체계는 상당 부분 유전에 의해 결정되는 것으로 보인다.

일주기 리듬이란?

일주기 리듬은 우리의 체온, 수면과 각성, 여러 호르몬의 변화에 영향을 미친다. 이 리듬의 주기는 태양빛 등에 의해 결정돼 늘 일정하게 유지되며, 대부분의 사람들은 24시간에 매우 근접한다.

일주기 리듬은 뇌의 중앙에 있는 교차상핵(SCN:suprachiasmatic nuclei)에 의해 조절된다. SCN은 뇌의 다른 부위와 연결되어 체온의 조절과 호르몬 분비를 비롯하여 많은 기능들을 돕는다. 특히 눈에서 SCN으로 전달되는 경로를 통하여 빛이 우리의 생체시계(body clock)를 맞추는데 중요한 역할을 한다. 빛 외에도 운동, 호르몬, 약물들이 일주기 리듬에 영향을 미칠 수 있다.

일주기 리듬 장애의 원인

개인의 일주기 리듬 체계는 상당 부분 유전에 의해 결정되는 것으로 보인다. 이같은 일주기 리듬이 어떤 원인에 의해 장애가 발생할 수 있다. 연령에 따른 변화도 중요한 원인이 될 수 있으며, 신체적으로 요구되는 수면시간과 사회적 요구 사이에 부조화도 원인이 된다. 즉, 직업, 학업 및 사회적 활동들이 개인의 본래 일주기리듬과 일치하지 않을 수 있다. 또한 개인의 일주기리듬에 중대한 변화가 생기면 사회적

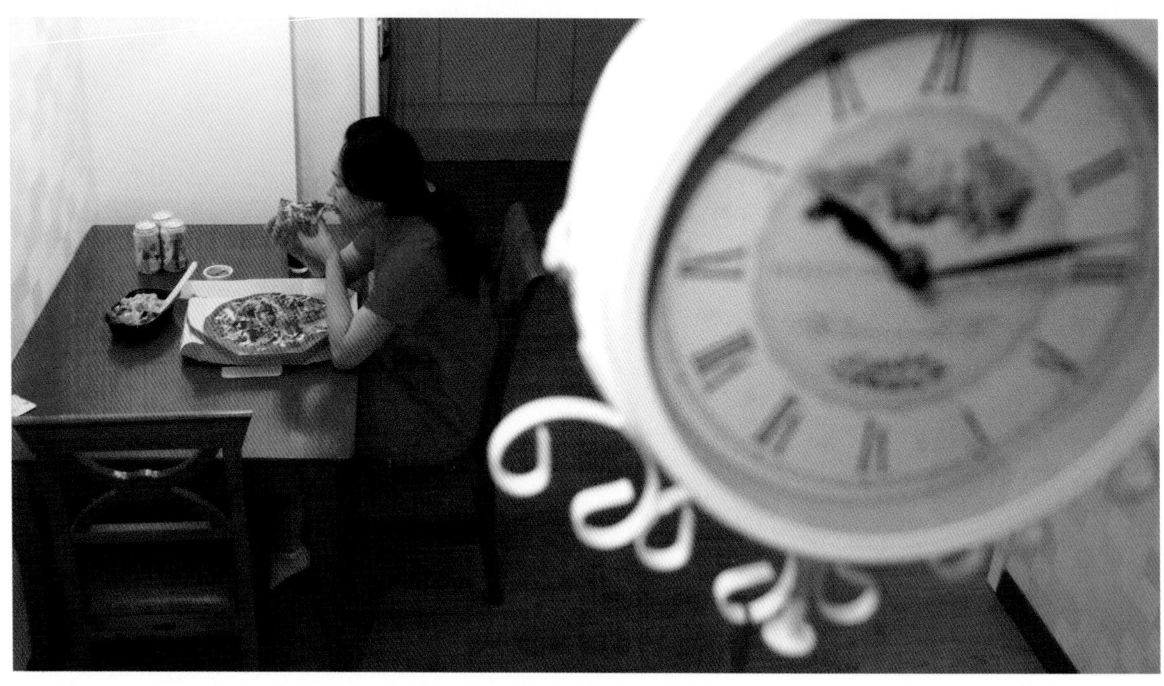

으로 요구되는 정상적인 시간을 맞추기 어렵게 된다.

일주기 리듬 장애의 분류

시차장애 시차가 있는 지역으로 여행을 하면 불면, 주간졸음, 소화불량, 초조, 집중 곤란 등의 증상이 수일간 지속될 수 있다. 시차의 크기 정도에 따라 적응하는데 걸리는 시간이 다르며 개인별 차이도 있을 수 있다.

교대근무 주간과 야간의 평상 근무시간이 반대로 되면 주간에는 잠들기 어렵고, 야간에는 졸음이 동반되는 현상이 흔히 나타난다. 이에 따라 수면 양이 부족하게 되고 수면의 질도 떨어진다. 이러한 수면문제는 직업수행의 질을 낮추며, 특히 주간졸음은 기억력, 정신기능, 운동기술, 기분 등에 영향을 미친다.

지연성 수면 위상증후군(DSPS : delayed sleep phase syndrome) 개인에 따라 새벽 1~2시까지 잠들기 어렵고, 아침에 직장에 출근 또는 학교에 등교하기 위해 제시간에 일어나기 어렵다. 대개 젊은 사람에서 흔히 나타나고, 학업이나 직업수행 등에 문제가 생기므로 이에 따른 심리적인 스트레스를 동반하게 된다.

전진성 수면 위상증후군(ASPS : advanced sleep phase syndrome) 노인들에게 흔히 나타난다. 대개 오후부터 주간졸음을 느끼기 시작하며, 아침에 너무 일찍 일어나서 다시 잠들기 어려운 적이 많다. 이 증후군은 일하는 시간을 방해하지 않으므로 지연성 수면 위상증후군보다는 사회적응이 덜 어려운 편이다. 그러나 오후에 나타나는 주간졸음이 저녁 시간의 직업수행이나 사회활동을 방해하면 문제가 된다. 또한, 저녁에 늦게까지 깨어있게 하더라도 여전히 아침에 일찍 일어나게 된다.

불규칙한 수면 · 각성 패턴 개인에 따라 24시간에 수면 · 각성주기를 맞추기 어려운 경우가 있다. 취침시간은 매우 불규칙하거나 매일 계속하여 조금씩 늦어지기도 한다. 이에 따라 시차장애에서 나타나는 유사한 문제들을 겪게 된다.

일주기 리듬장애의 치료

- 여행기간이나 새로운 근무시간으로 변경될 때, 적응을 위해 여분의 시간을 두는 것이 좋다. 평상시와 같은 시간에 잠들려고 애쓰지 않는 것이 바람직하다. 새로운 시차 지역에 따라 특정한 시간에 짧은 낮잠을 자는 것이 도움이 될 수 있다.
- 비정상적인 수면주기는 때로 우울증의 증상이거나 나쁜 수면습관일 가능성이 있으므로 전문의의 진찰을 받은 후 적절한 치료를 받는 것이 중요하다.
- 광 치료는 일주기 리듬 체계를 변화시켜 신체 시계를 다시 설정하는 방법을 통해 치료 효과를 얻을 수 있다. 밝은 빛(bright light box)에 노출되면 수면주기의 전진 또는 지연이 일어날 수 있다. 이에 관한 처방은 전문의에게 문의하는 것이 바람직하다.
- 아직 연구 단계이기는 하나 멜라토닌을 보조적으로 투여하는 방법도 제시되고 있다. 멜라토닌은 야간에 자연적으로 분비되는 물질로서 잠이 들도록 유도하거나 신체 시계를 재설정하는데 도움을 준다.
- 수면제는 때로 도움이 되나, 부작용이나 의존성 때문에 장기적인 투여는 바람직하지 않다. 자극제로서 카페인은 교대 근무 시 졸음을 줄일 수 있으나, 잠들기 전 4시간 이내에 마시면 잠을 방해할 수 있으므로 삼가야 한다.
- 식사는 단백질과 탄수화물이 풍부한 음식을 섭취하는 것이 좋다. 소화가 잘 안 되는 음식은 피하는 것이 좋으며 취침 전에 과식을 삼가는 것이 좋다.

황혼의 잠 못 이루는 밤

나이들면 아침 잠이 없어지는 이유있다

사람들은 나이가 들수록 여러 가지 건강상의 문제로 괴로움을 당하고 고민하게 된다. 그 중에서도 편안한 잠을 이루지 못해서 겪는 고통은 다른 중한 질병과 다르지 않다. 많은 환자들이 단 하루 만이라도 편안하게 잠들었으면 좋겠다고 호소하곤 한다. 잠이 들기 어렵고, 한번 잠이 들어도 금방 일어나게 되고, 그렇게 며칠 밤을 뒤척이다가 다행히 하루를 밤에 깨지 않고 잠을 자도 낮에 피곤하기는 마찬가지고 잠깐 만 앉아 있으면 꾸벅꾸벅 졸기 일쑤라고 이야기한다.

노인들은 많은 경우 내과 질환을 가지고 있다. 퇴행성관절염, 뇌졸중이나 파킨슨병 등의 퇴행성질환으로 인한 몸의 움직임 저하는 전신 통증을 유발할 수 있다. 아울러 위 식도 역류, 울혈성 심부전, 그리고 천식 등은 특히 밤에 악화되는 경향이 있어 수면을 방해해 불면증을 유발할 수 있다.

다른 여러 가지 질병으로도 힘든 황혼기에 평생 걱정 없이 지내오던 밤 시간까지 고통을 당해야 한다면 괴로움은 이루 말 할 수 없을 것이다. 그렇다면 해결책은 없는 것일까?

노인성 수면장애의 빈도

얼마나 많은 노인들이 이런 고민을 하고 있는지 알아보자.

미국에서 65세 이상 노인 9000명을 대상으로 시행한 설문조사를 보면, 28%가 잠이 들기 어렵고 너무 일찍 일어나게 된다고 했다. 또 29%는 지속적으로 잠을 청하기 어렵다고 했으며, 18% 는 너무 일찍 일어난다고 호소했다. 단지 12%만이 잠을 자는데 문제가 없다고 응답했다. 즉, 10명 중 9명은 잠을 자는데 문제가 있다는 것을 알 수 있다.

노화에 의한 수면의 변화

수면의 구조는 꿈을 꾸는 꿈수면(렘수면:REM sleep)과 꿈을 꾸지 않는 수면(비 렘수면 : Non-REM sleep)으로 나뉜다. 다시 비 렘수면은 1기, 2기, 3기, 4기 수면으로 나눌 수 있다.

아침에 일어나 상쾌한 기분을 느끼려면 이런 여러 단계의 수면이 잘 분배된 수면을 취해야 한다. 하지만 나이가 들면 수면의 내용이 변하게 된다. 수면시간, 그중에서도 특히 깊은 잠인 3~4기 수면도 짧아지고 꿈 수면이 나타나는 시간이 점차 빨라지게 된다.

꿈 수면의 양도 줄어들지만 이것은 전체적인 수면시간이 적어져서 그렇게 보일 뿐 전체적인 꿈 수면의 비율은 대체적으로 유지되므로, 상대적으로 얕은 수면과 꿈 수면이 많아지게 된다. 그렇기 때문에 나이가 들어감에 따라 얕은 잠이 많아져서 잠귀가 밝아지고, 밤새 꿈만 꾼다는 호소를 하게 되는 것이다.

노인들은 많은 경우 내과 질환을 가지고 있다. 퇴행성관절염, 뇌졸중이나 파킨슨병 등의 퇴행성질환으로 인한 몸의 움직임 저하는 전신 통증을 유발할 수 있다. 아울러 위 식도 역류, 울혈성 심부전, 그리고 천식 등은 특히 밤에 악화되는 경향이 있어 수면을 방해해 불면증을 유발할 수 있다.

특히 수면 중에 나타나는 수면 무호흡과 주기성 하지운동 질환은 나이가 많아짐에 따라 빈도가 증가하므로 자신도 모르는 사이에 깊은 잠을 방해 받는다. 이에 따른 잦은 각성도 수면을 방해하기 때문에, 시간상으로는 충분한 잠을 잤음에도 낮 동안 심한 피

로감과 졸림으로 인해 잦은 낮잠을 청하는 요인이 된다.

노인성 불면증은 여러 가지 정신적인 질환, 즉 불면증, 집중력 장애, 기억력 장애, 불안과 초조감 등의 문제를 야기할 수 있으며, 이러한 정신적인 질환은 거꾸로 불면증을 악화시킨다. 이러한 여러 문제로 인해 많은 종류의 약물을 복용하는 것도 문제점 중의 하나이다.

노화는 아울러 우리 몸 안의 생체시계에도 영향을 미친다. 그 결과 잠 자는 시간이 빨라지고 일어나는 시간 또한 빨라지게 되므로 나이가 들수록 아침 잠이 없어진다.

노인성 수면장애의 치료법

노인 수면장애의 치료는 젊은 사람들의 수면장애의 치료와 비슷하다. 앞선 글에서 언급된 불면증의 여러 가지 약물들뿐 아니라, 비 약물적인 인지·행동 치료도 모두 치료방법으로 사용된다. 하지만 몇 가지 점에서 주의를 기울여야 한다.

가장 중요한 것은 내과적인 질환들, 예를 들어 통증을 유발할 수 있는 여러 가지 상황들이나, 위 식도 역류등과 같은 위장장애, 심혈관 질환, 만성폐쇄성 호흡기 질환, 그리고 우울증과 불안증 등을 포함한 정신적인 문제는 없는지 먼저 살펴야 한다.

특히 수면 무호흡증은 잦은 각성뿐 아니라 뇌졸중, 고혈압, 당뇨병 등을 유발하는 질환인데, 노인의 경우에는 그 빈도가 젊은 연령보다 많게는 5배까지 증가한다. 4명 중 1명은 수면 무호흡 환자이므로, 코골이가 심하거나 과체중인 경우 반드시 살펴서 교정해야 한다. 그리고 하지불안증후군의 경우도 젊은 사람의 2배가 넘는 약 25%가 가지고 있으므로 반드시 적절한 검사를 통해 확인하고 치료해야 한다. 또한 방광염이나 전립선 비대증 등의 비뇨기 문제로 인한 밤중의 잦은 소변도 수면장애를 초래하는 경우가 흔하므로 수면제 등의 약물을 쓰기 전에 먼저 살펴야 한다.

1. 약물 치료

위에서 언급한 수면을 방해할 수 있는 특별한 질환이 없는 만성 불면증에 가장 흔히 사용할 수 있는 것이 수면을 유도하는 약물이다. 하지만 수면제는 잘 사용하면 불면증 치료에 큰 도움을 받을 수 있지만, 잘못 사용하면 오히려 악영향을 끼칠 수 있다.

특히 노인이 작용 시간이 긴 수면제를 복용하면 낮에도 졸음이 이어지고 인지기능에도 나쁜 영향을 초래하여 기억력 저하를 초래할 수 있다. 실제로 수면제를 복용한 뒤 낮 또는 수면 중에 화장실을 이용하다가 낙상으로 심한 외상이나 골절상을 입는 경우가 종종 있다.

또한 수면 무호흡이 있는 사람이 벤조 디아제핀 계열의 수면제를 복용하면 수면 중에 호흡이 더 악화될 수 있으므로 신중하게 선택해야 한다.

이러한 부작용을 피하기 위해 낮은 용량으로 수면을 유발하는 항우울제를 사용하기도 하는데, 이는 우울증을 가지고 있을 때에 특히 유용하다.

간혹 수면을 유도하려고 습관적으로 술을 마시는 경우가 있는데, 술은 수면을 유도해 빨리 잠에 들게 하므로 일시적으로는 호전된다. 하지만 술을 수면이 정

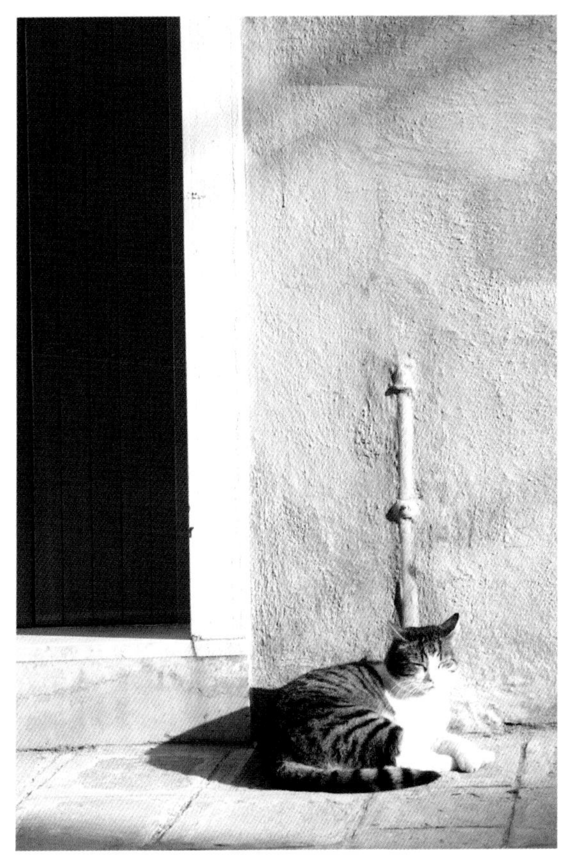

상적으로 유지되는 것을 방해하고 수면을 잘게 자르는 성질이 있기 때문에 잦은 각성을 유발할 수 있고, 꿈 수면의 일시적인 억제는 오히려 나중에 꿈 수면 증가를 유발하여 결과적으로는 만성적인 불면증의 중요한 원인이 되므로 절대로 피해야 한다.
특히 술과 함께 수면제를 복용하면 호흡근이 마비되므로 수면 무호흡증이나 심혈관 질환을 가지고 있는 사람은 돌이킬 수 없는 결과를 가져올 수 있다.

2. 비 약물적인 치료

약물적인 치료는 비 약물적 치료와 병행해야 한다. 불면증에는 여러 가지 인지 · 행동치료를 모두 적용할 수 있는데, 그 중에서 가장 중요한 것이 수면위생을 실천하는 것이다.
예를 들어 낮잠은 하루 30분 이내로 하는 것이 좋고, 과도하게 커피를 마시거나 담배를 피우는 것을 피해야 한다. 또한 잠자기 전에 물을 많이 마시면 자는 동안 잦은 화장실 출입을 유발해 수면에 방해를 주기 때문에 피해야 한다. 또 가능하면 잠자고 일어나는 스케줄을 일정하게 유지하는 것도 도움이 된다.
특히 낮에 햇빛을 많이 쬐는 것도 중요하다. 햇빛은 노화에 의해 변형된 생체시계를 바로잡아주는데 아주 중요하게 작용하기 때문이다. 특히 전진성 수면주기 증후군(ASPS : Advanced sleep phase syndrome)과 같이 너무 일찍 잠자리에 들어서 새벽에 일어나는 경우에는 오후에 충분한 햇빛에 노출하는 것이 도움이 될 수 있다.
이 경우, 인공적으로 햇빛과 같은 밝은 빛을 내는 광치료기를 사용하면 유용하다. 1만 룩스의 아주 밝은 빛에 오후 5~7시 사이에 30분쯤 노출시키면 잠자는 시간이 늦어지는 효과를 볼 수 있다. 너무 늦게 자고 아침에 늦게 일어나는 경우에는 오전 9~10시쯤 광치료기를 사용하면 교정할 수 있다. 빛과 함께 생체시계를 유지하는데 중요한 물질로 멜라토닌이 있다. 노화가 진행됨에 따라 멜라토닌의 생성 양이 줄어들기 때문에, 이론적으로는 멜라토닌을 보충하면 수면의 질이 좋아질 것으로 생각하고 있다. 실제로 멜라토닌을 이용한 몇몇 연구에서 그 효과가 밝혀지고 있으나, 아직까지는 명확히 증명되지는 않았다.

나이들면 수면 상태의 변화를 받아 들여라

노인들에게 수면장애는 매우 흔하기 때문에, 고령화 사회를 살아가는 요즘 커다란 문제가 아닐 수 없다. 중요한 것은 수면에 대한 올바른 인식을 하는 것이다. 나이가 들수록 수면의 질과 패턴이 변한다는 것은 어쩌면 우리의 외모가 변하는 것만큼이나 자연스러운 현상일 것이다. 이것을 인정하고 순응하는 것이 수면장애를 극복하는 첫 걸음일 것이다

생체시계와 수면습관

'저녁형 인간', 쉽게 '아침형 인간'으로 못 바뀐다

건강한 수면과 적절한 생체시계의 리듬을 유지하려면 생체시계를 최대한 고정하는 것이 중요하다. 본인의 생체시계와 정상 스케줄에 잘 맞는다 하더라도 생체시계는 빛에 따라 영향을 받기 때문에 저녁 늦게까지 밝은 빛을 쪼이거나 컴퓨터 작업이나 게임을 하는 것은 수면위상을 지연시키게 된다.

몇 년 전 '아침형 인간' 이 큰 사회적 이슈가 된 적이 있다. 아침 일찍 하루를 시작하면 게으름을 피우고 늦게 시작하는 하루보다 더 효율적이고 생산적이라는 것이다. 새벽에 일어나 영어학원을 다닌다거나 운동을 하는 등 등교나 출근하기 전에 다른 일을 할 수 있기도 하고, 계획한 일을 일찍부터 시작할 수 있다는 장점이 있다.

그러나 실제로 하루 이틀 가량 새벽 5시 전에 일어나서 생활을 시작해본 사람들은 불과 며칠 못 가 원래의 생활습관으로 돌아가는 경우가 대부분이다.

왜 그럴까? 바로 우리의 뇌 안에 자신의 수면과 각성 스케줄을 조절하는 생체시계가 있기 때문이다. 매일 규칙적으로 일어나는 수면·각성 리듬을 일주기 리듬(circadian rhythm)이라고 한다. 사람은 물론 동물이나 밤에 꽃잎을 접는 식물들에게도 일주기 리듬이 관찰된다.

동물과 인간의 일주기 리듬을 관장하는 생체시계는 뇌의 중앙 부분에 있는 '시상하부' 의 일부인 '상교차핵' 이라는 곳에 있다. 실험 쥐의 양측 상교차핵을 파괴하면 낮에 깨어 있고 밤에 잠을 자는 일정한 수면-각성 스케줄을 잃어버리고 짧은 잠을 자다가 깨는 등의 불규칙한 양상을 보여준다. 이는 상교차핵이 생체시계라는 것을 보여준다.

실제로 우리가 깜깜한 동굴 속에 들어가 있거나 어둠 없이 계속 환한 환경에 있더라도 일정하게 수면과 각성 스케줄에 따를 수 있는 것은 정해진 수면-각성 주기를 자동으로 만들어주는 시계가 머리 안에 있기 때문이다.

이런 상교차핵은 좌우측에 각각 1개씩 존재한다. 일주기 리듬을 관장하는 상교차핵은 낮에 각성과 관련이 있고, 밤에는 활동이 저하되면서 멜라토닌이라는 밤의 호르몬이 뇌의 송과체에서 분비된다. 멜라토닌은 초저녁에 분비되기 시작하여 새벽 4~5시 사이에 가장 높은 농도를 유지하다가 그후 다시 분비가 줄어든다. 낮에는 거의 분비되지 않는다. 상교차핵과 멜라토닌에 의해 일주기 리듬이 형성된다.

인간의 생체시계 주기는 지구의 자전 주기인 24시간보다 약간 길어 24시간20분 정도로 알려져 있다. 그러나 우리가 24시간의 스케줄을 유지할 수 있는 것은 매일 햇빛을 쪼이고 일정한 생활 패턴을 유지하기 때문이다. 즉 상교차핵은 햇빛의 영향을 받는다. 그외 생활패턴과 일정한 식사시간 등의 행동들도 상교차핵에 영향을 미친다. 멜라토닌도 정상적으로는 밤에 분비되지만 강한 빛에 노출되면 상교차핵이 활성화되면서 멜라토닌의 분비가 억제된다. 멜라토닌 역시 빛에 의해 조절된다는 뜻이다.

청소년들이 올빼미형이 많은 것은 이유 있어

이런 현상은 인간을 지구에서 살도록 적응시켜 주었다. 또한 일주기 리듬 장애라는 수면장애에서 치료의 해법을 제공한다. 생체시계는 사람마다 다른데 크게 세 가지 형태로 나눌 수 있다.

첫번째는 정상적으로 저녁 10~12시 사이에 잠들어

아침 6~7시에 일어나는 스케줄로 대부분 사람들에게 해당한다. 이러한 생체시계 스케줄을 가진 사람들은 아침에 등교 또는 출근했다가 저녁에 퇴근해 저녁식사 후 잠자는 일반적인 생활을 큰 무리 없이 할 수 있다.

두번째 형태인 지연성 수면 위상 증후군(delayed sleep phase syndrome)이라고 부르는 사람들이 있는데 이들은 밤 12시가 돼도 잠이 오지 않고 오히려 머리가 더 맑아지며 새벽 3~4시까지도 잠 못 들다가 그 이후에 잠들어 아침에 일어나지 못하고 정오쯤 일어난다. 이들의 생체시계 스케줄은 일반적인 사회생활에 적응하기 어렵다.

지연성 수면 위상 증후군을 가진 사람들 중에서 새벽 1~2시쯤 잠들어 아침 8~9시쯤 일어나는 비교적 양호한 리듬을 가진 경우도 있으나, 수면 스케줄이 심하게 지연돼 새벽 6시쯤 잠자기 시작해 오후 2시가 지나야 일어나는 그야말로 밤낮이 완전히 뒤바뀐 경우도 있다. 만약 이들이 밤에 일하고 낮에 자는 교대근무를 하거나 아침에 일찍 일어날 필요 없이 자유로운 스케줄을 가진 프리랜서라면 큰 문제가 없을

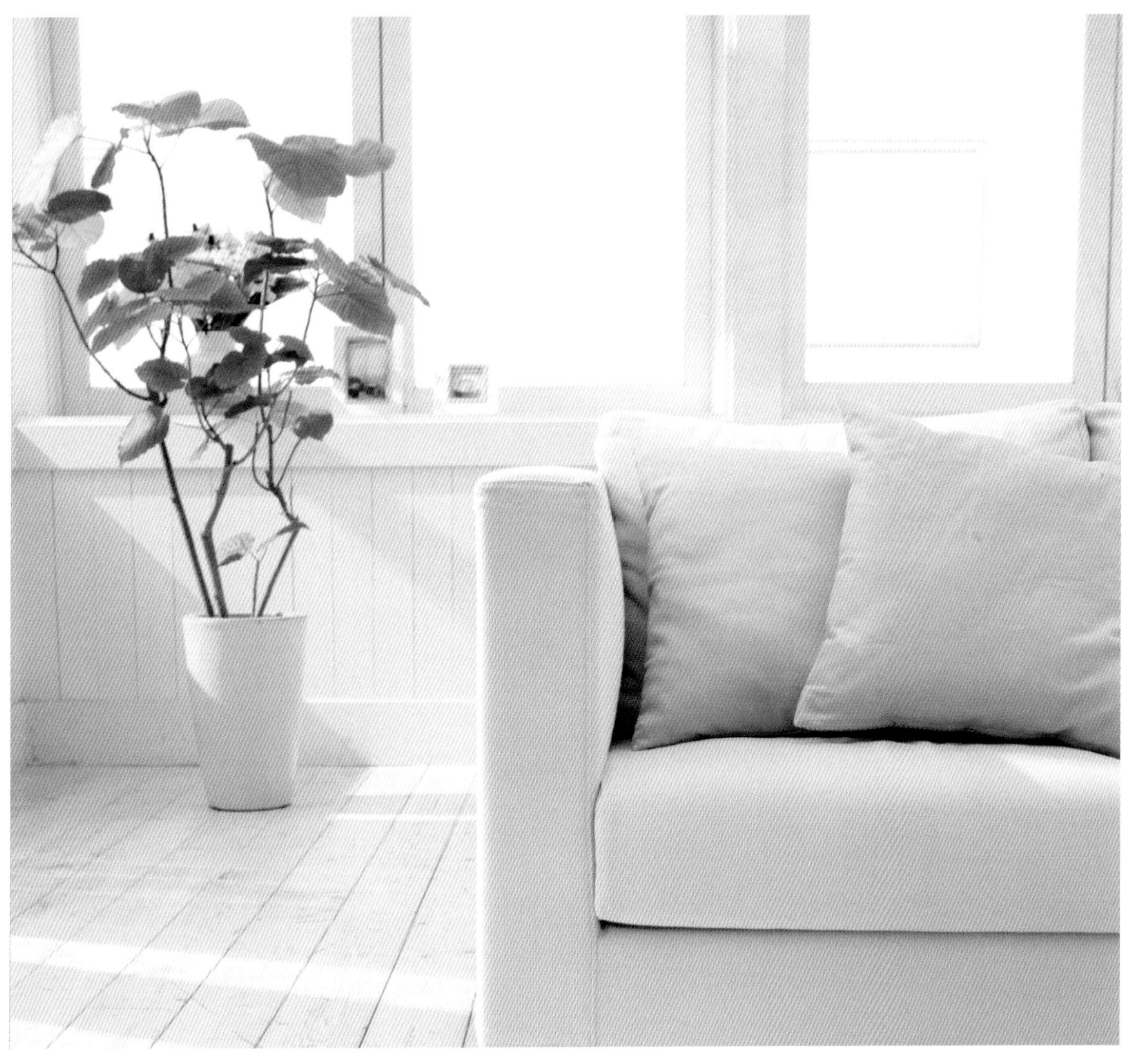

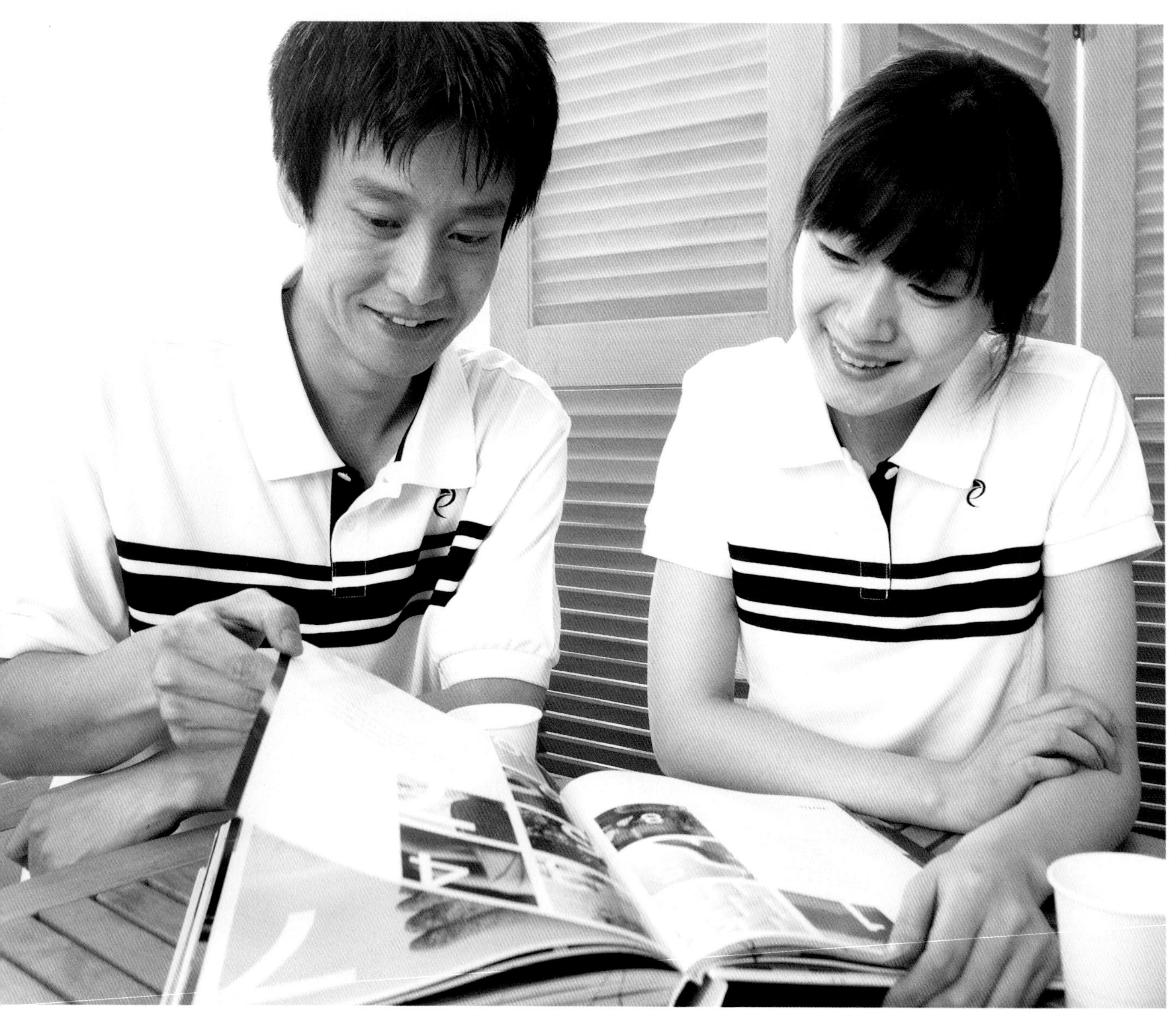

수도 있다.

그러나 일반적인 회사나 학교 스케줄과 맞지 않으면 회사에 늘 지각해 게으른 사람으로 지적당하거나 아침 수업을 빼먹게 되고 심하면 실직을 당하거나 학교를 휴학하기도 한다. 이들은 늦은 시간에 잠들고 늦게 깨는 현상, 즉 수면의 위상이 늦거나 지연된 경우로 지연성 수면위상 증후군이라고 부르며, 다른 말로는 올빼미형이라고도 한다. 이는 청소년이나 대학생등 젊은 사람에게 많다.

세번째 그룹은 초저녁인 저녁 7~8시쯤 잠들고 새벽 3~4시에 깨는 아침형 인간으로 이를 다른 말로는 전진성 수면 위상증후군(advanced sleep phase syndrome)이라고 부른다. 종달새형이라고도 한다. 수면위상이 오히려 정상보다 앞으로 당겨진, 전진(前進)된 그룹이다.

이들은 회사나 학교 스케줄에는 큰 문제가 없을 수 있다. 그러나 남들은 다 자는 새벽에 일찍 깨서 더 자려고 해도 잘 수 없어 괴로워하는 경우도 있고, 가족들과 생활하거나 저녁 약속이나 회식 때 졸려서 참석할 수 없는 문제가 생기는 경우도 종종 있다.

전진성 수면 위상 증후군에 속한 사람들 중에는 초저녁에 잠들어 이른 새벽에 깨는 경우부터 밤 9시쯤 잠들어 새벽 4~5시쯤 깨서 생활에는 큰 문제가 없는 '아침형 인간' 까지 다양하다. 수면 위상의 전진 정도에 따라 일상 생활과 사회생활 장애에는 차이가 있다. 주로 노년기에서 많은 수면 형태이다.
지연성 수면 위상 증후군과 전진성 수면 위상 증후군은 상당한 경우 사회생활에 지장을 주는 수면장애가 될 수 있다. 이런 것들을 총칭해 '일주기 리듬 수면 장애(circadian rhythm sleep disorder)' 라고 부른다.

햇볕쬐기, 멜라토닌 복용으로 수면리듬 조절

만약 지연성 수면 위상 증후군이나 전진성 수면 위상 증후군의 생체시계를 갖고 있다면, 즉 일주기 리듬 수면 장애를 갖고 있다면 사회생활을 어떻게 해 나가야 할까? 생체시계가 이미 정해져 있다면 운명처럼 받아들이고 그대로 살아야 하는 것일까. 다행히도 그렇지 않다.
생체시계를 조절하는데는 두 가지 방법이 있다.
첫째, 위에서 설명한 대로 생체시계를 담당하는 상교차핵은 빛에 의해 조절된다. 24시간보다 약간 긴 주기를 가진 생체시계는 지구의 낮과 밤의 주기에 따라 빛의 영향을 받아 24시간에 맞춰 살아가게 해준다. 따라서 적절한 시기에 빛을 더 쏘이면 생체시계를 원하는 시간으로 앞당기거나 늦출 수 있다. 예를 들어 지연성 수면 위상 증후군을 갖고 있다면 저녁에 밝은 빛에 노출되는 것을 피하고, 이른 아침에 밝은 빛을 쏘이면 수면위상을 앞으로 당길 수 있다. 특히 낮이 긴 여름에 아침에 일어나자마자 약 30분~1시간 동안 햇빛을 쏘이는 일을 반복하면 수면 위상이 점점 전진해 일찍 잠들고 일찍 일어나는 생활습관을 만들 수 있다. 반대로 전진선 수면 위상증후군은 저녁에 좀더 밝은 빛에 노출되도록 하고 되도록 아침에는 빛을 피하는 것이 도움이 된다.
둘째는 멜라토닌 복용이다. 멜라토닌은 우리 체내에서 분비되는 호르몬이지만, 복용할 수 있도록 제품으로 나와 있는 멜라토닌도 있다. 요즘 주변에 보면 외국 여행 때 멜라토닌을 사와 수면제처럼 복용하는 사람들이 있다. 하지만 멜라토닌이 수면제의 역할을 하는 것은 아니다. 오히려 빛을 쏘이는 것처럼 멜라토닌을 언제 복용하느냐에 따라, 그리고 일정 기간 동안 꾸준히 복용할 경우 수면 위상을 전진 또는 지연시킬 수 있다. 주로 초저녁에 복용하면 수면 위상을 전진시킬 수 있고, 아침에 복용하면 수면 위상을 지연시키는 반대 효과를 낼 수 있다.
실제로 많은 수면클리닉에서는 일주기 리듬 수면 장애를 가진 사람들의 치료를 위해 두 가지 방법을 함께 쓰는 경우가 많다. 수면 위상에 따라 적절한 시기에 빛을 쏘이거나 멜라토닌을 복용해야 원하는 방향으로 일주기 리듬을 조절할 수 있다.
적절하지 않은 시기에 빛을 쪼이거나 멜라토닌을 복용하면 오히려 원하지 않는 방향으로 수면 위상이 변하거나 효과가 없을 수 있으므로 수면전문의의 도움을 받는 것이 바람직하다.

건강한 잠 위해서는 생체시계 고정하라

건강한 수면과 적절한 생체시계의 리듬을 유지하려면 생체시계를 최대한 고정하는 것이 중요하다. 본인의 생체시계와 정상 스케줄에 잘 맞는다 하더라도 생체시계는 빛에 따라 영향을 받기 때문에 저녁 늦게까지 밝은 빛을 쪼이거나 컴퓨터 작업이나 게임을 하는 것은 수면 위상을 지연시키게 된다. 또 아침에 일어나 빛을 쏘이지 않고 어둡게 유지하는 경우에도 역시 수면 위상을 지연시키는 결과를 불러온다.
잠자고 일어나는 것을 불규칙하게 하면 생체시계는 혼란을 일으킨다. 따라서 자신의 선천적인 수면-각성스케줄에 따라 일정한 시간에 자고 일정한 시간에 일어나 밝은 빛을 쬐는 것은 머리 속의 생체시계를 일정하게 유지시켜 수면과 각성 스케줄을 일정하게 만들어준다. 자, 이젠 자신의 생체시계에 맞춰 적절한 생활을 계획해보자.

시차증후군과 교대근무

시차적응 빨리 하려면 낮에 햇빛 많이 쬐라

하루 2교대 또는 3교대 근무를 하는 사람은 야간 근무 때는 외부 환경과 역행하여 밤에 일하고 낮에 자야 한다. 주간 근무를 하다가 갑자기 야간 근무를 시작하면 몸이 자고 쉬어야 할 생체시계의 밤에 일해야 하고, 활동하고 깨어있어야 할 시간인 생체시계의 낮에 잠을 자야 하므로 어려가지 어려움을 겪게 된다.

낮에 햇빛 많이 쬐고 활동 많이 해야

미국이나 유럽으로 여행가면 밤에 잠들기 어렵고 자주 깨며 오래 자기 어렵다. 낮에는 매우 피곤하며, 졸리고, 식욕이 감퇴하고, 정신 집중이 안 된다. 이러한 현상을 시차(jet lag) 또는 시차 증후군이라 부른다. 사람의 뇌 시상하부에 생체시계가 있기 때문이다.

국내에 있을 때 생체시계에 각인된 밤과 낮이 외국에 갔을 때 금새 바뀌지 않는다. 일반적으로 1시간의 시차를 적응하려면 하루가 걸린다. 즉, 5시간의 시차를 극복하는 데는 5일의 적응기간이 필요하다.

미국에서 낮 시간일 때 한국 시간에 맞추어져 있는 사람의 뇌와 몸은 밤이므로 밤을 샐 때 느끼는 피곤함, 주간 졸음, 야간 불면증, 집중 장애, 작업능력 저하, 식욕저하, 위장장애, 눈의 피로 등이 나타난다.

시차 증상은 비행 방향에 따라 다르지만 특히 동쪽 비행(한국에서 미국으로)의 경우에는 더 분명하게 나타난다. 하지만 대개 며칠이 지나면 새로운 환경에 맞게 생체시계가 재조정된다. 이 재조정 기간을 짧게 하는 것이 시차를 극복하는 좋은 방법이다. 시차 증후군을 극복하는 방법을 소개한다.

첫째, 자연의 빛을 이용한다.

오전 중에 잠깐 수면을 취한 후 정오에 일어나 오후에는 자연의 빛을 충분히 쬔다.

둘째, 수면제의 도움을 빌린다.

시차 증상이 심하고 현지에서 업무나 생활에 지장을 초래할 경우에는 현지 시각으로 밤 취침 전에 단시간 작용형 수면제를 복용하는 것이 좋다. 밤에 무리하게라도 잠을 자는 것이 현지에서의 수면 리듬의 동조를 앞당긴다.

셋째, 멜라토닌을 사용한다.

최면작용과 신체리듬의 조정 작용도 있어 최근 시차 해소약으로서 주목을 받는 것이 바로 멜라토닌이다. 멜라토닌을 복용하는 시간에 따라 생체시계를 앞당기거나 늦추는 작용이 있다. 저녁부터 밤에 걸쳐 복용하면 빨리 잠자리에 들게 하며, 아침부터 정오에 걸쳐 복용하면 늦게 자게 된다. 이는 빛의 작용과 반대가 된다.

생체시계를 빨리 재조정하기 위하여는 낮에 가급적 햇빛을 많이 쏘이고 활동을 많이 하는 것이다. 햇빛은 생체시계에 가장 큰 영향을 미치는 인자이다. 아침에 해가 뜨면 사람의 눈은 햇빛을 감지하고 곧 생체시계로 전달하는데 햇빛을 받은 생체시계는 송과선(pineal gland)에 신호를 보내서 수면 호르몬인 멜라토닌의 분비를 급속하게 떨어뜨린다. 또한 햇빛이 생체시계에 도달하면 생체시계는 뇌의 각성도를 높이고 신체의 제반 상태를 깨어 있게 만든다.

교대 근무는 생체시계 역행

하루 2교대 또는 3교대 근무를 하는 사람은 야간 근무 때는 외부 환경과 역행하여 밤에 일하고 낮에 자야 한다. 주간 근무를 하다가 갑자기 야간 근무를 시작하면 몸이 자고 쉬어야 할 생체시계의 밤에 일해야 하고, 활동하고 깨어있어야 할 시간인 생체시계의 낮에 잠을 자야 하므로 어려가지 어려움을 겪게 된다. 이를 '교대근무 수면장애(shift-work sleep disorder)' 또는 '일주기 리듬 수면장애(circadian rhythms sleep disorder)' 라고 부른다.

증상으로는 근무 시간에 졸리고, 집중 장애, 두통과 전신 피로감을 느끼며 낮에 퇴근해서 집으로 가도 잠들기가 어렵고, 짜증을 자주 내고 기분이 나빠진다. 일주기 리듬 수면장애가 계속되면 교대 근무자들은 고혈압, 심혈관계 질환, 체중 변화, 위장 질환(소화불량, 위궤양 등), 기억력 감퇴, 감기, 월경 불순 등이 발생할 위험이 높아진다. 또한 일의 생산성이 떨어지고 빠른 결정을 하기 어려워지고 작업 중 사고나 교통사고의 위험이 증가한다. 모든 교대 근무자들이 겪는 어려움 중 하나는 졸음운전인데 호주 수면연구센터의 연구결과를 보면 17시간 동안 잠을 자지 않고 운전하면 혈중 알코올 0.05% 정도로 운전하는 것과 같고, 24시간 동안 잠을 자지 않은 후 운전을 하면 혈중 알코올 0.1%로 운전하는 것과 같았다. 야간 근무자들의 60~70%가 일주기 리듬 수면장애를 겪고 있다는 미국의 보고가 있다.

따라서, 야간 근무를 원활하게 수행하기 위하여는 야간 근무를 시작하기 전에 약 3일 이상에 걸쳐 생체시계를 재조정하여 일주기 리듬을 야간 근무에 맞게 조정하여야 한다. 먼저 취침시간을 단계적(2~3시간씩)으로 뒤로 옮기는데 동시에 늦은 저녁과 밤 시간에 밝은 빛을 쏘이는 것이 좋다.

수면 호르몬인 멜라토닌은 저녁에 해가 지면 상승하기 시작하여 한밤중에 낮 농도의 10~50배 이상으로 증가하였다가 새벽에 해가 뜨면서 급격하게 떨어진다. 멜라토닌은 사람을 자게 하는 역할을 할 뿐만 아니라 일주기 리듬(circadian rhythm)에 영향을 주는 매우 중요한 요소이며 햇빛과 반대 방향으로 일주기 리듬을 조절한다.

예를 들면 늦은 저녁에 햇빛과 같이 매우 밝은 빛을 많이 쏘이면 잠드는 시간이 새벽으로 밀리지만 같은 시각에 멜라토닌을 먹으면 잠드는 시간이 빨라진다. 즉, 일주기 리듬이 햇빛과 반대 방향으로 재조정됨을 의미한다. 반대로 아침 일찍 햇빛을 많이 쬐면 밤에 잠드는 시간이 빨라지나 아침에 멜라토닌을 먹으면 밤에 잠드는 시간이 오히려 늦어진다. 햇빛과 멜라토닌의 이론적인 배경을 잘 이용하면 야간 근무 시 생체시계를 빨리 재조정할 수 있다.

야간 근무자 낮에 잘때 햇빛 차단해야

야간 근무자는 아침에 귀가하여 잠을 자야 하는데 낮에 햇빛과 집 주변의 소음이 숙면을 하는데 큰 방해가 된다. 햇빛은 멜라토닌의 분비를 강력하게 억제하므로 잠을 자기 어렵게 한다. 따라서, 야간 근무 후 낮에 잠을 잘 때는 두꺼운 커튼을 이용하여 햇빛을 철저하게 차단하고 주변이 조용한 곳에서 잠을 자거나 소음 차단용 귀마개를 끼고 자는 것이 좋다. 또한 야간 근무를 하는 기간에도 취침과 기상시간을 일정하게 하고 충분하게 잠을 자는 것이 필요하다. 야간 근무 후의 수면은 밤에 자고 아침에 출근 하듯이 다음 야간 근무를 나가기 전에 잠을 자는 것이 좋다.

야간 근무를 시작할 때 일주기 리듬이 완전하게 변경될 때까지는 잠을 더 많이 자는 것이 좋다. 또한 낮에 외출 시에는 선글라스를 착용하여 밝은 빛을 피하는 것이 좋다. 야간 근무를 하는 작업장이나 사무실은 낮과 같이 매우 밝게 하는 것이 야간 근무를 잘하고 일주기 리듬 수면장애를 극복하는데 도움이 된다. 이렇게 해야 일주기 리듬을 야간 근무에 맞게 잘 유지할 수가 있다.

회사의 고용자는 교대 근무자들의 어려움을 잘 이해하고 이를 최소화하기 위하여 노력하여야 한다. 예를 들면 너무 빠르게 주야 교대를 돌리지 말며, 교대는 가급적 시계 방향으로 돌려야 한다. 즉 낮 근무에서 → 저녁 근무로, 저녁 근무에서 → 야간 근무로 이동해야 한다. 또한 야간 근무에 들어가기 전에는 생체시계를 재조정할 수 있는 며칠 간의 휴일을 주어야 한다.

광(光) 치료란 무엇인가?

빛으로 생체시계 정상화해서 수면장애 치료

광 치료는 자연 광에 해당하는 빛을 내 뿜도록 고안된 장치를 이용하여 우리 몸의 생체시계를 정상화시키는 것을 목적으로 하는 치료이다. 광 치료는 계절성 우울증, 교대근무자, 시차적응 곤란, 수면 위상증후군과 같은 질환에도 응용될 수 있다. 계절성 우울증에서도 광 치료가 효과적일 수 있다.

생체시계 교란되면 불면증, 우울증, 졸림증 등 불러

우리의 몸은 신체 내에서 조절되는 리듬에 따라 움직인다. 잠을 자고 일어나는 것, 몸 안에 호르몬이 분비되는 것, 체온이 변화하는 것 등 우리에게 일어나는 일들은 하루 동안의 리듬에 따라 변화한다.

이러한 리듬을 만들어 내고 조절하는 데 중요한 것 중 하나가 바로 빛이다. 빛은 눈을 통하여 흡수되어 뇌의 시상하부를 자극하고, 이것에 의하여 수면, 감정, 식욕, 체온, 집중력, 에너지 등이 조절되고 변화된다. 따라서, 빛이 밝아지고 어두워지는 것이 적절한 시각과 적절한 양으로 이루어져야 몸에서 일어나는 일들이 조화롭게 조절될 수 있다. 그러나 요즘에는 빛을 자유롭게 조절할 수가 있어서 밤에도 환하게 불을 밝혀놓을 수 있다. 이러한 환경적인 요인으로 인해 빛을 쬐는 시간이나 양이 변하여 체내의 생체시계가 교란되면 불면증, 우울증, 시차적응 곤란, 집중력 저하, 무기력감, 낮 동안의 졸림, 기상 시 어려움 등을 겪게 된다.

광 치료는 자연 광에 해당하는 빛을 내뿜도록 고안된 장치를 이용하여 우리 몸의 생체시계를 정상화시키는 것을 목적으로 하는 치료이다. 광 치료는 계절성 우울증, 교대근무자, 시차적응 곤란, 수면 위상증후군과 같은 질환에도 응용될 수 있다.

예를 들어, 우울증을 겪고 있는 사람들은 늦게 자고 늦게 일어나는 경우(지연성 수면 위상증후군)가 많으며, 어르신들 중에는 일찍 자고 새벽에 일찍 깨는 경우(전진성 수면 위상증후군)가 많다. 지연성 수면 위상증후군에서는 기상 시 광 치료를 하면서 점차적으로 일어나는 시간을 앞으로 당기면, 수면의 위상이 앞으로 당겨져 일찍 자고 일찍 일어날 수 있게 된다.

반대로 전진성 수면 위상증후군에서는 광 치료를 저녁에 하면서 잠 드는 시간을 조금씩 늦추면 너무 일찍 잠들고 너무 일찍 깨는 것을 지연시킬 수 있다. 계절성 우울증에서도 광 치료가 효과적일 수 있다.

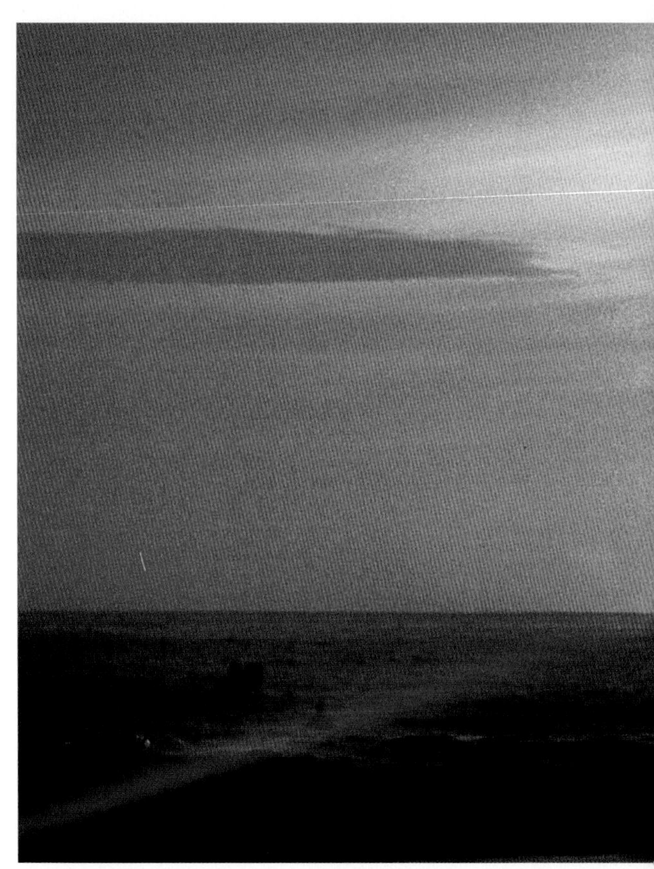

겨울에는 일조량이 다른 계절보다 적기 때문에 그로 인하여 우울증이 생길 수 있다. 이 경우 아침에 기상 시 광 치료를 하면 겨울에도 밝은 빛을 쬘 수 있기 때문에 우울증이 호전되는데 도움이 된다. 그 외에도, 잦은 여행으로 인하여 시차 적응에 곤란을 겪는 경우, 교대근무자, 아침에 일찍 일어나기가 어려운 경우 등에도 광 치료가 효과적이다.

광 치료, 집에서도 가능

광 치료를 하기 위해서는 광 치료기가 필요한데, 시중에서도 쉽게 구입이 가능하다. 기존의 광 치료기는 가시광선의 전 파장을 모두 발산하는 밝은 빛을 내도록 만들어졌는데, 효과는 만족스럽지만 빛이 비교적 세기 때문에 눈이 부실 수 있다. 이러한 단점을 보완하기 위하여 최근에는 푸른 빛만을 낼 수 있도록 고안된 장치도 판매되고 있다. 가시광선의 파장 중 푸른 빛을 내는 특정 파장(446~474nm) 대의 빛이 가장 효과적인 점을 응용한 것이다. 아침에 일찍 일어나기 어려운 환자의 경우, 일출 가상 장치가 도움이 될 수도 있다. 이는, 아침에 새벽이 밝아오듯 자연스럽게 빛을 서서히 내는 장치이다. 저녁에 잠이 들기 전에 시간을 맞춰 놓으면 특정 시간에 서서히 빛을 내기 시작하는데, 자연스럽고 편안하게 잠이 깰 수 있게 도와준다.

현대 사회에서는 모두가 바쁘게 일하고, 잠을 적게 자고, 밤 늦게까지 사람들과 어울릴 수가 있다. 그러나 이러한 환경적인 변화가 어떤 사람들에게는 체내의 리듬의 변화를 일으키는 요인이 될 수가 있다. 빛은 우리의 몸을 리듬을 조절해 주는 중요한 존재다. 빛을 적절하게 사용하면 우리의 몸도 더 건강하고 편안해 질 수 있을 것이다.

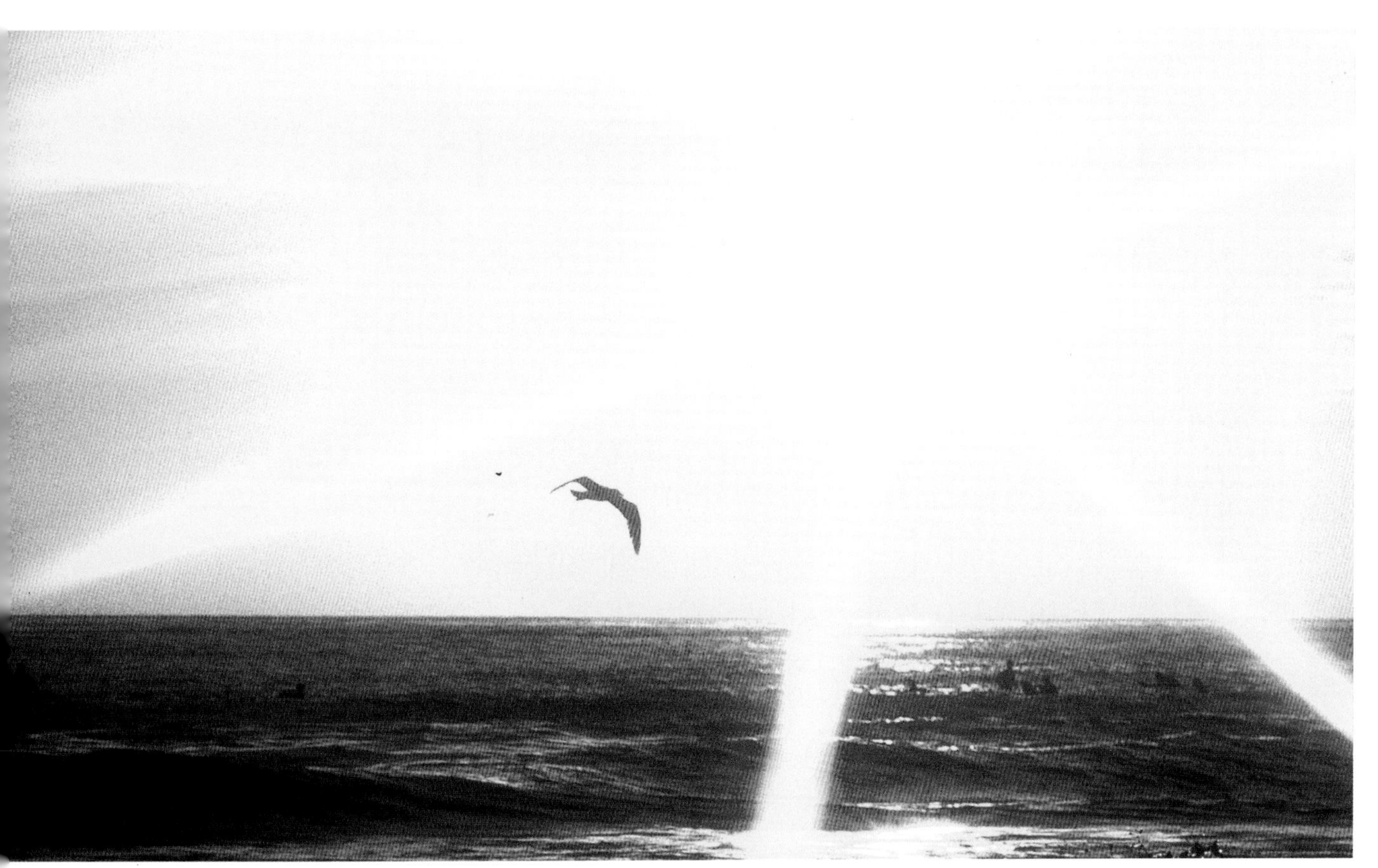

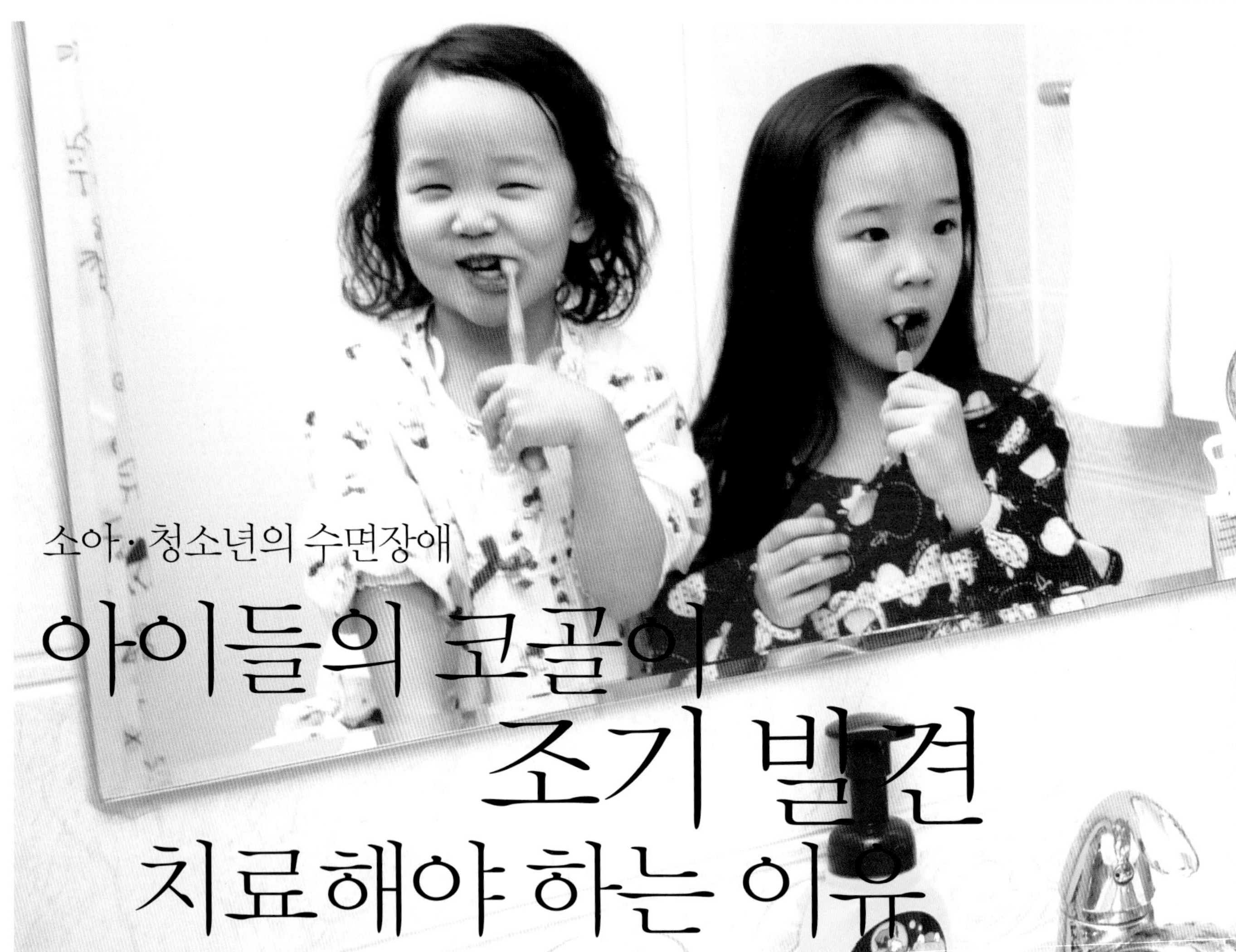

소아·청소년의 수면장애

아이들의 코골이 조기 발견 치료해야 하는 이유

1 잠 충분히 자지 않으면 성장에 영향 줄 수 있어
2 어린이 수면 무호흡증, 적절한 시기에 정확한 진단이 중요
3 코골이가 성장·학습·행동장애 등 불러
4 편도·아데노이드 수술하면 어린이 코골이 좋아져
5 쉽게 짜증 내는 아이, 잠 잘 때를 살펴보라
6 늦게 자고 늦게 일어나는 것은 생체시계 때문
7 이 심하게 갈면 수면다원검사 받아보라
8 잠잘 때 스프린트 장착해 이갈이 치료

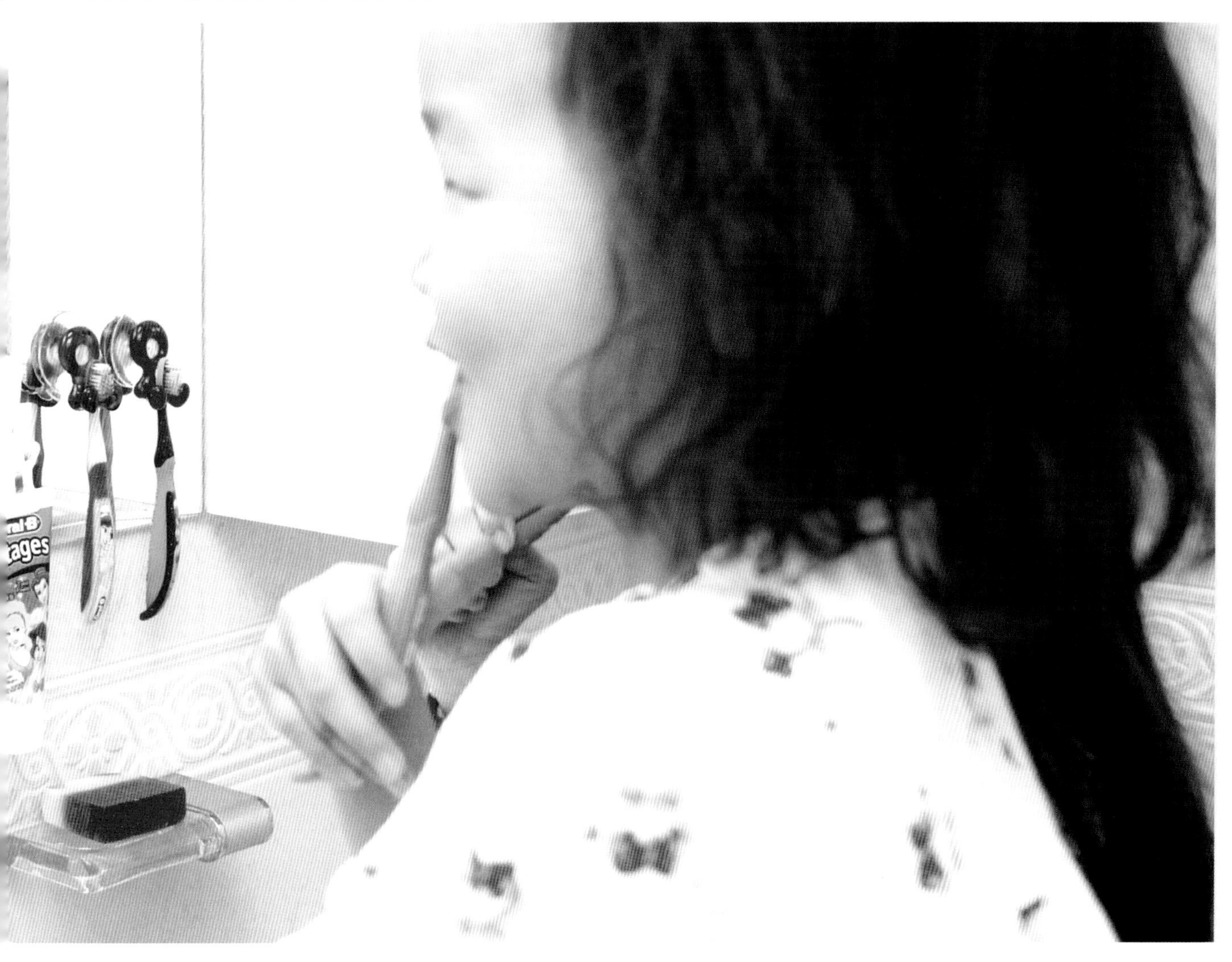

아이들 성장에 필요한 각종 호르몬은 잠잘때 주로 분비된다.
따라서 제때 충분히 자지 않으면 키와 몸무게가 잘 자라지 않을 수도 있다.
아이들의 코골이도 조기발견해 치료해줘야 성장·학습장애 등을 예방할 수 있다.

집필진 : 구수권 부산성모병원 이비인후과 교수 **김성택** 연세대치과병원 구강내과 교수 **김효열** 삼성서울병원 이비인후과 교수
성향숙 미국 스탠포드수면센터 정신과 교수 **이승훈** 고려대안산병원 이비인후과 교수 **정규인** 성바오로병원 정신과 교수

잠과 어린이

잠 충분히 자지 않으면 성장에 영향 줄 수 있어

인간은 나이가 들어가면서 기본 욕구의 성향이 변한다. 식욕과 성욕에 대한 태도 및 그 정도가 연령에 따라 다르듯이 수면 또한 연령에 따라 양적, 질적인 면에서 차이를 보이게 된다. 이러한 차이는 연령 증가에 따른 생물학적 변화뿐만 아니라 생체주기를 맞춰야 하는 환경적, 문화적 차이에서 비롯된다. 각 연령대에 따른 수면 양상을 이해하고 이에 맞는 올바른 수면 습관을 갖는 것이 건강을 유지하고 삶의 질을 높이는데 매우 중요하다.

아이들은 사춘기에 들어서면서 성장호르몬, 성호르몬 분비가 증가하는데 이들 모두 수면과 밀접한 관계가 있다. 성장호르몬은 80%가 수면 중에 분비되는데, 특히 깊은 수면에 대부분 분비된다. 성호르몬도 대부분 수면 중에 생산되고 분비된다.

아이들은 '꿈나무'

잠은 테어니기 진 임마 뱃속에서부터 시작된다. 임신 32주 때 이미 태아가 잠자는 것이 감지된다. 수면시간은 태아의 경우 16~20시간, 유아는 하루 16~18시간 정도이며, 첫돌이 지나면 14~15시간, 두 돌이 지나면 12시간, 만 2~5세가 되면 10시간쯤 된다. 성장할수록 수면 시간이 점점 줄어드는 것을 알 수 있다. 초기 신생아의 수면 주기를 보면 잠과 깨어 있는 상태가 24시간 혼재돼 있다. 즉 밤낮 구별 없이 짧게 자고 깨고 한다. 점점 시간이 지날수록 자고 깨는 시간이 길어지는데 생후 40주가 지나면 밤에 자고 아침에 깨는 수면 주기가 어느 정도 자리 잡는다. 밤에는 어둡고 낮에는 밝은 환경을 제공해주는 것이 영아의 수면 주기를 갖는데 도움이 될 수 있다.

아이들은 꿈을 먹고 자란다는 말이 있다(물론 여기서 말하는 꿈이란 좀 다른 의미겠지만). 성인에 비해서 잠을 더 많이 자고 또한 꿈도 더 많이 꾸는 것이 아이들의 수면 특징이라고 할 수 있다.

일부 학자들은 태아도 꿈을 꾼다고 주장한다. 실제로 태아나 신생아의 경우 전체 수면량 중에서 꿈과 밀접하게 관련돼 있는 렘(REM)수면의 비율이 성인에 비해서 현저히 높은 것으로 알려져 있다. 참고로 수면 단계는 수면 뇌파의 성격에 따라 렘수면과 비(非) 렘수면으로 구분되며 수면 주기는 렘수면과 비렘수면이 연속적으로 일어난다. 비 렘수면은 수면의 깊이에 따라 4단계로 나뉜다.

대부분 아이들은 깊은 잠을 잔다. 반면 잠자리에서 쉽게 잠이 들지 않는 경향도 아이들 수면의 특징이다. 아이들이 이유 없이 고집을 부리면서 자지 않으려고 하는 태도를 보이는 경우가 많다. 또한 잠자리의 환경이 수면에 영향을 줄 수 있다.

많은 부모들은 아이들이 불을 켜놓고 자려고 하는 것을 흔히 관찰할 수 있는데 이는 대부분 어둠에 대한 두려움 때문일 것이다. 그러나 빛의 자극은 생체 내 수면제인 멜라토닌 분비를 억제하여 정상적인 수면을 저해한다. 아이들을 안심시키고 단계적으로 빛을 어둡게 하여 어둠에 적응하는 환경적 배려가 효과적이다.

올빼미 청소년

아이들은 사춘기에 들어서면서 성장호르몬, 성호르몬 분비가 증가하는데 이들 모두 수면과 밀접한 관계가 있다. 성장호르몬은 80%가 수면 중에 분비되는데, 특히 깊은 수면(앞서 말한 바와 같이 비 렘수면

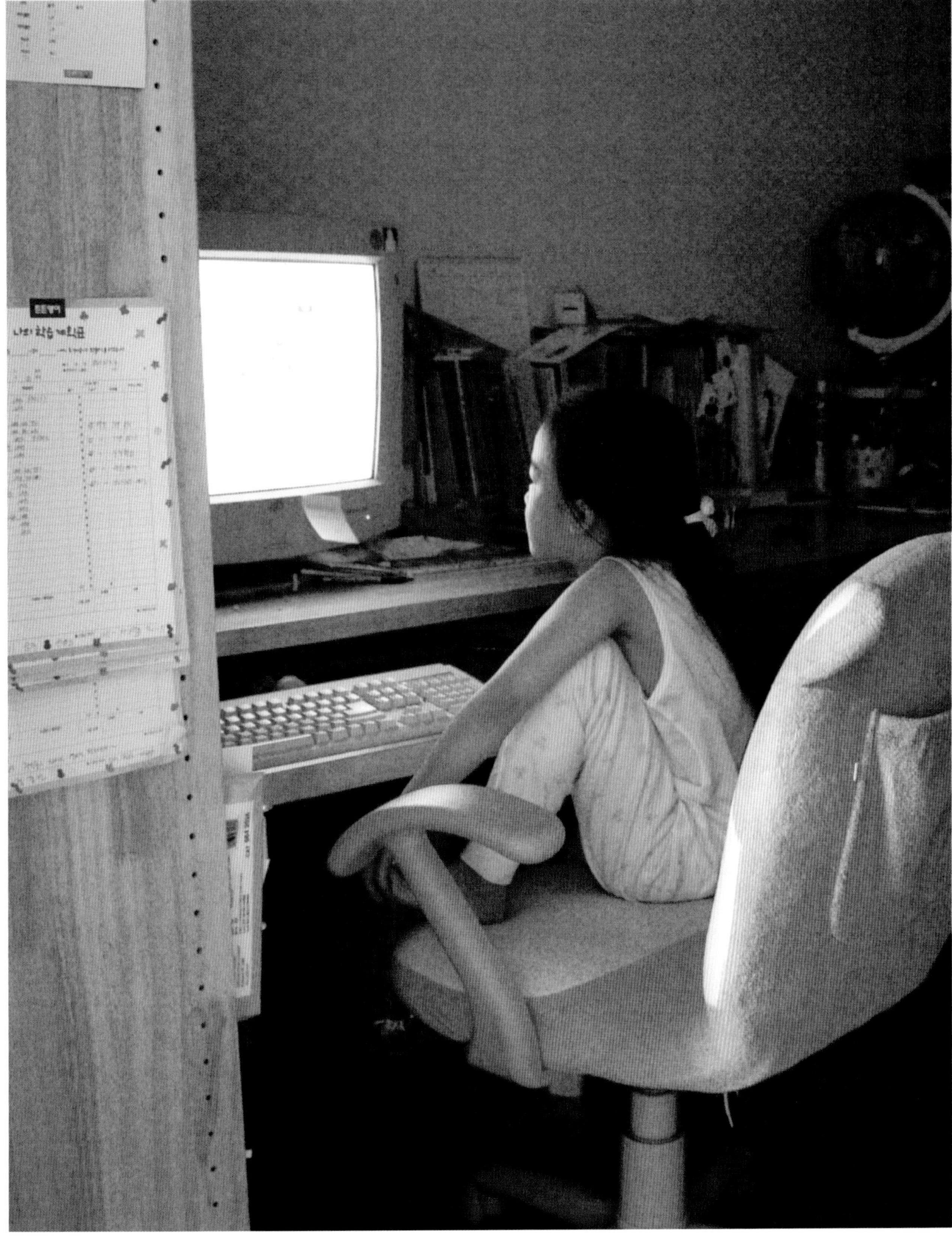
나의 학습 계획표

단계가 높을수록 수면이 깊어진다)에 대부분 분비된다. 성호르몬도 대부분 수면 중에 생산되고 분비된다. 깊은 수면은 밤 10시부터 새벽 2시까지 많이 나타나기 때문에 정상적인 발육 상태를 유지하려면 이 시간대에 충분한 수면이 이루어져야 한다.

그러나 실제로 중·고등학교 연령 청소년들의 일반적인 수면 양상은 과도한 학습량이나 인터넷 게임 등으로 인하여 늦게 잠자리에 드는 경향을 보인다. 이렇게 수면 주기가 늦어지면 성장호르몬 분비가 충분하지 못하여 성장이 저해될 수 있다.

또 하나 야기되는 문제는 비록 늦게 잠자리에 든다고 해도 등교 시간에 맞춰서 일어나야 하기 때문에 절대 수면량이 줄어들게 된다는 점이다. 15세 전후의 청소년에 필요한 수면량은 10시간 정도이다. 청소년기 때의 수면량 감소는 학습능력을 저하시키고, 교통사고, 약물남용, 폭력성과 공격성, 만성 수면장애를 증가시키는 것으로 알려져 있다. 최근 학부모들의 과도한 자녀 교육열로 인하여 이러한 수면 양상이 초등학교 연령의 아이들에도 나타나고 있는데 연령이 낮을수록 더 심각한 부정적인 영향을 받을 수 있다. 편도나 아데노이드가 비후돼 수면 무호흡 증상을 동반하는 아이들의 경우 야간 수면량이 줄어들게 되는데 그 결과 집중력이 부족하고 부산한 행동을 보여 주의력 결핍 과잉행동장애로 진단받는 경우가 종종 있다. 아이들이 이런 증상을 보일 때 이들의 수면 양상을 체크해야 할 것이다.

잠을 충분히 잔다면 맑은 정신으로 집중력이 향상돼 공부의 효율을 높일 수 있다. 또한 잠은 깨어있을 때 공부했던 내용을 정리하고 필요한 부분을 기억장소에 저장하는 기능을 갖고 있다. 따라서 충분하게 잠

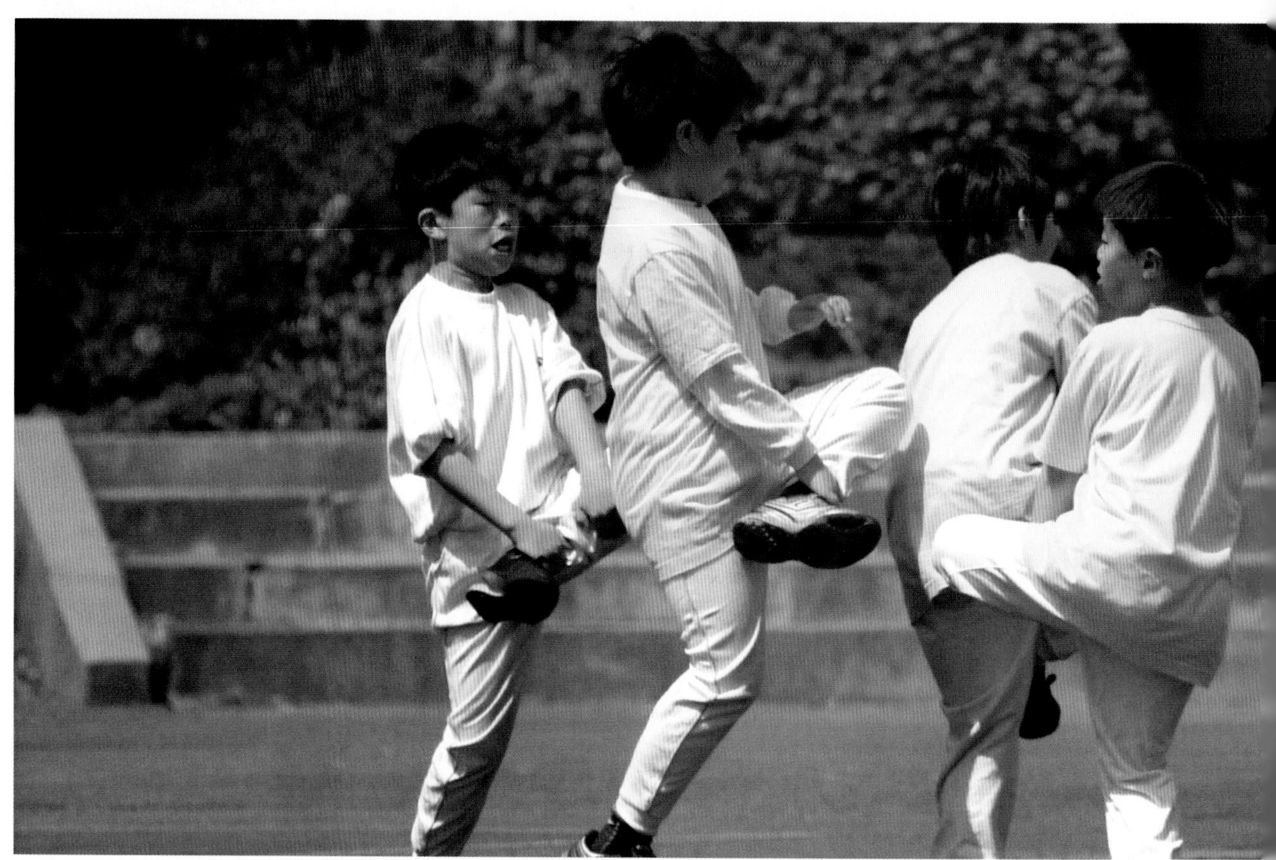

을 자는 것이 키도 크고 공부를 잘할 수 있는 비결이라고 할 수 있다. 최근 일부 학자들은 아동기나 청소년기의 부족한 수면이 비만의 위험을 높일 뿐만 아니라 훗날 성인기에 당뇨병 발생 가능성을 증가시킬 수 있다고 경고하고 있다.

나이 들면 수면 요구량이 준다?

청소년기까지 10시간 정도 유지되던 수면 량은 이후 점차로 줄어들어 일반 성인의 경우 하루 7~8시간 정도 잠을 잔다. 60세 이후에도 수면량은 감소해 하루 6.5시간 잠을 자는 것으로 보고되고 있다. 그러나 노년기의 수면량 감소가 수면요구량의 감소를 의미하는지는 의견이 분분하다. 일부 연구에서는 건강한 노인을 대상으로 하여 수면량을 조사한 결과 중년과 같이 7시간 이상 수면을 취하는 것으로 나타났으며 이는 노년기 때 수면 요구량이 감소하는 것이 아니고 수면을 취할 수 있는 능력이 감소함을 의미한다고 주장하기도 한다.

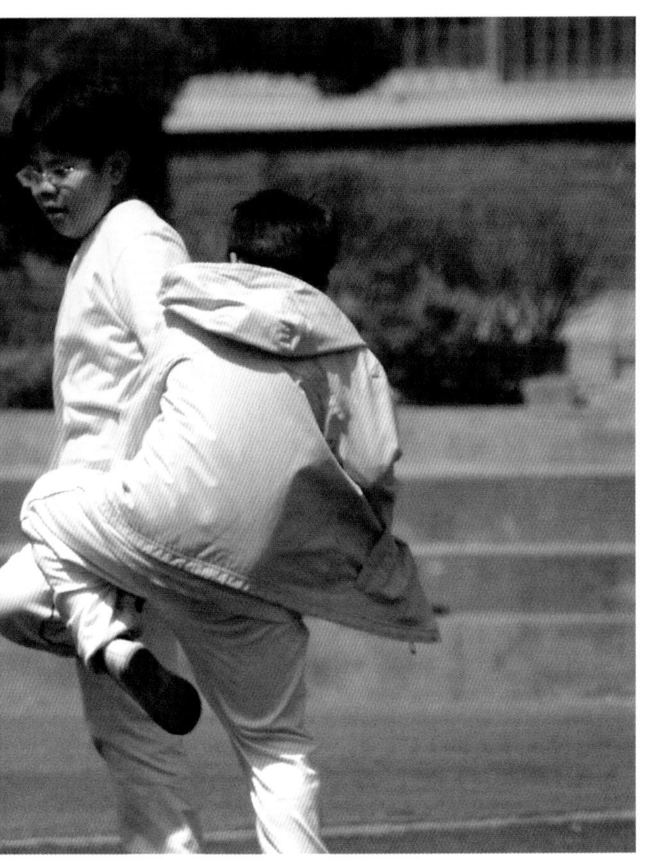

노년기에는 잠이 쉽게 들지 않고 깊게 자지 못하고 중간 중간에 자주 깨게 되어 지속적인 수면을 이루지 못한다. 특히 3초 이내로 깨어났다가 다시 잠들게 되는 미세 각성이 노년기에는 하룻밤에 수백 번쯤 빈번하게 발생하기도 하는데 이런 경우 본인은 이를 의식하지 못하고 지속적으로 잤다고 생각한다. 그러나 실제로는 야간에 깊은 잠을 자지 못하게 되어 주간에 졸림이 심하고 낮잠으로 보충하게 된다.

노년기 수면의 또 다른 특징은 일찍 자고 일찍 일어나는 수면주기를 보인다는 점이다. 이는 수면주기에 관여하는 멜라토닌 시스템의 변화로 설명되고 있는데, 연령이 증가할수록 멜라토닌 생성이 감소하며 분비 시간대도 빨라지는 것으로 알려져 있다. 아울러 멜라토닌 시스템에 중요한 영향을 미치는 빛에 대한 감수성이 노년기에 떨어지는 점도 중요한 요인이 될 수 있다. 연령이 증가할수록 내·외과적 신체질환, 정신질환의 빈도와 복용 약물의 양이 증가하고, 이에 따른 불면증은 노년기에 흔히 나타나는 수면 장애이다.

또한 수면 중 호흡이 자주 멎는 수면 무호흡증, 다리에 불쾌한 이상 감각을 유발하는 하지불안증후군, 하지에 경련을 유발하는 주기성 사지운동병 등의 수면 관련 장애의 빈도도 노년기에 많이 증가, 정상적인 수면 유지를 저해한다. 따라서 이러한 원인들을 정확히 진단하고 적절하게 치료해야 노년기 수면의 양과 질을 높일 수 있다. 아울러 자신에게 맞는 운동, 특히 유연성이나 근력을 높이는 운동을 규칙적으로 하고 단백질이나 비타민, 무기질 등이 부족하지 않게 균형 잡힌 식사를 유지하는 것도 노년기의 건강한 수면에 도움이 된다.

코고는 우리 아이 어떻게 해야 하나?

어린이 수면 무호흡증, 적절한 시기에 정확한 진단이 중요

어린이가 폐쇄성 수면 무호흡증후군이 있으면 성장 장애가 발생할 수 있으므로 신체검사에서 키와 몸무게를 반드시 확인해야 한다. 두개 안면기형이 있는 어린이는 전체적인 얼굴 형태, 턱과 혀의 크기와 위치 등을 확인해야 하고 뇌성마비나 근위축증과 같은 신경운동 질환을 가진 어린이는 인두와 후두의 긴장도에 대한 평가가 필요하다.

어린이들이 코를 골면 부모는 걱정이다. 어린이가 반복적으로 코를 골거나 수면 중에 심한 무호흡이 나타나는 폐쇄성 수면 무호흡증후군이 있으면 어른과 마찬가지로 다양한 합병증이 발생할 수 있다. 따라서 어린이 코골이와 수면 무호흡증도 적절한 시기에 정확히 진단하는 것이 매우 중요하다.

일반적으로 소아의 폐쇄성 수면 무호흡증후군은 병력과 신체검사를 통하여 1차적으로 의심해볼 수 있고, 다양한 검사를 통해 확진한다.

미국 소아과협회(American Academy of Pediatrics)는 어린이 건강 유지의 하나로 코골이가 있는 경우 원인에 대한 선별 검사를 하도록 권장한다. 아울러 만약 코골이가 있고 폐쇄성 수면 무호흡이 의심되는 증상이 있거나 신체검사에서 이를 시사하는 소견이 있으면 진단적 선별검사를 권한다.

그러나 이러한 진단적 선별 검사들은 질환의 심한 정도에 대한 평가가 힘들고 검사 결과가 음성으로 나와도 실제 수면 무호흡이 있는 경우가 많아 확실한 진단을 하는 데는 어려움이 있다. 따라서 단순 코골이와 폐쇄성 수면 무호흡증후군을 정확하게 감별하기 위해서는 수면다원검사를 받아봐야 한다.

특히 다음과 증상이 있는 경우에는 적절한 진단 방법을 통하여 치료여부를 결정해야 한다.

-호흡곤란이 있거나, 음식을 잘 삼키지 못하는 경우
-코골이가 심하거나, 수면 무호흡 증상이 있는 경우
-낮에 무기력하거나, 졸음이 많아 일상생활이나 학업에 지장을 주는 경우
-집중력이 떨어지며 매우 산만한 경우
-숨소리가 거칠면서 입으로 숨쉬는 경우
-또래의 아동에 비하여 몸이 작거나 야뇨증이 지속되는 경우

이런 증상이 있다면 정확한 상태를 확인하기 위하여 전문의와 상담이 필요하다. 이럴 때 이비인후과에서는 다음과 같은 검사들을 시행한다.

· 병력청취 – 코골이와 연관된 증상과 상태 확인
· 구강과 비인강 내시경 검사 – 코안 점막의 상태와 편도 및 아데노이드 크기 확인
· 부비동 방사선 촬영 – 축농증 유무, 아데노이드 증식증 여부 확인
· 알레르기 원인항원 검사 – 알레르기 비염 여부 확인
· 코골이와 수면 무호흡에 대한 선별검사 – 수면상태에 대한 오디오나 비디오 녹화, 수면 중 혈중 산소농도 측정 등
· 야간 수면다원검사 – 코골이, 혈중 산소포화 농도, 수면 무호흡, 수면 중 각성, 수면 양상에 대한 평가

코골이를 하는 어린이는 어떤 증상이 있나?

폐쇄성 수면 무호흡증후군이 있는 어린이는 코골이와 잠잘 때 숨 쉬는 것을 힘들어 하거나 심하게 뒤척이는 증상을 보일 수 있다. 심하면 수면 중에 목을 뒤로 젖히거나 앉은 자세로 자는 등의 특이한 수면 자

세를 보이기도 한다.

또 숨을 들이쉴 때 흉곽이 안으로 움직이는 '역설적인 호흡(paradoxical breathing)' 이 발생할 수도 있다. 역설적인 호흡은 영·유아들의 경우 수면 중에 정상적으로도 일어날 수 있지만 3세 이후 소아에서는 드물다. 따라서 어린이들에게 역설적인 호흡이 관찰되면 대부분 상기도 폐쇄가 원인일 가능성이 높다.

폐쇄성 수면 무호흡증후군과 관련된 주된 증상은 구강 호흡, 코막힘, 과소비음(hyponasal speech) 등이 있다. 하지만 성인들에게 자주 나타나는 과도한 주간 졸림이 소아들에게는 잘 나타나지 않는다.

어린이들에 대한 여러 연구를 살펴보면 코골이 소리의 크기와 폐쇄성 수면 무호흡증후군의 심한 정도는 반드시 비례하지 않는다. 또 이런 증상이 주로 꿈을 꾸는 수면단계인 렘(REM)수면이 주로 나타나는 새벽에 많이 발생하고, 호흡 장애의 양상도 지속적인 부분적 상기도 폐쇄를 특징으로 하는 폐쇄성 저환기증의 형태로 나타나는 경우가 많기 때문에 폐쇄성 수면 무호흡증후군과 단순 코골이를 임상적인 병력만으로 감별하는 것은 쉽지 않다.

코골이 어린이는 성장장애 여부 세심히 체크해야

어린이가 폐쇄성 수면 무호흡증후군이 있으면 성장장애가 발생할 수 있으므로 신체검사에서 키와 몸무게를 반드시 확인해야 한다. 상기도가 막힌 상태를 확인하기 위해서는 내시경을 이용해 코안에서 목안까지 살펴본다. 코안에 대한 검사는 코 칸막이 뼈가 휘어 있거나 코 안의 점막이 부은 정도, 아데노이드의 크기와 물혹 등이 코 안에 있는지를 확인한다. 또 목안은 편도 크기와 대칭성, 인두 면적, 목젖의 모양과 크기, 혀 크기 등을 확인한다.

두개 안면기형이 있는 어린이는 전체적인 얼굴 형태, 턱과 혀의 크기와 위치 등을 확인해야 하고 뇌성마비나 근위축증과 같은 신경운동 질환을 가진 어린이는 인두와 후두의 긴장도에 대한 평가가 필요하다.

수면과 관련된 호흡장애가 천명이나 애성과 같은 증상과 동반되어 있을 때는 굴곡성 또는 강직 내시경을 통하여 후두 및 기관에 대한 검사를 시행해야 한다. 코 막힘의 원인에 대한 감별을 위해서는 아데노이드 비대와 부비동염이 있는 지를 확인하는 부비동 방사선 촬영을 시행한다. 알레르기 비염은 피부 반

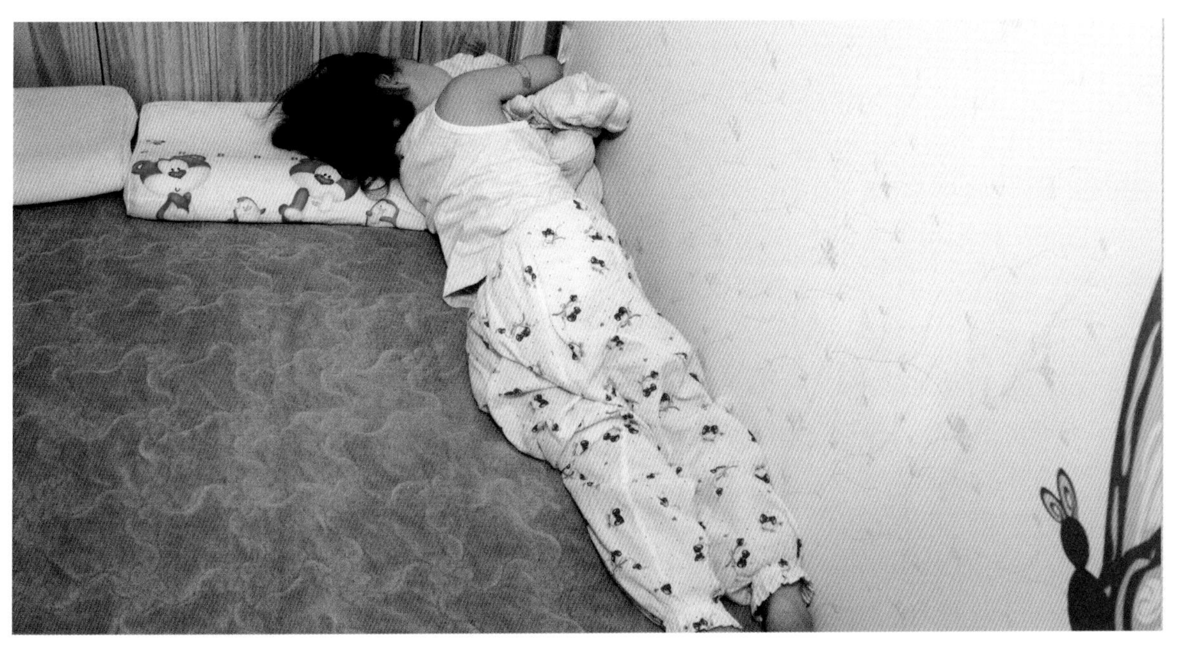

응 검사나 혈액을 통하여 원인 항원을 확인하는 검사로 진단한다.

코골이와 무호흡 정도를 간단히 확인할 수 없나?

그밖에 수면 중 음성녹음(audiotaping)이나 비디오 녹화(videotaping), 수면 중 혈중 산소농도 측정(pulse oxymetry), 주간 또는 환자의 집에서 시행하는 수면다원검사 등과 같은 변형된 형태의 수면다원검사(abbreviated polysomnography) 등을 이용해서 어린이의 폐쇄성 수면 무호흡증후군을 진단할 수 있다.

그러나 이런 검사법들은 제한된 부분의 수면상태만을 반영하기 때문에 검사 결과가 양성이 나온다면 수면 무호흡을 진단하는데 신뢰할 수 있는 결과를 제공할 수 있으나, 음성으로 나오는 경우에도 실제로는 수면 무호흡이 있을 가능성이 높다는 것이 문제점이다.

이 때문에 코골이와 수면 무호흡에 대한 선별 검사법은 수면다원검사가 현실적으로 시행되기 어려운 상황에만 제한적으로 시행되고 있다. 선별 검사 결과가 음성으로 나왔지만 임상적으로 폐쇄성 수면 무호흡증후군일 가능성이 높은 경우에는 야간 수면다원검사를 권장한다.

어린이의 폐쇄성 수면 무호흡증후군의 확진은?

병력 청취나 신체검사만으로는 어린이의 폐쇄성 수면 무호흡증후군 진단이 어려우므로 확진을 위해서는 수면다원검사를 시행할 수 있다.

그러나 편도나 아데노이드 비대가 원인인 경우가 많으므로 폐쇄성 수면 무호흡을 감별하기 위해 모든 환자에게 수면다원검사를 시행하는 것은 바람직하지 않으며, 비현실적이다. 실제로 미국에서도 편도와 아데노이드 제거 수술 전 약 10%만 이 검사를 시행한다. 어린이가 수면다원검사를 받아야 할 경우는 단순

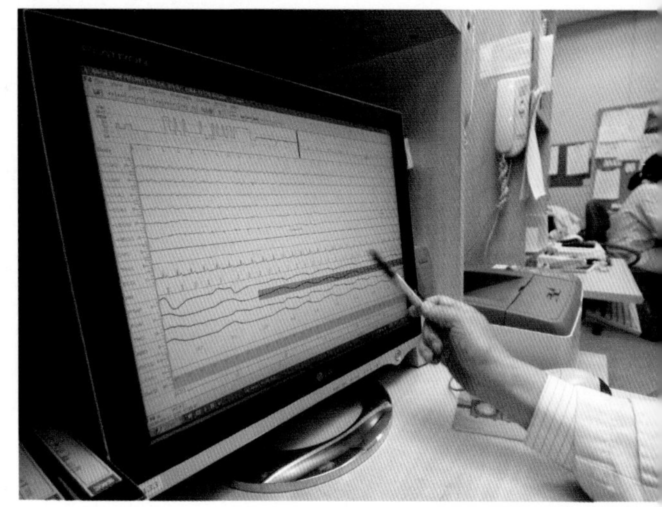

코골이와 폐쇄성 수면 무호흡증후군을 감별해야 할 필요가 있을 때이다. 또 폐쇄성 수면 무호흡증후군이 있는 경우에는 얼마나 심한 지를 평가하기 위해서 실시한다.

특히 나이가 3세 이하이거나 다운증후군, 악안면 기형, 심각한 비만 등이 있어 편도와 아데노이드 절제술 직후 기도 폐쇄와 같은 합병증이 발생할 가능성이 높고 수술 후에도 증상의 완전한 회복되기 힘들 것으로 판단될 때에도 수술 전에 수면다원검사를 하도록 권장한다.

그 밖에 수면장애를 일으키는 주기성 하지운동증후군 등 다른 질환을 확인하기 위해서 수면다원검사를 하는 경우도 있다.

수술을 한 뒤에 수면다원검사를 하는 경우도 있다. 수술 후에도 코골이가 지속되거나 수면과 관련된 다른 상기도 폐쇄 증상이 있을 경우, 폐성심이나 성장 장애와 같은 현저한 합병증이 있는 경우 등이다. 또한 초기 수면다원검사에서 심한 폐쇄성 수면 무호흡증후군이 있거나 1세 이하 어린 아기들이 수술을 받은 뒤 수면 중 호흡 장애가 호전됐는지를 확인하기 위해서도 수면다원검사를 한다. 일반적으로 수술 부위의 부기가 가라앉는 수술 8주 이후에 검사한다.

어린이 코골이의 다양한 합병증

코골이가 성장·학습·행동장애 등 불러

어린이의 코골이와 수면 중 발생하는 무호흡증은 원인, 증상, 진단, 치료와 예후 등이 어른과는 무척 다르다. 어린이 코골이는 어른의 코골이와는 별개의 질환으로 생각된다.

소아는 약 10%가 습관적인 코골이를 보이는 것으로 보고돼 있다. 수면 무호흡증은 보고자마다 약간 차이가 있으나, 약 2%로 알려져 있다.

코골이나 수면 무호흡증은 2~5세 사이의 어린이들에게 흔한데, 바로 이 연령대가 편도 비대증이 많은 연령대이다. 사춘기 이전에는 남자 어린이와 여자 어린이의 빈도는 같지만 사춘기 이후에는 어른과 마찬가지로 남자 어린이들에게 더 많이 나타난다.

원인은 편도와 구개 편도(아데노이드)의 비대가 가장 흔하며, 그밖에 신경학적 문제가 원인이 되기도 한다. 성인들에게 비만이 코골이의 중요한 원인이라는 것은 잘 알려진 사실이다. 소아들도 수면 무호흡증 환자가 모두 비만하지는 않지만, 비만은 중요한 원인이며 비만 정도가 심할수록 증상도 더 심하다.

특히 5~12세 사이의 소아들은 체중이 급격하게 증가하는데 이런 성장기의 특징은 수면 무호흡증이 나타나는 데 영향을 준다. 따라서 체중조절은 어른들과 마찬가지로 어린이들에게도 코골이나 수면 무호흡증의 증상 조절에 매우 중요하다.

코골이나 수면 무호흡증이 있으면 잠자는 동안 자신도 모르는 사이에 기도(氣道)를 확보하기 위해 특이한 수면 자세를 취한다. 갑자기 일어나 울거나, 질식, 신음소리 등을 내는 이유도 깊고 편안한 잠을 자지 못하기 때문이다. 이 같은 수면 생리 변화는 성장이나 행동, 학습 등에 심각한 장애를 초래할 수 있다.

코골이나 수면 무호흡증이 심한 어린이들은 다양한 임상 증상을 보인다.

먼저 수면 중 자주 잠을 깨기 때문에 수면을 지속적으로 유지할 수 없다. 코골이나 수면 무호흡증이 있으면 잠자는 동안 자신도 모르는 사이에 기도(氣道)를 확보하기 위해 특이한 수면 자세를 취한다. 갑자기 일어나 울거나, 질식, 신음소리 등을 내는 이유도 깊고 편안한 잠을 자지 못하기 때문이다. 이 같은 수면 생리 변화는 성장이나 행동, 학습 등에 심각한 장애를 초래할 수 있다.

성장 장애는 수면 무호흡증이 심한 어린이들에게 흔히 볼 수 있다. 대부분의 수면 무호흡증 어린이들은 편도 비대가 있다. 편도가 비대해져 잘 먹지 못하는 것이 성장 장애의 원인이라는 주장도 있으나 논란의 여지가 많다.

수면 중 과도한 에너지 소모로 성장 부진 초래

가장 중요한 원인은 성장호르몬의 분비 장애이다. 연구에 따르면 성장호르몬은 잠들기 시작한 뒤 1시간 30분~2시간 사이에 가장 활발하게 분비되는데, 수면 무호흡증 어린이들은 잠을 충분히 이루지 못해 성장 호르몬 분비에 이상이 생긴다.

성장 장애를 일으키는 또 다른 원인은 정상 어린이들에 비해 수면 중 에너지 소모가 너무 과도한 것이다. 수면 무호흡이 없는 어린이들은 잠잘 때 호흡하는 데 필요한 근육에 사용하는 산소의 양이 1~2%에 불과하다. 하지만 수면 무호흡증 어린이들은 무호흡에 따른 호흡 장애를 극복하기 위해 호흡 근육이나 부호흡근육을 사용하느라 에너지를 많이 사용한다. 특히 숨을 들이쉴 때 흉곽의 운동이 비정상적으로 이뤄지는 것도 산소 소모량을 증가시킨다.

한마디로 수면 무호흡증 어린이는 그렇지 않은 어린

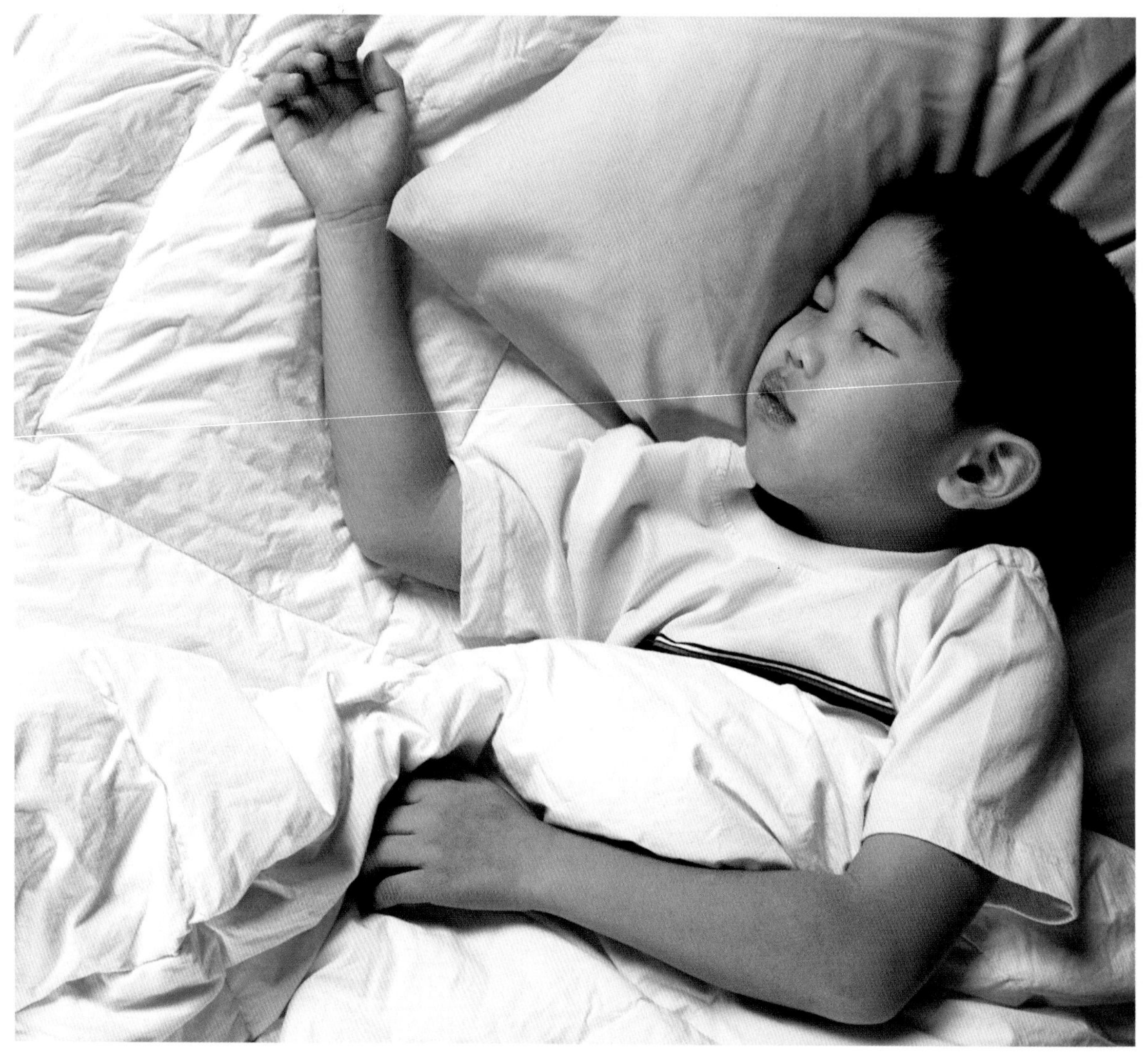

이들에 비해 수면 중에 훨씬 많은 칼로리를 소모하며 이로 인해 성장에도 장애를 겪는다. 이는 성장기 어린이들에게는 아주 심각한 것으로 보호자가 주의 깊게 지켜봐야 한다.

집중력 장애, 소심증 , 야뇨증 등도 수면장애와 연관

코골이나 수면 무호흡증 어린이들에게 나타나는 또 다른 합병증은 집중력 장애, 기억 또는 학습장애, 공격 성향이나 소심증, 행동과다를 포함한 다양한 형태의 행동장애 등이 있다.

수면과 관련된 소아의 다양한 행동양식과 감정적인 문제는 앞서 언급한 성장 장애와 마찬가지로 치료자뿐 아니라 보호자, 특히 어린이들의 교육을 맡은 선생님들에게도 중요하다. 이들 문제는 성장과 학습에 중요한 영향을 미치기 때문이다.

그렇다고 해서 너무 걱정할 필요는 없다. 수면 무호흡증 어린이들의 공격적 성향이나 소심증, 행동과다 등은 수면 무호흡증을 치료한 뒤에는 회복되기 때문이다. 어린이들은 어른과는 달리 우울증이나 성급함, 근심 등의 신경 · 정신과적인 증상은 나타나지 않는다. 어른은 호르몬의 영향에 따라 코골이나 수면 무호흡증에 의해 나타나는 수면장애나 합병증이 남성들에게 더 심하지만, 어린이들은 남녀 차이가 있는지에 대한 이론은 아직 없다. 다만 한 연구에 따르면 남자 어린이가 여자 어린이보다 문제 행동이 더 많으며 외부 환경에 잘 적응하지 못한다. 이는 어린이들의 경우 같은 나이에서 여자 어린이가 남자 어린이보다 상대적으로 조숙한 것과 연관이 있는 것으로 보인다. 학습장애는 수면 무호흡증 어린이나 보호자에게 매주 중요한 임상 증상이다. 이는 무호흡으로 인한 지속적인 저산소증과 관련이 있다. 수면 무호흡증 어린이와 그렇지 않은 어린이 비교연구에 의하면 수면 무호흡증 어린이가 집중력, 일반적인 지각능력, 음운론적 과정에 장애를 보이는 경우가 많았다. 특히 음운론적 과정에서 읽기 능력에 장애가 나타나기 쉬워 학습능력 저하를 불러온다.

그밖의 어린이 코골이나 수면 무호흡증의 합병증은 고혈압과 같은 순환기 이상, 구(口) 호흡으로 인한 안면기형, 야뇨증, 위산 역류 등이 있다. 어린이는 어른에 비해 정도는 덜하지만 고혈압이 유발된다는 보고도 있다. 이로 인해 심장 비대나 교감신경 장애 등의 합병증이 생기기도 한다.

구호흡은 습관적인 코골이 때문에 코로 숨을 쉬지 못해 늘 입을 벌리고 자는 것을 말한다. 구호흡은 편도와 아데노이드 비대나 수면 무호흡의 전형적인 증상은 아니지만, 병원을 찾는 가장 흔한 원인이다. 지속적인 구호흡은 수면 무호흡증 환자에서 공통적으로 보이는 안면기형이나 이가 돌출되는 부정 교합의 원인이 된다.

야뇨증은 일반적으로 중추신경계의 발달장애로 방광 배뇨근 조절에 장애가 생겨 일어나며 5세 이후에도 계속되는 것을 말한다. 이는 수면 초반에 주로 일어난다. 방광 배뇨근의 조절 실패는 스트레스나 정신적인 문제로도 발생하지만 수면 무호흡증에 의해 2차적으로 발생할 수도 있으며, 이러한 경우 수면 무호흡증을 치료하면 개선될 수 있다.

위산 역류는 수면 무호흡 증상이 일어나는 동안 발생한 흉곽 내 음압(陰壓) 때문에 생긴다. 이는 청명, 후두 경련, 질식 등과 같은 심각한 증상을 유발할 수도 있다.

최근 코골이와 수면 무호흡증에 대한 사회적 관심이 높아지는 현상은 바람직하며 더 적극적인 접근이 필요하다고 생각된다. 수면 무호흡증 어린이에게는 "잠이 보약이다"라는 말이 가장 절실하다. 코골이와 수면 무호흡증으로 인한 어린이의 성장장애나 학습장애, 행동장애 등은 의사뿐 아니라 보호자, 선생님 등이 함께 관심을 가지고 적절한 치료와 교육을 병행해야 하는 중요한 질환이다.

아이들 코골이의 수술 치료

편도·아데노이드 수술하면 어린이 코골이 좋아져

최근 자녀들의 코골이에 대해 병원을 찾는 부모들이 많다. 질문도 다양하다.

"아이들 코골이가 정말 건강에 안 좋나요?"

"아빠가 코를 고니까 아이들도 따라 코를 골아요, 정말 미치겠어요."

"코골이 수술은 전신마취로 한다는데 위험하진 않나요?"

"편도는 점점 작아진다고 하는데 꼭 수술을 해야 하나요?"

워낙 많이 들어서 각 질문에 대한 대답을 미리 정해놓고 있을 정도다. 물론 부모들로서는 궁금할 수밖에 없을 것이다. 그래서 소아 코골이는 꼭 수술이 필요한가, 아니면 다른 방법은 없는가 등을 알아본다. 또 어떤 경우에는 꼭 수술해야 하는가, 수술이 위험하진 않은가, 수술 뒤에 부모가 해야 할 일 등도 살펴본다. 먼저 소아 코골이 수술이 꼭 필요한가에 대한 답을 알아보기 전에 왜 어린이들이 코를 고는지를 알아야 한다.

어린이 코골이 환자가 병원을 방문하면 코골이에 관계된 증상들, 즉 수면 중 무호흡의 유무, 입을 벌리고 자는지 등에 관한 질문들뿐만 아니라 코증상에 대한 것도 반드시 묻는다. 또 콧속도 내시경 등으로 관찰한다. 코골이 환자가 알레르기 비염이나 부비동염이 있으면 이에 대한 치료부터 하면서 코골이가 좋아지는지를 확인한다.

쉽게 얘기하면 콧구멍부터 기관지까지의 기도(氣道) 중 막히는 부분이 있으면 코를 골거나 무호흡이 생길 수 있다. 어린이 코골이가 어른과 다른 점 한 가지는 기도가 편도선이나 아데노이드(흔히 병원에 가면 코편도라고 한다)에 의해 좁아질 수 있다는 것이다. 또 한가지 차이점은 어른에 비해 미성숙한 면역체계 등으로 인해 알레르기 비염이나 부비동염(축농증)과 같은 코질환이 잘 생길 수 있는데, 이런 질환들이 모두 코골이의 원인이 될 수 있다는 것이다. 따라서 어린이 코골이는 이런 부분에 대한 치료가 필요하다.

그래서 어린이 코골이 환자가 병원을 방문하면 코골이에 관계된 증상들, 즉 수면 중 무호흡의 유무, 입을 벌리고 자는지 등에 관한 질문들뿐만 아니라 코증상에 대한 것도 반드시 묻는다. 또 콧속도 내시경 등으로 관찰한다. 그래서 코골이 환자가 알레르기 비염이나 부비동염이 있으면 이에 대한 치료부터 하면서 코골이가 좋아지는지를 확인한다.

다만 한가지 주의해야 할 것은 어린이의 코골이가 좋아진 것처럼 보인다고 해서 실제 수면 무호흡이 없어진 것은 아닐 수 있다는 점이다. 그래서 이를 확인하기 위해 수면다원검사라는 것을 한다. 진료실에서 가장 곤란한 경우가 비염 치료를 받은 뒤 코골이가 싹 사라졌는데 왜 수면다원검사를 해야 하느냐고 물어볼 때이다. 중요한 것은 코골이가 없어졌다는 것이 아니라 수면 무호흡이 없어졌는지 여부이다. 의사의 문진이나 검진만으로는 이를 정확히 알 수 없기 때문에 수면다원검사를 통해 이를 확인하는 것이다.

이렇게 코 질환을 치료해도 코골이가 남아 있으면 수면다원검사를 통해 수면 무호흡 여부를 확인하고 수술 여부를 결정한다.

편도나 아데노이드 비대가 문제 일으켜

이때 가장 문제가 되는 부분이 편도나 아데노이드 비대이다. 일반적으로 편도라고 하면 목젖의 양쪽에 있

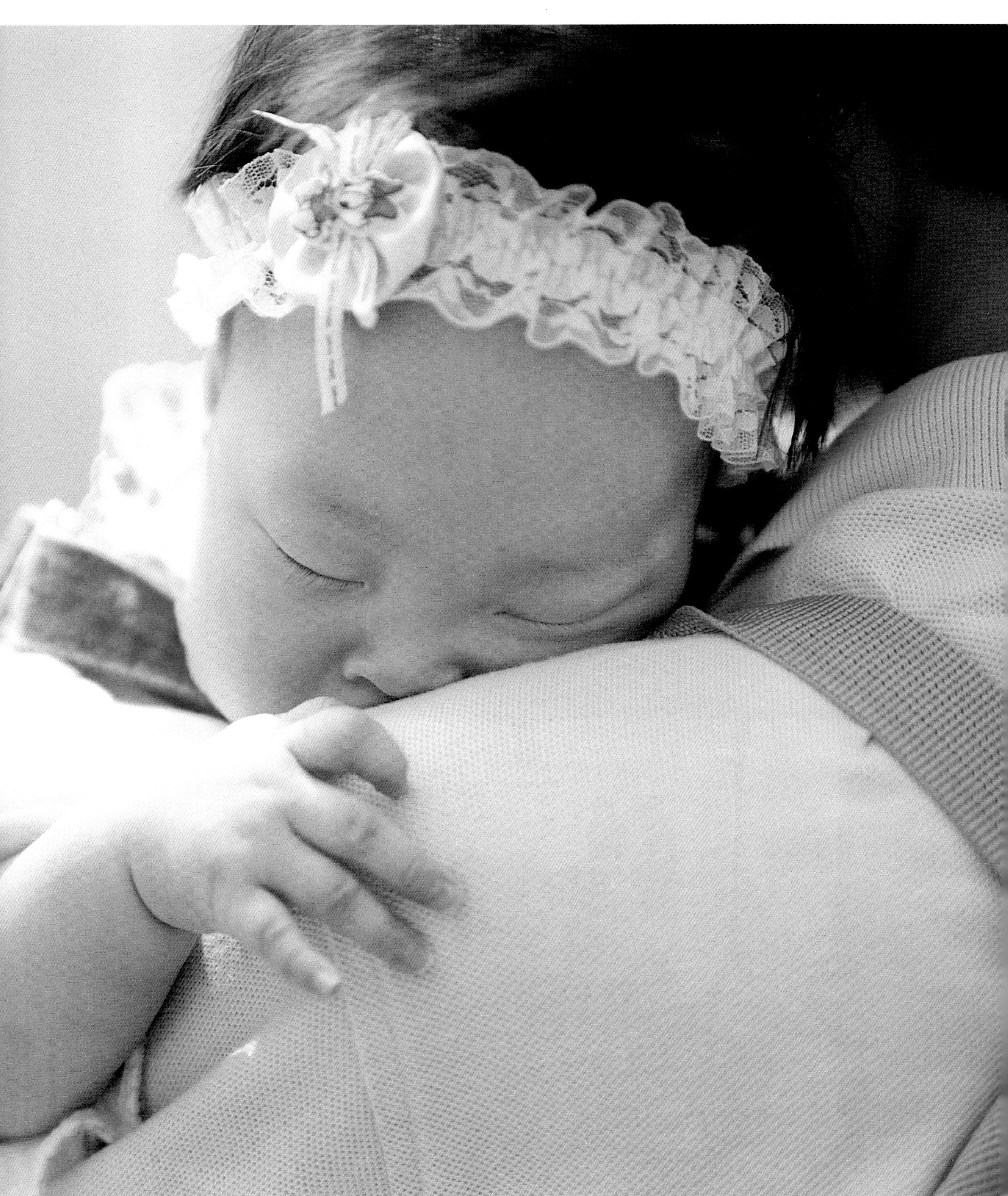

는 감자모양의 살덩어리를 말한다. 그밖에 코 바로 뒤, 즉 코에서 목으로 넘어가는 부위에 아데노이드라고 불리우는 인두 편도가 있다(그림1). 이들 편도나 아데노이드는 보통 만 12~13세쯤 되면 점점 작아지거나 없어지는 경우가 많다.

편도나 아데노이드가 반복적으로 감염이 되거나, 선천적으로 큰 어린이는 수면 시 호흡에 장애가 발생하거나 음식물을 잘 삼키지 못하는 등의 문제가 일어날 수 있다. 또 코로 숨쉬기가 힘들어 계속 입으로 숨을 쉬면 항상 입을 반쯤 벌리고 있는 모습을 보이며, 위턱이 좁아지고 윗니가 돌출되어 윗입술이 들리는 '아데노이드 얼굴'이 될 수도 있다.

그리고 비염이 심했던 아이들 중에는 코살(하비갑개라고 불리는 부분)이 염증으로 인해 커진 경우도 있는데 이 때에는 코살에 대한 수술도 같이 시행하기도 한다. 이처럼 수술에 대해 상의할 때 부모들이 가장 많이 물어보는 질문 두 가지가 있다.

"편도나 아데노이드는 어차피 작아진다는데 꼭 수술을 해야 하느냐"와 "아직 아이가 어린데 좀 더 큰 다음에 수술하면 안되겠느냐"는 것이다.

이 질문에 대한 답은 같다. 이 수술은 진행된 병을 '유턴(U-turn)' 시켜 원래의 모습으로 되돌리는 것이 아니라 그 시점에서 진행을 '스톱' 시키는 것이다. 물론 일부에서는 수술 후에 정상적인 아이들과 같아지는 경우도 있으나, 이미 변화된 구강 구조는 수술 이후에도 남아 있을 가능성이 있어 코골이 치료 효과도 떨어뜨린다. 따라서 의사의 입장에서 보면 수술할 것이라면 빨리 하는 것이 좋을 것이라고 생각한다. 보통 만 3~4세 이후면 수술할 수 있다.

수술이 그다지 어렵지는 않다. 부모들은 이왕이면 큰 병원에서 수술을 받겠다고 하지만 꼭 그럴 필요는 없다.

수술 뒤 출혈에 주의해야

수술 뒤에 극히 일부에서 출혈이 나타날 수 있다. 수술 부위 출혈은 어느 병원이나 비슷한 확률로 발생할 수 있다. 출혈이 있을 때 가장 중요한 것은 응급실

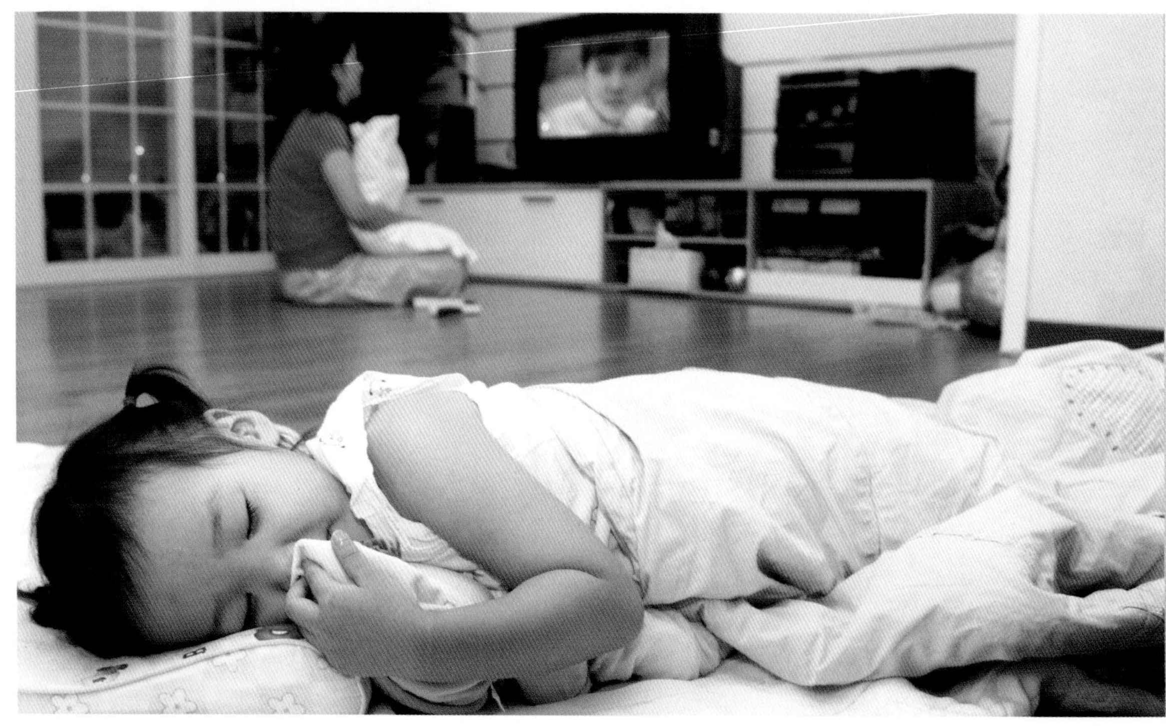

로 빨리 가는 것이다. 따라서 가능하다면 수술한 병원이 집에서 가까운 것이 좋다.

전신 마취도 그다지 걱정할 필요가 없다. 요즘이 어떤 시대인가? 조금이라도 문제가 생길 가능성이 있으면 의사들도 피해가려고 한다. 간혹 일부 부모들 중에서 전신마취 이후에 머리가 나빠진다고 하는데 국소마취를 하면 안되냐고 묻는 사례가 있다. 하지만 어린이들은 국소마취로 수술하기가 쉽지 않으며, 설사 국소마취를 받아들인다고 해도 수술 도중에 겁에 질리는 것을 고려하면 국소 마취가 오히려 정신적 외상으로 작용할 가능성이 더 클 수도 있다.

수술 뒤에는 상처 때문에 약 1~2주쯤 통증이 심해 밥을 잘 안 먹으려는 아이들이 더러 있다. 이 때문에 수술 직후 감염 예방을 위한 항생제와 진통제를 투여한다. 그래도 통증을 완전히 없앨 수는 없기 때문에 부모의 손길이 필요하다.

통증은 건강한 어린이가 상처를 회복하는 과정에서 생기는 자연스러운 반응이므로 놀랄 필요가 없다. 음식은 차갑게 식힌 죽을 잘게 갈아놓은 반찬과 함께 먹이는 것이 좋다. 어른들이 아이의 통증에 민감하게 반응하면 아이는 더 심하게 겁을 먹고 아프다고 할 수 있다.

물론 아픈데도 불구하고 밥 먹으라고 너무 윽박질러서도 안 된다. 옆에서 용기를 북돋워만 주면 대부분의 아이들은 조금씩 먹게 된다. 수술 후 3주 정도는 딱딱하거나 질긴 음식들, 즉 튀김이나 피자, 햄버거 등은 피해야 한다. 이런 음식이 수술 부위 상처 난 곳을 자극해 출혈이 생길 수 있기 때문이다. 또 이 기간에는 너무 피곤하게 놀거나 감기에 걸리면 통증이 심해질 수 있으므로 적절히 조절해야 한다.

수술 효과는 아주 좋은 편이어서 우스갯소리로 이비인후과 의사들은 '비용 대비 효과가 최고인 수술' 이라고 이야기한다. 편도와 아데노이드를 제거한 어린이들의 약 80~90%가 코골이나 수면 무호흡이 없어

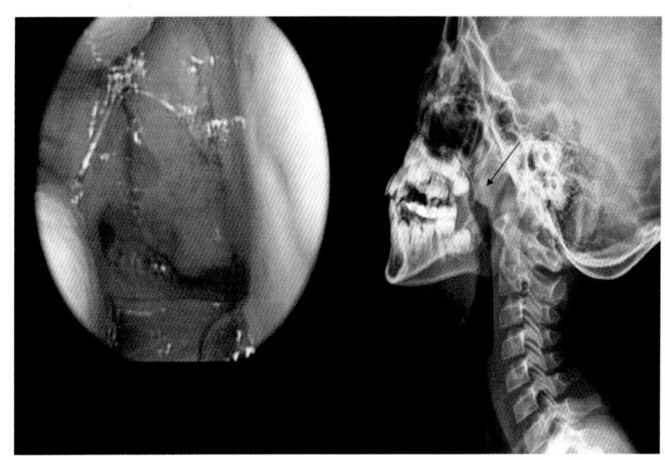

〈그림 1〉 아데노이드 비대를 가진 어린이 환자의 비강 내시경 소견과 단순 X레이 촬영소견. 비강 뒤쪽을 가득 채우고 있는 아데노이드가 관찰되고 있다(검정 화살표).

지기 때문이다. 부비동염이 있는 경우에도 덤으로 절반 정도가 치료된다. 더불어 어린이의 심리상태나 학업 성적, 성장 속도, 집중력 등이 훨씬 좋아진다는 보고도 있다.

문제는 일부 어린이들은 수술을 했는데도 코골이나 수면 무호흡이 남아 있는 경우가 있다는 점이다. 이유는 몇 가지가 있다. 첫째는 아데노이드가 다시 자라는 경우다. 편도에 비해 아데노이드는 완전히 상대적으로 힘들다. 그래서 완전히 제거되지 않고 일부 남아 있던 부분이 염증 등이 반복되면서 다시 자라는 경우가 있다. 둘째는 앞에서도 말했듯이 알레르기 비염이나 부비동염 등이 있어도 코가 막혀 코골이가 지속될 수 있다.

셋째는 비만이나 오랫동안 입으로 호흡한 탓에 이미 구강 구조가 변화한 경우에는 편도와 아데노이드를 제거하는 수술을 해도 코골이는 없어지지 않을 수 있다. 이런 경우에는 잘못 발달한 위 턱을 교정하는 치료가 필요하다. 코골이 증상이 아주 심하면 어른들과 마찬가지로 지속적 양압호흡기(CPAP) 치료가 필요할 수도 있다. 다행스럽게도 어린이 코골이는 어른보다 치료하기가 훨씬 수월하다. 수술 성공률도 높다. 이비인후과 전문의와 상의한 뒤 치료하면 좋은 결과를 얻을 수 있다.

아이들의 수면장애

쉽게 짜증 내는 아이, 잠 잘 때를 살펴보라

철수는 유치원에 입학하면서 사소한 자극에도 쉽게 산만해지고 짜증을 내고 피곤해 한다는 교사의 평가를 받았다. 소아정신과를 방문하여 '주의력결핍 과잉행동장애(ADHD)' 라는 진단을 받고, 약물치료를 받았지만 증상의 변화가 없었다. 철수는 잘 때 코를 심하게 골고 때로는잠시 숨을 멈추기도 한다. 수면클리닉을 방문하여 수면 무호흡증으로 진단받은 철수는 편도절제술 후 코골이가 없어지자 깊은 잠을 자면서 ADHD증상이 좋아 졌다. 철수처럼 ADHD 증상을 보이면서 치료가 잘 안 되는 경우 수면 무호흡증이 없는지 검사하는 것이 좋다. 수면장애로 인한 만성적 수면부족으로 인해 ADHD 증상이 나타날 수도 있기 때문이다.

아동의 수면장애에 대한 역학조사에서 유치원생부터 초등학교 4학년까지의 아동 중 37%의 아동이 최소한 한 가지 이상의 수면장애를 가지고 있다는 결과가 나온 적이 있다. 흔히 아동이 갖고 있는 수면장애는 코골이, 불면증, 악몽증, 하지불안증후군, 잠꼬대, 몽유병, 야경증, 기면증 등이 있다.

어린이들도 코골이, 불면증 등 수면질환 있어

아동의 수면장애에 대한 역학조사에서 유치원생부터 초등학교 4학년까지의 아동 중 37%의 아동이 최소한 한 가지 이상의 수면장애를 가지고 있다는 결과가 나온 적이 있다. 흔히 아동이 갖고 있는 수면장애를 살펴보면 다음과 같다.

1. 코골이 대부분의 아동들이 이따금 코를 골지만 10% 이상의 아동들은 매일 코를 곤다. 코골이는 3~4세 이상의 아동에서 나타나는 정상적인 1차성 코골이와 수면 중 자주 깨고 산소 공급이 떨어지는 심각한 경우의 폐쇄성 수면 무호흡증후군으로 나눌 수 있다. 규칙적이고 시끄러운 코골이는 호흡 감염이나 코막힘, 알레르기, 수면 무호흡의 증상일 수 있다.

2002년 미국 소아과학회는 모든 어린이들은 코골이에 대한 선별 진단을 받아야 하며, 코골이가 있으면 정상적인 1차성 코골이인지 폐쇄성 무호흡증후군인지 반드시 감별 진단을 해야 한다고 권고했다. 아동 중 1~3%는 단순한 코골이가 아니라 수면 중 헐떡거리거나 호흡을 일시 정지하는 등 폐쇄성 무호흡증후군을 가지고 있다. 수면 중 기도의 근육이 지나치게 이완되거나 편도 비대 등으로 기도가 막혀 있으면 호흡이 방해돼 몇 초 간, 길게는 1분 동안 호흡을 정지한다. 이 때 뇌는 호흡을 다시 하기 위해 신체로 신호를 보내게 돼 이 때문에 자꾸 깬다. 결국 숙면을 이룰 수 없어 낮에 지나치게 졸리거나 피로하게 된다.

수면 무호흡의 원인은 비만, 알레르기, 천식, 위장관 역류장애, 얼굴의 상 · 하악 뼈의 발달부족 등이 있으나 어린이들에게 가장 흔한 원인은 편도 비대이다. 미국에서는 매년 26만3000여명의 어린이가 수면 무호흡으로 인해 편도 절제술을 받는다.

수면 무호흡을 치료하지 않으면 낮에 심하게 졸려 하고 주의산만이나 학교 부적응 등의 행동문제를 만든다. 한 연구에 따르면 코를 심하게 고는 아동들은 정상군보다 학습 문제를 2배나 더 많이 가지는 것으로 보고돼 있다. 수면부족은 주의집중의 어려움과 주의력결핍 과잉활동장애 증상 뿐 아니라 성장 지연이나 심혈관 질환 유발 등의 심각한 결과를 불러올 수 있다. 어린이가 코골이가 있으면 수면 전문의를 방문,

수면다원검사를 통해 수면 중 뇌파, 심박동, 호흡, 각성, 신체 움직임, 코골이 등을 검사해 수면 무호흡증후군인지를 확인해야 한다.

2. 불면 아동이 잠이 들기 어렵거나 중간에 자꾸 깨거나 아침에 일찍 깨는 경우이다. 단기적인 경우는 스트레스, 통증 등이 원인이며 만성적인 경우는 수면장애가 있거나 수면습관이 바람직하지 못한 경우가 대부분이다. 수면장애를 치료하거나 안정된 수면습관을 지키는 것이 개선 방법이다.

3. 악몽증 수면 후반기에 무서운 꿈을 꾸고 잠에서 깨는 증상이다. 악몽증은 무서운 사건이나 스트레스, 생활의 변화가 있을 때 일어난다. 아동의 방에 미등을 켜주거나 안정감을 주는 대상(인형, 장난감)과 같이 자는 것이 도움이 될 수 있다. 수면 전 TV시청은 피하는 것이 좋다.

4. 하지불안증후군 다리에 불쾌하고 불편한 느낌이 있어 자꾸 움직여야 되기 때문에 잠이 들기 어렵다. 수면 습관의 변화나 철분제 또는 약물로 치료가 가능하다.

5. 잠꼬대 아동이 수면 중 웃거나 울고 말을 하는 증상이다. 대개 치료가 필요 없다.

6. 몽유병 3~7세 사이의 아동에서 40%가 경험한다. 수면 시작 후 1~2시간 후에 일어나며, 5~20분 정도 지속된다. 아동을 깨우거나 달래주는 것은 효과적이지 않으며 오히려 증상을 연장시킬 수 있다. 아동의 방을 안전하게 유지해야 하고 수면 부족이 원인이 될 수 있기 때문에 일찍 자는 것이 가장 중요하다. 증상이 지속되는 경우 원인이 될 수 있는 수면장애나 스트레스를 치료해야 된다.

7. 야경증 주로 수면 초반에 나타나며 아동이 소리를 지르고 괴로워하지만 기억을 하지 못한다. 원인으로는 수면 부족, 불규칙적인 수면 시간, 스트레스, 새로운 환경에서 자는 것 등이 원인이 된다. 수면시간을 늘리면 야경증에 도움이 된다.

다양한 소아 수면장애

야간에 나타나는 수면 무호흡증후군의 증상

- 코를 규칙적으로 심하게 곤다.
- 호흡정지, 숨 헐떡임, 코 킁킁거림 등의 증상으로 잠을 깬다.
- 수면 중 안절부절 못하거나 입으로 숨을 쉬거나 머리를 비정상적인 위치로 한 채 잔다.
- 수면 중 지나치게 땀을 흘린다.

주간에 나타나는 수면 무호흡증후군의 증상

- 주의력 결핍과 과잉활동 증상이 있다.
- 낮에 지나치게 졸려 하고 실지로 잠이 들어버리거나 꿈을 꾼다.
- 충분한 시간 잔 이후에도 깨우기가 어렵다.
- 낮 동안, 특히 아침에 두통이 있다.
- 콧소리로 말을 하고 보통 입으로 숨을 쉰다.

8. 기면증 흔히 사춘기에 처음 발견되나 10세 정도에 조기에 나타나기도 한다. 기면증을 가진 아동은 충분한 수면을 취한 경우에도 낮에 지나치게 졸려 하고 갑자기 잠에 빠져 버린다. 치료하지 않으면 학업이나 사회생활에 심각한 장애가 생기므로 반드시 정확한 검사 후 치료가 필요하다.

소아 수면장애도 조기발견·치료 중요

몽유병처럼 부모가 알기 쉬운 수면장애가 있는가 하면 주기적 하지운동증후군처럼 명확하지 않은 경우도 있다. 이런 경우 아동의 수면장애는 치료하지 못한 채 성인기로 이어지게 된다. 다른 질환과 마찬가지로 수면 질환도 조기에 진단할수록 치료도 쉽고 부작용이 없다. 예를 들어 상하악 뼈의 발달부족으로 인한 수면 무호흡증은 성인기에는 반드시 수술이 필요하지만 아동들은 치과에서 보철치료로 치료할 수 있다. 부모는 제대로 발견하지 못한 수면장애가 자녀의 건강에 매우 심각한 영향을 줄 수 있다는 점을 인식해야 한다.

청소년기 수면장애

늦게 자고 늦게 일어나는 것은 생체시계 때문

철수는 평범한 중학교 2학년 학생으로 콜라나 스포츠 음료를 즐겨 마신다. 철수의 부모는 식사에 신경을 많이 쓰는 편인데 철수는 경도 비만이다.

매일 밤 8~9시에 학원에서 돌아와 학교숙제를 마친 철수는 TV와 컴퓨터 게임을 즐기고 잠이 들 때까지 친구들과 메시지를 주고받는다. 철수는 아침에 일어나기 힘들어 하면서도 일찍 자라고 권유하는 엄마의 말을 듣지 않는다. 아침에는 겨우 일어나 학교에 가지만 지각이 잦고 오전 수업시간 중에는 졸리고 집중이 안 되어 아예 책상 위에 엎드려 자는 때가 많다. 철수는 낮에 졸리지만 저녁 7시 이후부터 정신이 맑아져 자신을 저녁형 인간이라고 생각한다.

밤 9시에 자던 10대가 이제는 11시까지 잠이 들지 않으며, 동시에 아침에도 2시간 늦게 깨게 된다. 청소년들에게 필요한 수면량은 9시간에서 9시간 30분인데, 실제 청소년들의 수면량은 7시간에서 7시간 15분이다. 학업량, 과외활동, 컴퓨터 게임과 메시지 교환 등으로 만성 수면 부족에 시달리고 있다.

왜 청소년들은 늘 피곤해 할까?

많은 부모들이 자녀가 사춘기가 된 이후 밤늦게 자고 아침에 일어나기 힘들어 하는 것 때문에 걱정한다. 그러나 이 문제는 꼭 이들 청소년이 게으르거나 반항적이기 때문이 아니다. 인체에는 24시간을 주기로 수면, 호르몬, 체온을 조절하는 내부 시계가 있는데 사춘기 이후로 이 시계가 2시간 늦어진다.

즉, 늘 밤 9시에 자던 10대가 이제는 11시까지 잠이 들지 않으며, 동시에 아침에도 2시간 늦게 깨게 된다는 것을 의미한다. 청소년들에게 필요한 수면량은 9시간에서 9시간 30분인데 평균적으로 실제 청소년들의 수면량은 7시간에서 7시간 15분이다. 중・고등학생이 되면 등교시간은 빨라지고 많은 학업량, 과외활동, 컴퓨터 게임과 메시지 교환 등으로 취침 시간이 점점 늦어져 많은 학생들이 만성적인 수면 부족에 시달리고 있다.

청소년들에게 흔한 수면시간 지연증후군

약 7%의 청소년들이 수면 시간 지연증후군을 갖고 있다. 아동기부터 늦게 자던 아이는 사춘기에 생리적으로 수면 시간이 지연될 때 더욱 심하게 지연돼 장애가 생긴다. 이들의 수면 시간 지연은 결코 의도적인 게 아니라는 것을 분명히 하는 것이 중요하다.

수면 시간 지연증후군을 갖고 있는 많은 청소년들이 비협조적이고 게으르다는 오해를 받고 있다. 이들 청소년들은 충분한 수면을 취하지 못해 낮에는 계속 졸리고 밤에는 늦게까지 잠이 들지 않고, 아침에 제대로 일어나지 못해 지각과 결석을 반복한다. 일부 청소년들은 주간 졸림과 반복된 지각, 결석으로 인해 우울증이나 학업장애가 생기며 결국 학교 거부증에 이르기도 한다.

만성적 수면부족이 학습에 미치는 영향

· **정서적 영향** 짜증을 잘 내고 까다로워지며 감정 조절이 어려워 쉽게 좌절하고 화를 잘 낸다. 만성적으로 수면 부족이 지속되면 우울증이 생기며 면역기능이 저하돼 보다 심각한 질환의 위험성에 노출된다.

· **인지적 영향** 뇌가 새로운 정보를 획득하면 수면 중에 뇌의 같은 영역에서 활성이 일어나 새로운 정보를 조직화하고 최근 기억을 강화하는 과정이 일어

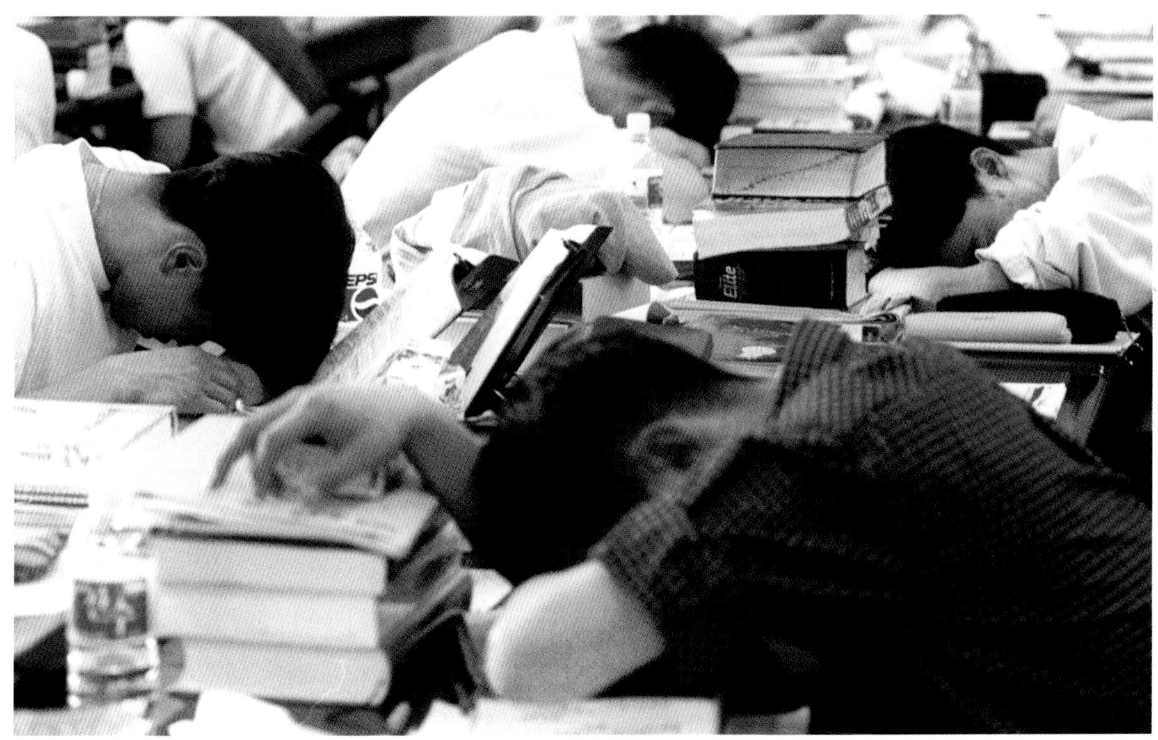

난다. 따라서 학습 후 충분한 수면을 취한 경우가 불충분한 수면을 취한 경우보다 좋은 시험성적을 얻는다. 또 다른 실험에서 수면이 부족한 사람은 사실을 기억하지만 그 정보를 조직적이며 혁신적으로 사용하지 못한다. 또 논리적으로 말을 할 수는 있지만 자발적으로 아이디어가 떠오르거나 예측하지 못한 상황을 처리하기가 어렵다는 결과가 밝혀졌다. 만성적 수면부족은 주의집중, 기억력, 의사결정력, 반응시간, 창의성과 같은 학습에 결정적인 부분에서 장애가 생겨 성적저하로 이어진다.

청소년들의 충분한 수면을 돕는 방법

- 규칙적인 수면습관을 유지해라.
- 주말에 밀린 잠을 보충하지 마라. 우리 몸의 내부시계가 더 혼동될 수 있고 평일의 스케줄로 돌아가기 더 어렵다.
- TV, 컴퓨터, 라디오 등의 모든 자극적인 활동을 수면 전에 피해라.
- 카페인, 니코틴, 알코올을 피해라.
- 아침에 밝은 햇빛을 받거나 광박스(빛 스펙트럼을 방출하는 빛 상자를 이용하는 광 치료도구)로 빛을 쬐면 수면 주기의 내부시계 조절에 효과적이다.
- 수면을 유도하는 호르몬인 멜라토닌을 수면 5시간 전에 투여하면 효과적이다.
- 이른 오후에 20~30분 정도 낮잠을 자라. 낮잠은 각성(깨어 있음)과 수행을 증가시키고 실수와 사고를 줄인다. 전투기 조종사와 우주비행사들에서 40분의 낮잠이 수행력을 34%, 각성도를 100% 증가시켰다.

수면 부족과 주의력결핍 과잉행동장애(ADHD)와의 연관성

수면이 부족할 때 생기는 학업상의 어려움과 주의 산만함은 주의력결핍 과잉행동장애(ADHD)에서도 보이는 특징들이다. 따라서 수면질환이 ADHD로 오진되는 경우도 있다. 또 다른 연구에서 대다수의 ADHD 아이는 수면 무호흡, 불면, 하지불안증후군 등의 증상을 동시에 갖는 경우가 많다. 이런 경우에 수면질환을 치료하면 주의력 개선도 더 뚜렷해짐을 보였다. 따라서 ADHD 로 진단된 경우 수면에 대한 평가도 반드시 병행돼야 한다.

이갈이와 수면장애

이 심하게 갈면 수면다원검사 받아보라

이갈이는 밤 또는 낮에 발생하는 일종의 비정상적인 구강 습관으로 이 악물기와 이를 가는 현상을 모두 포함한다. 일반적으로 수면 중에 일어나지만 종종 정신지체, 뇌 장애 등의 신경성 질환이나 약물복용의 부작용, 아래 턱 근육의 비정상적 긴장 등에 의해서도 발생할 수 있다.

환자는 대부분 이갈이 후에 나타나는 턱의 통증, 치통, 두통 등의 증상들을 느낄 수 있지만, 수면 중에 일어나는 이갈이 현상 자체는 자각하지 못하는 경우가 많다. 수십 년을 함께 생활해 온 부부간에도 배우자의 이갈이를 인식하지 못하는 경우가 있다.

몇몇 이전 연구에 따르면 이갈이의 유병률은 약 5~21%, 혹은 90% 이상이라고 보고한 바 있으나 아직 명확하지는 않다. 대부분 유치와 영구치가 함께 있는 혼합 치열기나, 20대 젊은 층에서 많이 발생하며 40대 이후에는 감소된다고 알려져 있다. 즉 나이들수록 줄어든다는 것이다.

이갈이의 원인이 명확히 밝혀지진 않았으나, 기본적으로 크게 말초적 요인(형태학적 요인)과 중추적 요인(병태생리학적, 심리학적 요인)으로 나눌 수 있다.

과거에는 형태학적 요인으로 위아래 치아의 교합(맞물림)과 턱 관절의 영향을 원인 요소로 여겼으나, 최근의 수면다원검사를 통한 이갈이와 형태학적 관계를 규명한 연구 결과, 이 가는 사람과 그렇지 않은 사람의 치아 교합과 턱뼈에 차이가 없는 것으로 보고돼 있다. 따라서 이갈이의 원인으로 치아 교합과 턱뼈의 해부학적 형태 요소는 큰 역할을 하지 않는 것으로 본다.

반면 병태생리적 요소가 이갈이 발생에 관여한다는 연구에서는 이갈이가 수면장애, 특정 약물의 사용 혹은 중단, 흡연, 음주, 특정 외상 혹은 질병, 유전적인 요소 등과 연관이 있다고 한다. 이갈이는 수면 중에 발생하는 것으로 이갈이 원인을 규명하기 위해서 수면생리가 광범위하게 연구돼 왔다. 그 결과 이갈이 현상이 각성반응(잠에서 깨는 과정)과 연관되어 있으며, 불수의적인 다리 움직임도 이갈이 현상과 연관되어 있는 것으로 나타났다. 일부는 중추신경 전달체계의 이상이 이갈이에 관여한다는 보고도 있다.

한편 이갈이와 유전성과의 관계에 관한 연구에서는 쌍둥이 4000명을 대상으로 한 설문 조사를 통해 유전성이 이갈이에 미치는 정도가 39~64%라고 밝혔다. 반대로 250명의 쌍둥이를 대상으로 한 설문 및 임상실험을 통한 또다른 연구에서는 유전과 관련이

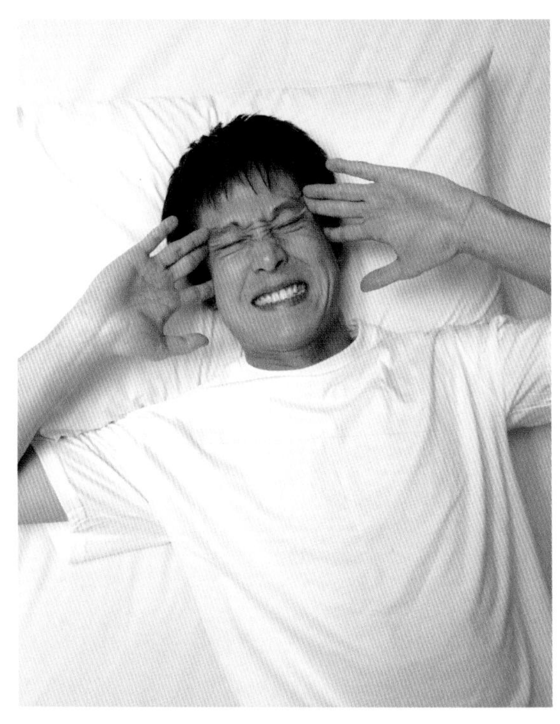

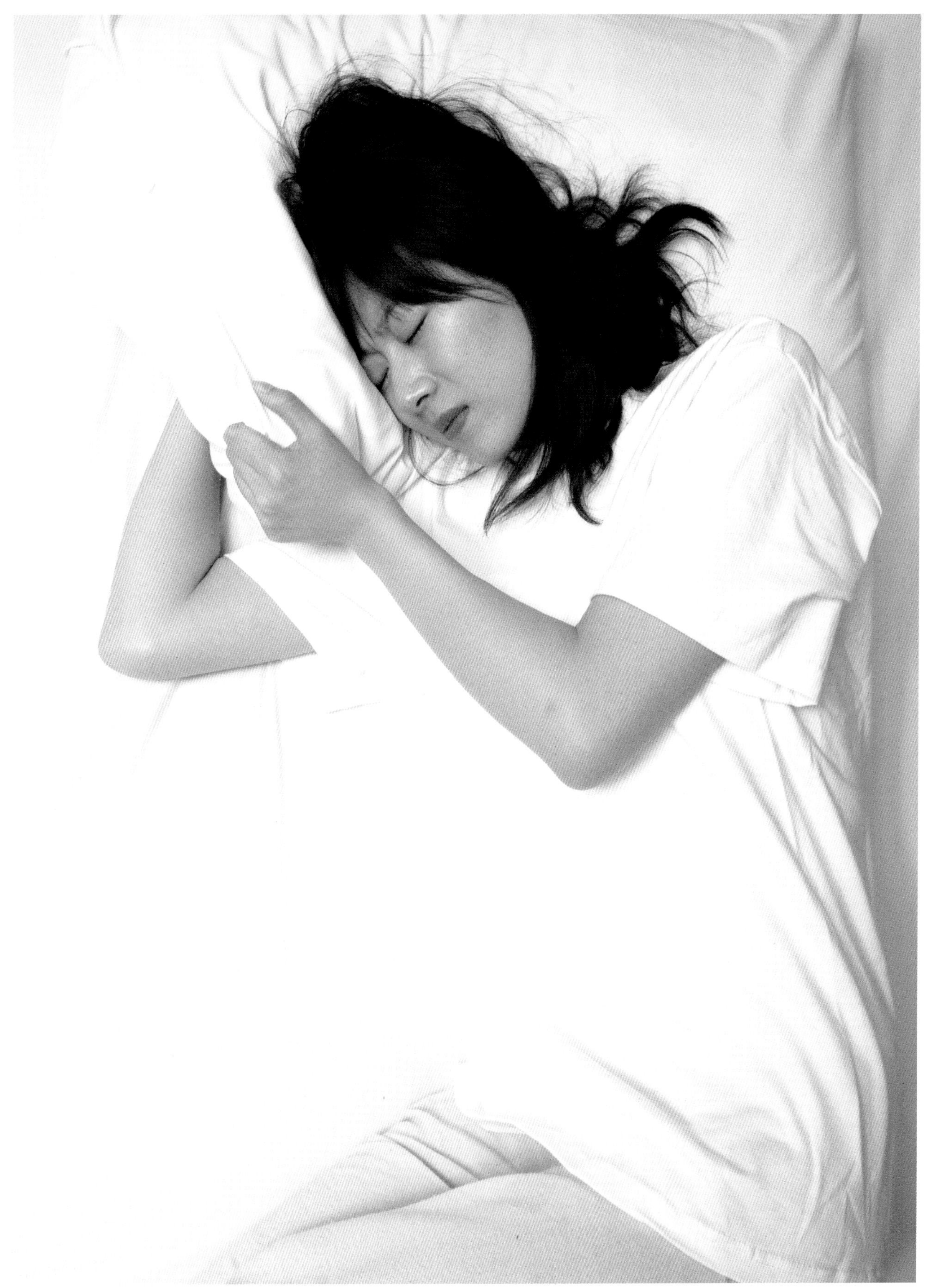

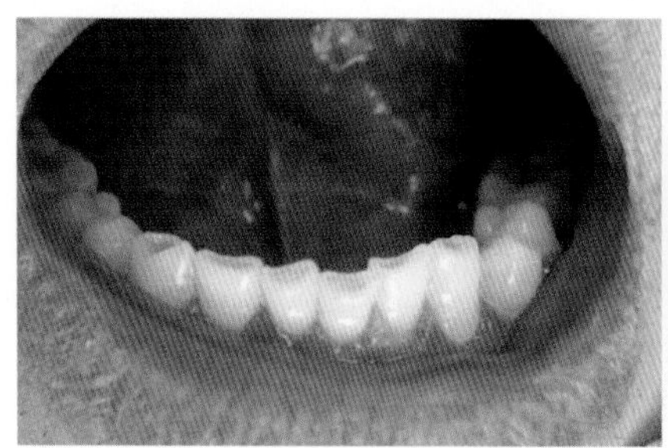

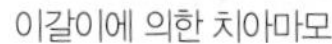
이갈이에 의한 치아마모

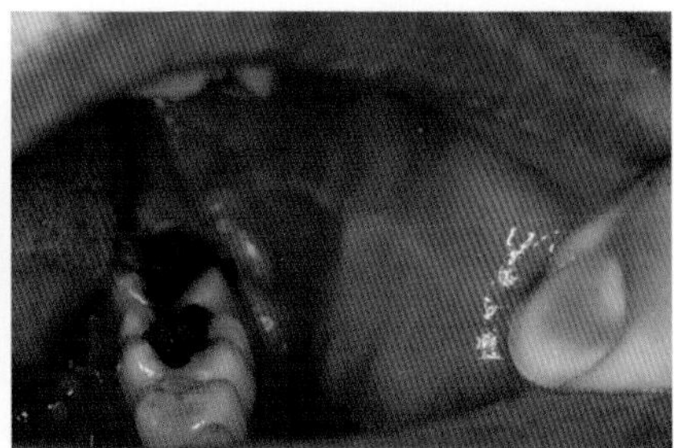
협점막의 백선

없다는 사실이 밝혀지기도 했다. 따라서 이갈이가 유전적으로 결정되는지 여부는 아직 확실치 않다고 볼 수 있다. 심리적 요소가 이갈이에 미치는 영향도 그다지 명확하지 않으며, 개인에 따라 차이가 있는 것으로 본다.

이갈이는 치아 마모, 근육통, 관절통 등 초래

이갈이로 인한 임상적 증상으로는 치아가 마모되거나 양측으로 나타나는 볼 근육과 옆머리 근육의 통증, 턱 관절통, 아침에 일어날 때 입 벌리기 어려움 등이 있다. 특히 이 악물기의 결과, 전형적으로 입안 쪽 뺨(협점막)에 하얀 선상 모양(백선)이나 혀의 측면에 깨문 흔적(압흔)이 관찰될 수 있다. 이갈이의 심각성은 교합력(깨무는 힘)에서도 알 수 있는데, 야간 이갈이는 평상시 최대 교합력의 53%정도 힘이 가해지며, 때로는 100%를 넘는 힘이 발생하기도 한다. 환자는 대부분 이갈이 후에 나타나는 턱의 통증, 치통, 두통 등의 증상들을 느낄 수 있지만, 수면 중에 일어나는 이갈이 현상 자체는 자각하지 못하는 경우가 많다. 뿐만 아니라 수십 년을 함께 생활해 온 부부간에도 배우자의 이갈이를 인식하지 못하는 경우가 있다. 8시간 수면 시 평균 10분 정도만 이를 갈며, 또 지속적이지 못하고 간헐적인 양상이기 때문에 함께 사는 가족들도 정확히 이갈이 여부를 알 수 없다고 한다. 따라서 이갈이에 관한 진단과 평가를 단순히 배우자의 말에 의존하는 것은 무리가 있으며 가급적 수면다원검사를 받도록 해야 한다.

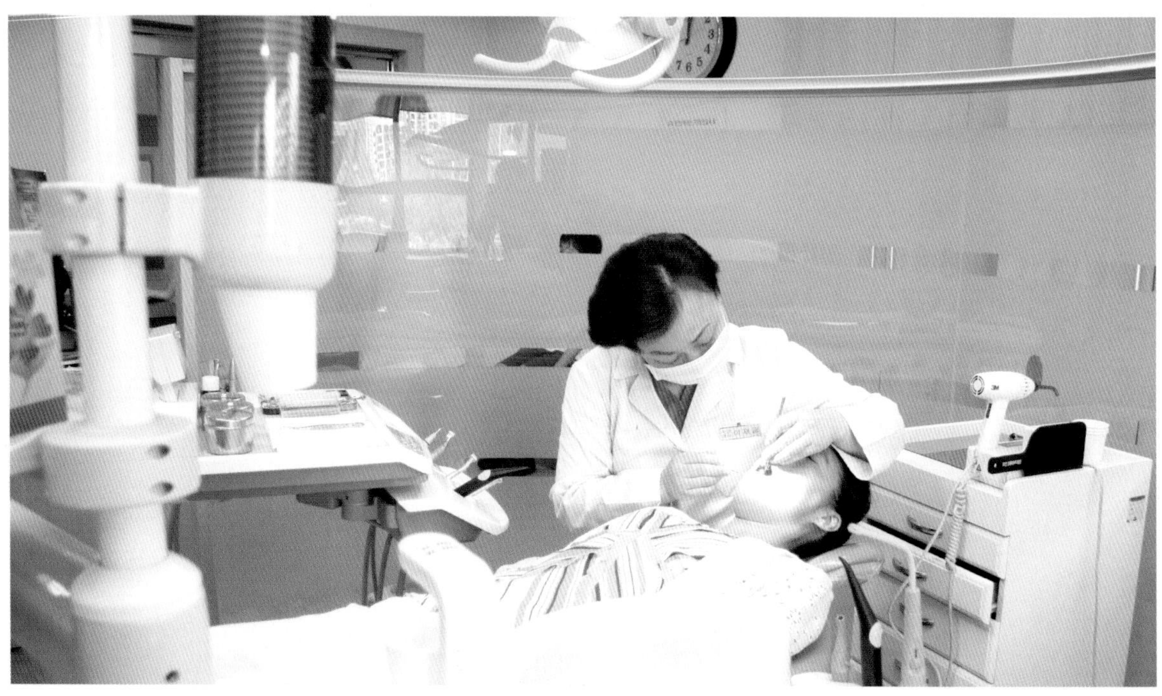

이갈이 치료법

잠잘 때 스프린트 장착해 이갈이 치료

마우스피스 같은 구강 장치

이갈이의 명확한 원인과 기전이 아직까지 밝혀져 있지 않다.

때문에 치료법도 확실하지 않지만, 보존적이고 가역적인 치료 방법이 필요하다는 것에는 이견이 없다. 과거에 치아 부정교합이 이갈이의 원인이 된다는 오해에서 교합 안정화 명목으로 멀쩡한 치아를 뺀 경우도 있었다. 하지만 최근까지 연구의 결과, 이 같은 비보존적, 비가역적인 치료는 가급적 피해야 한다.

우선 치과의사는 환자 본인이 이를 갈거나 악무는 버릇이 있다는 것을 인식시켜주고 낮 동안이라도 이러한 행동을 금하며, 평상시에 근육을 이완시키도록 권한다. 환자 본인이나 수십 년을 함께 살아온 배우자, 가족도 이갈이나 이 악물기 정도를 정확히 알 수 없지만, 치과의사들은 입안 상태나 치아의 마모 정도로 대부분 진단할 수 있다.

수면 전문 클리닉이나 일부 종합병원에서는 근육의 긴장과 이완을 측정하는 근전도와 같은 특수 장비로 턱 근육을 이완시키는 프로그램을 환자들에게 처방하기도 하며, 이는 실제로 도움을 줄 수 있다. 그러나 장비와 이를 잘 다룰 수 있는 전문 인력이 부족해 쉽게 접할 수 없는 것이 현실이다.

현재까지 가장 널리 사용되는 치료법은 운동선수들이 경기 중 끼는 마우스피스와 유사한 스프린트(Splint)를 밤에 잘 때 입안에 장착하는 것이다.

비록 스프린트 장착으로 이갈이가 없어지는 것은 아니지만, 이갈이나 이 악물기로 발생될 수 있는 두통이나 턱 관절 내장증, 관절염을 경감시키는 등 문제점을 줄일 수 있다.

또한 스프린트 장치는 점진적인 치아의 마모(교모), 치아 파절, 이 악물기로 발생하는 치수염 방지에도 효과가 있다. 턱 관절이나 근육을 치료하기 위해 스프린트를 하루 종일 장착하는 경우도 있으나, 이는 오히려 부정교합을 일으킬 가능성이 있기에 밤에만 장착하는 것이 좋다. 그 외에 장치치료의 부작용으로 구강 청결이 유지되지 않을 경우 치아우식증, 치은염, 구취, 발음 곤란, 교합 변화, 장치에 대한 심리적 의존 등이 나타날 수 있다.

치과의사는 환자 본인이 이를 갈거나 악무는 버릇이 있다는 것을 인식시켜주고 낮 동안이라도 이러한 행동을 금하며, 평상시에 근육을 이완시키도록 권한다. 스프린트 장착으로 이갈이가 없어지는 것은 아니지만, 이갈이나 이 악물기로 발생될 수 있는 두통이나 턱 관절 내장증, 관절염을 경감시키는 등의 효과를 얻을 수 있다.

스프린트 장치

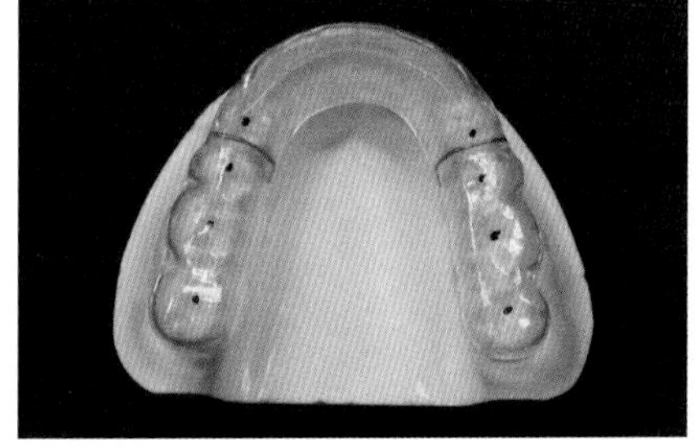

스프린트를 장착한 모습

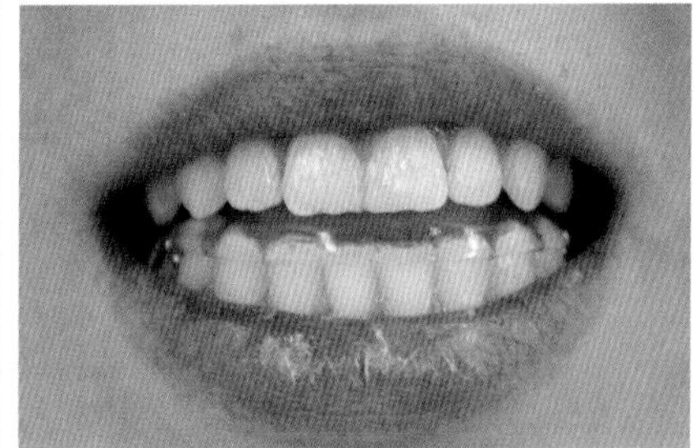

보톡스 주사로 이갈이 치료

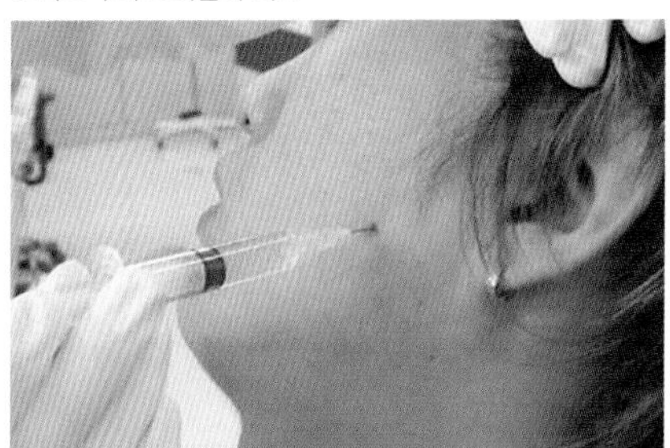

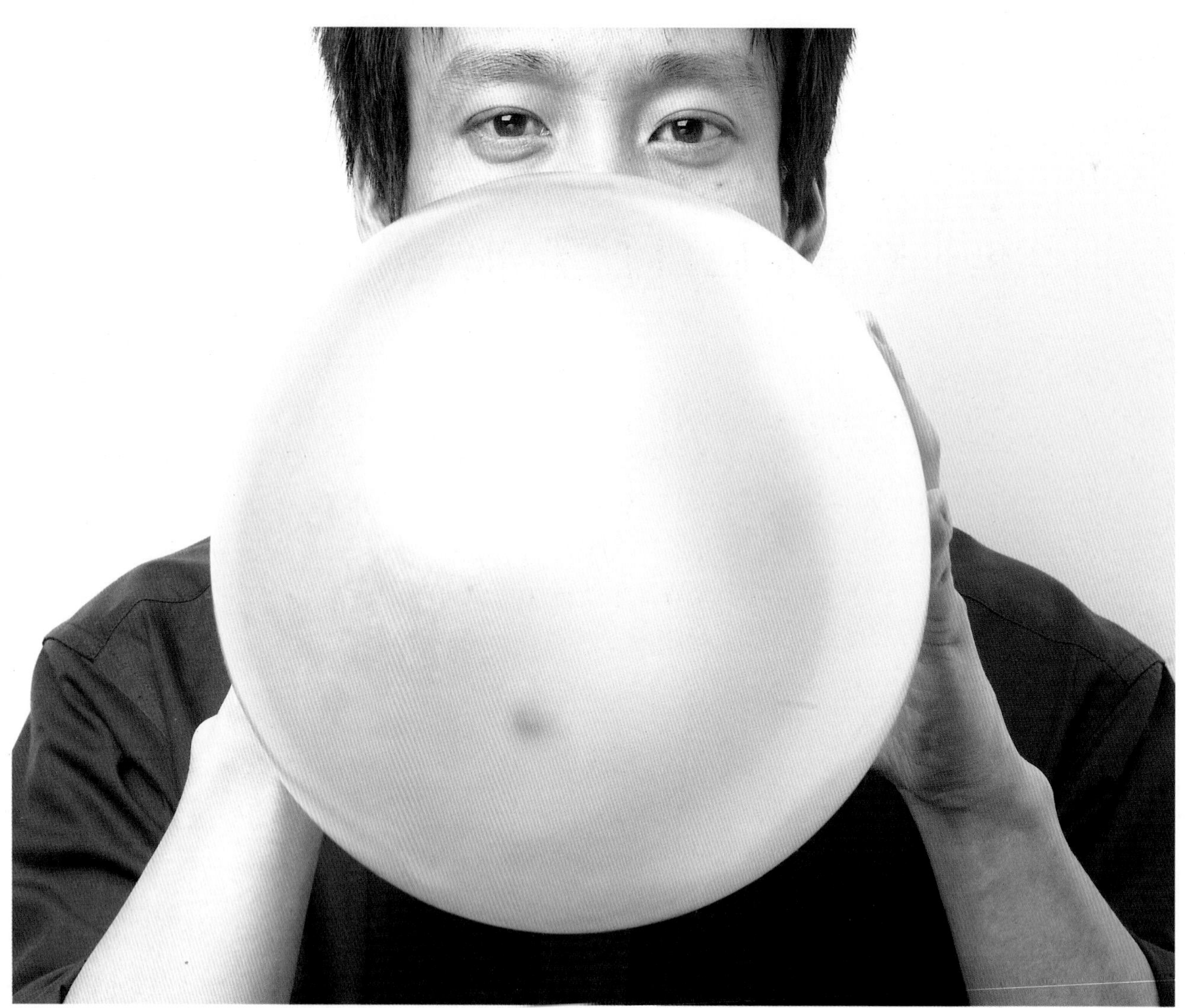

스프린트의 올바른 사용법은 항상 청결을 유지하고 장착하지 않는 시간에는 빈 컵이나 빈 통 안에 물과 함께 담가 보관한다. 의사의 지시에 따라 정기적으로 수 주에서 수 개월 간격으로 치과에 내원해 그 동안 이갈이로 인해 마모된 장치를 재 조정해 다시 맞춰주어야 한다.

보톡스도 일부 이갈이 치료에 이용

그밖의 이갈이 치료법으로 약물에 의한 효과가 보고된 바 있으나, 좀더 검증되고 적절한 검사기구를 동반한 연구가 더 필요한 실정이다.
수면 단계와 수면 시 발생하는 불수의적인 신체 움직임을 조절하는 약물들이 주로 사용되지만 극히 제한적이다.

최근 성형외과나 피부과에서 미용 목적으로 널리 쓰이는 보툴리눔 톡신(보톡스) 주사의 이갈이 치료 효과에 관해 연구들이 진행돼 왔다. 이는 이갈이 장치를 장착해도 이것을 파절시킬 정도의 심한 이갈이나 중추성 장애에 의한 이갈이에서 턱 근육의 활성을 최소화시키는 치료 가능성을 탐색하기 위한 것이다. 턱 근육(교근)이나 관자놀이 위쪽 측두근에 3~6개월마다 보톡스를 주입하는 방법이다. 미용적인 사용과 마찬가지로 수개월 정도 한시적 효과는 있지만 단 한 번의 주사로 이갈이가 사라지는 것은 아니다. 따라서 뇌 손상이나 중추신경계 질환과 연관된 심한 이갈이 환자, 또는 수면 전문의의 처방에 의해 제한적으로 사용하는 것이 권장된다.